나는 소아신경외과 의사입니다

나는 소아신경외과 의사입니다

초판 1쇄 인쇄 2024년 3월 29일
초판 1쇄 발행 2024년 4월 25일

지은이 제이 웰론스
옮긴이 김보람
펴낸이 유정연

이사 김귀분
책임편집 조현주 **기획편집** 신성식 유리슬아 서옥수 황서연 정유진 **디자인** 안수진 기경란
마케팅 반지영 박중혁 하유정 **제작** 임정호 **경영지원** 박소영

펴낸곳 흐름출판(주) **출판등록** 제313-2003-199호(2003년 5월 28일)
주소 서울시 마포구 월드컵북로5길 48-9(서교동)
전화 (02)325-4944 **팩스** (02)325-4945 **이메일** book@hbooks.co.kr
홈페이지 http://www.hbooks.co.kr **블로그** blog.naver.com/nextwave7
출력 · 인쇄 · 제본 삼광프린팅(주) **용지** 월드페이퍼(주) **후가공** (주)이지앤비(특허 제10-1081185호)

ISBN 978-89-6596-623-4 03510

나는 소아신경외과 의사입니다

생사의 경계에 있는 아이들을 살리는
세계 최고 소아신경외과 의사 이야기

All That Moves Us

제이 웰론스 지음 | 김보람 옮김

흐름출판

추천의 글

나는 얇지 않은 이 책을 읽기 시작하고 얼마 가지도 않아 모든 일을 접고 이 책에 빠져 헤어 나오지를 못했다. 읽을수록 벅찬 감동의 소용돌이에 말려 가슴이 뜨거워지고 나도 모르는 사이에 눈물을 여러 번 흘리고 말았다.

저자는 미국 남부의 작은 마을에서 태어나 소아신경외과 의사가 된다. 이 책은 그가 수련 의사였을 때부터 시작해 대학의 유명한 소아신경외과 교수인 현재에 이르기까지 자신이 직접 수술하고 경험했던 환자를 수십 개의 꼭지로 나누어 들려주는 글모음이다. 어릴 적 다정한 가족 관계까지 자주 등장하는 아름답고 생동감 넘치는 여러 꼭지의 이야기들은 훌륭한 영화를 한 편씩 보는 듯 감탄의 연속이었다.

훌륭한 의사가 어떻게 죽음의 수렁에 빠진 환자를 살려내는지를 읽는 승리의 쾌감도 대단하지만 어떻게 환자나 그 가족과 소통하고 용기를 주어 절망을 희망으로 변화시켜 주는 광경에 더 만세를 부르고 싶었다.

책의 마지막 부분의 발문은 상당히 길게 서사의학narrative medicine의 중요성을 말하면서 끝이 난다. 새삼 의료 분쟁으로 시끄러운 우

4

리나라의 의료기관이나 정부의 의료관계 부서나 일선 의사들이
이 책을 꼭 읽어야 할 이유가 잘 보였다.

— 마종기(의사, 시인)

신경외과 의사로서의 삶은 지난하다. 수술의 난이도도 그렇지만,
많은 경우 삶과 죽음이, 수술후 신경학적 결손이 남느냐 하는 것이
오롯이 외과 의사의 손에 달려 있고, 조력자가 있어도 수술방에서
의 결정 역시 전적으로 수술 의사가 판단해야 하는 외로운 자리이
기 때문이다. 저자인 제이 웰론스는 신경외과 의사 중에서도 어린
이를 담당하는 소아신경외과 의사이다. 어린 환자들의 남은 일생
에 대해 단순히 질병을 극복하는 것 외에도, 환자들의 어린나이에
큰 수술을 받는다는 기억에 대해서도, 그들의 보호자들과 함께 정
서적 유대를 가져야 한다는 점에서 소아신경외과 의사는 민감해
야 한다. 저자는 어린이들을 수술해온 의사로서, 부모로서, 또 생
명을 자신에게 맡긴 수많은 환자들의 유일한 희망으로서 지금의
자신을 만들어준 귀중한 체험에 대해 솔직하면서도 감동적으로

얘기한다.

《나는 소아신경외과 의사입니다》, 이 책을 통해 개인적으로는 내가 수련했던 젊은 날의 신경외과 전공의 시절을 오랜만에 떠올려보는 좋은 시간을 가졌다. 이 책은 저자가 만났던 환자들에 대한 얘기를 마치 눈앞에서 드라마를 직접 보는 것처럼 생생하게 보여준다. 의학용어가 많이 나와 신경외과 의사가 아닌 독자들에게는 낯선 느낌이 들 수도 있지만, 저자의 어린 환자들에 대한 따뜻한 시선에 맞추다 보면, 무미건조한 의학 드라마가 아니라 따뜻한 삶의 드라마를 보는 듯하다. 텔레비전에 익숙한 분들도 모처럼 따뜻한 차 한 잔과 함께, 가장 삭막할 수 있는 병원에서의 따뜻한 드라마 한 편을 차분하게 읽어보면 어떨까 하여 이 책을 추천한다.

— **김정은**(신경외과 의사, 서울대학교 의과대학 학장)

소아신경외과는 아이들의 뇌수술을 집도하는 특수한 분야다. 국내에는 열 명 남짓밖에 되지 않는 희귀한 의사이기도 하다. 제이 웰론스는 미국에서도 드문 소아신경외과 베테랑으로, 이 책에서 지금까지 자신이 만났던 환자들의 사연과 수술실의 실제 모습을 회고한다. 무한한 가능성을 품은 작고 연약한 뇌를 병마와 사고로부터 지켜내는 긴박하고 세밀한 책임이 그를 기다린다. 그에게 응급 호출이란 누군가의 가장 소중한 자녀가 생사의 기로에 서 있다는 의미다.

총기, 교통사고, 약물, 소아암과 각종 질병은 불시에 가녀린 생명을 위협한다. 응급 상황을 대비하는 스물네 시간 그는 재앙이 발끝까지 따라와 있는 느낌이라고 고백한다. 생사를 결정짓는 찰나의 순간, 그의 진심을 담은 문장에 고개가 숙여진다. 한 생명을 진정으로 대하고, 의업을 숭고하게 여기고, 동료들을 존중하는 진정한 마음이 없다면 나올 수 없는 언어다. 우리를 움직이게 하는 것은 다름 아닌 진심이다. 온 마음을 다하는 인간의 온전한 의지는 모두를 움직일 수 있다.

— **남궁인**(응급의학과 전문의 교수)

소아신경외과 의사로서 겪는 강렬한 기쁨과 슬픔에 대한 감동적
인 이야기!

— 헨리 마시, 『죽음에도 지혜가 필요하다』 작가

갈가리 찢긴 뒤 다시금 짜 맞춰지는 삶의 이야기. 경이와 깊은 감
동을 선사한다.

— 앤 패쳇 Ann Patchett**, 작가**

이 책은 우리에게 큰 깨달음을 주는 동시에 흥미진진하며, 소아 뇌
수술이라는 신성하고 경이로운 임무를 맡은 의사의 일상과 업무
에 마음이 얼마나 중요한지 알려준다. 사색적이고 탐구적이기도
한 웰론스의 이야기에는 가장 어두운 순간에도 빛이 든다는 희망
이 담겨 있다.

— 존 미첨 Jon Meacham**, 작가**

이 책을 읽고 있으면, 참혹한 수술 장면과 의미 있는 성찰이 담긴 에피소드로 완성된 훌륭한 메디컬 드라마의 전 시즌을 몰아보는 듯한 느낌이 든다. 제이 웰론스는 타인의 삶에서 가장 심오한 순간을 목격함으로써 기억에 깊이 남을 만한 책을 썼다.

— **메리 로라 필포트**Mary Laura Philpott, **작가**

숨이 막힐 것 같다! 이보다 더 훌륭한 의학 회고록은 없을 것이다.

— 〈**퍼블리셔 위클리**Publishers Weekly〉

소아 신경외과 의사의 삶을 들여다볼 수 있는 흥미로운 책. 수술실 안팎의 드라마틱한 서사를 담고 있다.

— 〈**커커스 리뷰**Kirkus Reviews〉

멀리사, 잭, 페어
그리고 어머니, 아버지에게

온 세상에 아스라이 흩날리는 눈 소리를,

모든 산 자와 죽은 자 위에

그들의 종말처럼 아스라이 내려앉는 눈 소리를 들으며

그는 서서히 정신을 잃었다.

— 제임스 조이스, 「죽은 사람들」, 『더블린 사람들』

차 례

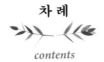

contents

이 책에 담긴 이야기는 모두 실화입니다. 이 책에 등장하는 아이들과 그들의 부모님, 내 동료들은 모두 실존하는 사람들입니다. 이 책에서 다룬 거의 모든 환자의 보호자(또는 환자 본인)와 직접 이야기를 나누었고, 이들의 여정을 책에 담아 공유해도 좋다는 허락을 받았으며, 본인이 등장하는 부분의 가장 최근 수정본을 보내드렸습니다. 대화를 나눈 모두가 환자의 보호자(또는 환자 본인)의 이름을 포함한 정보를 사용해도 좋다고 허락해주었습니다. 그 과정에서 일부 보호자에게는 자녀가 등장한 부분을 직접 읽어드릴 기회가 생겼고, 덕분에 되살아난 그때의 감정을 잠시나마 그들과 함께 나누는 영광을 누렸습니다.

보호자나 환자 본인을 찾지 못한 경우에는 개인 정보를 보호하기 위해 등장인물의 특징을 조금씩 변경했습니다. 다만, 18장 '지나가다 보니까'에 등장한, 동료를 포함한 일부 등장인물의 이름은 실명이 아닙니다. 그러나 이 책을 통틀어 그 어떠한 변경 사항도 진실한 경험을 전달하는 데 영향을 주지 않았습니다.

우리 중에 가장 작은 존재

나는 소아신경외과 의사다. 이는, 뇌와 척수에 문제가 있는 모든 연령대 아이들의 수술을 맡는다는 의미다. 이들의 문제는 또 다른 문제들로 이어진다. 종양, 혈관 기형, 수술이 필요한 뇌 또는 두개골 발달 문제, 수두증hydrocephalus(물뇌증), 이분 척추증spina bifida('척추 갈림증'이라고도 부르며 추골궁이 완전히 닫히지 못한 기형 – 옮긴이 주), 외상……. 일일이 늘어놓자면 끝이 없다. 분만 도중에 신경이 손상되는 경우도 있는데, 그럴 땐 머리카락만큼 가느다란 봉합사를 써서 신경을 봉합한다. 수술받는 환자는 곧 성인이 될 10대인 경우도 있고, 생후 1주 차의 신생아인 경우도 있으며, 몸무게가 채 1킬로그램도 나가지 않는 미숙아인 경우도 있다. 이런 환아들을 볼 때마다 정말 작은 존재라고 생각했다. 몇 년 전 자궁 내 태아의 척수 수술을 하기 전까지만 해도 정말 그랬다.

혹시 오해할까 봐 얘기하자면, 나는 사적인 자리에서 일 얘기를 먼저 꺼내는 사람이 아니다. 병원 밖에서 누군가 내게 직업을 물어오면 그저 의료 분야에서 일한다고만 대답한다. 그랬는데도

19

질문 대여섯 개가 연거푸 쏟아지면 그제야 '소아신경외과'라는 단어를 내뱉는다. 아내는 내게 카시트와 자전거 헬멧의 중요성을 강조하는 얘기만큼 파티 분위기를 깨기 좋은 대화거리가 없다고 빈정댄다. 여기에 내 일 얘기까지 시작하면 게임 끝이라나.

내 이야기를 시작하기에 앞서 아버지 이야기를 하는 게 좋을 것 같다. 우리 아버지는 의사가 되고 싶어 하셨다. 물론 내가 태어나기 훨씬 전에 있었던 일이다. 그 시절 아버지는 잘나가던 사업체를 접고 의대에 진학하려고 했다. 위험 부담이 큰 일이었지만, 한국전쟁 시대에 주 방위군 조종사로 활동했던 아버지는 위험을 무릅쓰는 데에 워낙 익숙한 분이었다. 아버지가 의사를 꿈꾸었던 건 비행 학교를 수료하고 첫 직장에 취업하기 전에 가정의학과에서 했던 아르바이트 경험 때문이었다. 나이가 지긋하고 자상한 의사 선생님은 직장으로 떠나는 아버지에게 언젠가 훌륭한 의사가 될 수 있을 거라고 말하며 자신의 청진기를 선물로 주었다. 그 청진기를 지금은 내가 가지고 있다. 청진기의 벨 부분에는 아버지의 이름 앞에 '의사'라는 글자가 작게 새겨져 있다. 아버지의 꿈은, 말하자면 가보지 못한 길을 향한 미련이었던 셈이다. 직장을 떠난 지 1년 만에 아버지는 준석사 과정을 마치고 입학시험을 통과하면서 의대 진학의 문턱까지 갔지만, 이미 어린 자녀 둘과 아내가 있었던 아버지에게는 등록금을 마련할 길도, 생계를 꾸려나갈 뾰족한 수도 없었다. 아버지는 할 만큼 했다. 언젠가 봤던 문서에는 실패로 돌아갔으나 아버지가 등록금을 마련하려고 이리저리 노력했던 흔적이 고스란히 묻어나 있었다. 결국, 아버지는 흐르는 시간 속에 잠시 꿈을 묻어두기로 했다. 그렇게 수년이 흘렀고, 계획에 없던 셋째인 내가 세상에 태어났다. 거의 그 순간부터 아버지의 소망은 내가 의사가 되는 것이었다.

당연한 듯 나도 내 꿈이 의사인 줄 알았다. 적어도 처음엔 그랬다. 물론, 애들이 다 그렇듯 어릴 땐 다양한 직업에 관심을 품었다. 비행기에 푹 빠졌을 때는 아버지의 비행 헬멧을 쓰고 온 집 안을 돌아다녔다. 그런 내게 아버지는 조종사가 되면 가족과 아주 오랜 시간을 떨어져서 보내야 한다며 혀를 찼다. 의사가 된 지금 돌이켜보면 **참 아이러니하지만.** 어쨌든 아버지는 땅에서 할 수 있는 일에 집중하는 게 좋을 거라고 조언했다. 초등학생 때 장래희망을 주제로 한 글쓰기에서 내가 의사가 되고 싶다고 썼을 때, 우리 부모님이 얼마나 기뻐하셨는지 모른다.

시간이 흐르고 나이가 들면서 여느 10대 후반, 20대 초반 학생들처럼 부모의 뜻이 아닌 내 뜻대로 살겠다고, **내가 원하는 길을 걷겠다고** 마음먹었다. 그렇게 영문학도가 되어 글쓰기에 매진하려고 했는데, 어쩌다 보니 의과대학원 필수 과목들을 꾸준히 수강하고 있었고, 어쩌다 보니 의과대학원 입학시험에서도 충분한 점수를 받았다. 학부 시절엔 더블린 트리니티 칼리지와 옥스퍼드대학교에서 수학한 교수님들로부터 조이스, 예이츠, 셰익스피어에 대해 배웠고, 배리 한나Barry Hannah(미시시피 출신의 미국 소설가-옮긴이 주), 엘렌 더글라스Ellen Douglas(미시시피 출신의 미국 소설가-옮긴이 주)의 문예 창작 수업도 한 학기씩 들었다. 배리 한나 교수님의 수업은 수강 허가를 받아야 들을 수 있는 소규모 수업이었는데, 교수님은 당시 수업 시간 내내 피우던 담배의 필터를 엄지와 검지로 짓이기듯 꾹 누르며 내가 쓴 글에 B 마이너스를 주었다. 다음 학기, 내 옆에 앉아 글쓰기를 도와주었던 엘렌 교수님은 훗날 쓴 자신의 저서 『먹구름, 흰 구름 *Black Cloud, White Cloud*』에 '기억에 남는 좋은 작품들을 썼던, 제이에게'라고 사인까지 해서 내게 선물로 주었다. (내가 두 분의 수업에 똑같은 글들을 제출했다는 건 지금까지 누구에게도 말하지 않은 비밀이었다.) 이런 학부 생활을 하고도, 기숙학교와 대학교를 졸업한 뒤어느덧 의과대학원에 입학해 아버지가 꿈꾸던 삶을 살고 있었다. 나름 괜찮았다. 어쩌면 삶의 의미를 배우기 위해 의대에 간 것일지도 모른다고 그렇게 생각했다. 그때까지만 해도 앞으로 25년 동안 내게 어떤 일이 벌어질지 조금도 알지 못했다.

의료계 종사자를 제외하고, 내게 신경외과를 선택하지 **말라고 뜯어말리던** 사람이 얼마나 많았는지 일일이 손에 꼽기도 힘들다. 그들이 하는 말은 이랬다. **넌 신경외과 의사하고는 거리가 멀어. 신경외과 의사들은 늘 피곤해하고, 성격도 까칠하잖아. 아주 독선적이야. 또 종일 일만 해요. 환자들은 또 어떻게? 신경외과는 어차피 죽을 사람들이나 가는 데 아냐?** 임상 실습medicine rotation (다양한 진료과를 순환하며 실습하는 의대 교육 과정-옮긴이 주) 초반에는 순환기내과에 무척 관심이 갔다. 병원에서 모든 후속 결정을 내리는 데 기반과 핵심이 되는 사항은 결국, 심장 청진을 비롯한 신체 검진이었다. 심장음을 신중하게 듣고, 꼼꼼하게 계획을 세우고. 목젖의 움직임을 보고 대동맥 역류를 진단할 수 있다는 사실을 아실지 모르겠다. 요즘 시대에 이걸 아는 사람이 얼마나 될까? 그러나 옛날 의사들은 이런 방법으로 진단을 내렸다. 사람들이 넥타이와 스카프를 매고 있을 때 우리는 청진기를 목에 두른 채 지배자라도 되는 양 병원 구석구석을 누볐고, 청진기를 통해 들려오는 잡음, 마찰음, 분마 조율, 끼긱끼긱, 웅웅거리는 소리를 듣고서 그 원인을 찾아냈다. 카데바 실습을 하던 1학년 때 에머리대학교의 심장병 전문의이자 작가인 존 스톤John Stone 교수님의 수필집에 친필 사인을 받은 적이 있다. 그때 교수님은 내게서 포름알데히드 냄새가 난다고 했다.

석 달이 지난 뒤에는 소아청소년과가 굉장하다고 생각했다. 언젠가 아침 일찍 출근해 아기들에게 우유를 먹이다가 그걸 치프 레지던트chief resident(각 과에서 가장 연차가 높은 레지던트로, 외래나 병동을 총괄하는 역할을 맡는다 – 옮긴이 주)에게 들킨 적이 있다. **지금 그렇게 아기들에게 우유 먹이면 나중에 꼭 소아청소년과 전문의가 되더라.** 그러나 내가 **모든** 아기에게 우유를 먹인 건 아니었다. 남자아이 딱 한 명이었다. 찾아오는 가족 하나 없이 늘 침대에 혼자 누워 있는 아기였다. 아무래도 크랙 코카인에 중독된 채로 태어난 것 같았다. 최악의 고비를 넘는 중이었지만 여전히 혼자였다. 다른 아기들의 가족은 하루가 멀다 하고 면회를 와 아기를 요람에 앉혀주기 바빴지만, 이 아기는 아니었다. 혹시라도 누구에게 들킬까 봐 아침 일찍 병원에 나와서 내 무릎으로 이 아기를 받쳐 안고 자그마한 머리를, 피부 밑에서 삐죽 솟아 나와 얼굴 한가운데를 가로지르는 야트막한 코의 능선을 내려다보던 기억이 지금까지도 생생하다. 새벽녘에 젖병을 물리면서 나는 이 아기에게 안전하다는 느낌을 알려주고 싶었다. 내가 넘치도록 많은 사랑과 관심을 받으며 살았다는 걸 알았기에 이 아이도 조금이나마 사랑을 느끼기를 바랐다. 그러나 몇 주 후, (누가 어디로 데려갔는지 끝내 전해 듣지 못했지만) 아기는 퇴원했고, 나는 다음 실습 과로 넘어갔다. 이번엔 외과였다.

내가 **반드시** 내 두 손으로 무언가를 해야 하는 사람이라는 걸 깨닫게 해준 곳이 바로 외과였다. 나는 단지 수술실에 들어가고 싶다는 이유 하나로 집에도 가지 않고 계속해서 계속해서 계속해서 병원에 남아 있었다. 의대 3학년 시절에 만났던 버지니아 대학병원 전문의 레지Reggie 선생님이 기억난다. 레지 선생님은 나를 수술실에 데리고 들어가줄 때가 많았고, 그럴 때면 선생님의 레지던트에게 이렇게 말씀하셨다. **자, 어디 웰론스가 제대로 집중하고 있었는지 한번 봅시다. 웰론스에게 대장 봉합을 맡겨보세.** 물론 나는 집중하고 있었고, 주어진 일을 제대로 해냈다. 어느 늦은 밤에는, 신부전을 겪는 재향군인의 다리를 절단하는 수술에 참여했다. 죽어가는 다리가 멀쩡한 신장 하나까지 망가뜨리는 상황이었다. 문제는, 오래전 부상 때문에 환자의 대퇴골femur(넙다리

뼈)에 철심이 박혀 있는데, 새벽 두 시에 수술실의 장비만으로는 그 철심을 자를 방법이 없다는 것이었다. 수술용 전기톱으로 해보려고 했지만, 반동이 어찌나 큰지 오히려 내 몸이 산산조각 날 지경이었다. 레지 선생님은 아래층 정비팀에서 일하는 사람들에게 도움을 청했다. 선생님은 언제나 정비팀 직원들을 존중했고, 그런 선생님을 그들도 무척 좋아했다. 한밤중에 정비팀 직원들을 수술실로 불러들인 레지 선생님은 이들에게 찾을 수 있는 가장 큰 톱을 찾아서 날카롭게 갈아 소독해달라고 부탁했다. 얼마나 지났을까. 2인 1조의 통나무 자르기 대회에서나 볼 법한 거대한 톱이 수술실로 들어왔다. 선생님과 나는 앞으로 갔다 뒤로 갔다, 앞으로 갔다 뒤로 갔다 하기를 반복하며 몸을 움직였다. 스파크도 몇 차례 일었다. 환자는 전신마취를 견디기 어려울 만큼 안 좋은 상태라서 척수마취만 받은 채 수술 내내 깨어 있어야 했고, 환자의 혈압이 너무 낮아서 심장이 견디지 못할까 봐 마취과 전문의는 가슴을 졸였다. 열심히 톱질하고 있는 나를 수술포 아래로 내려다본 환자는 "오, 주여"라고 말했다. 마침내 수술이 끝났고 내 손은 만신창이가 되었지만, 우리 손으로 환자를 살려냈다. 그때 나는 내가 사람을 살리고 싶어 한다는 걸 확실히 깨달았다.

외과 실습 기간에 소아청소년과 일반외과 의사인 밀러Miller 박사님을 알게 되었다. 물독 뒤에서 자란 듯이 몸은 비쩍 마르고 키만 멀대처럼 큰 사람이었다. **전두 탈모증**도 있었는데, 사람들이 말하길 몸 전체에 털이 아예 한 가닥도 없다고 했다. 내가 아는 사람 중에 가장 바쁘게 사는 사람이었다. 수술실에서 못하는 게 없는 의사이기도 했다. 선생님이 아이들의 기도와 위에서 꺼낸 동전만 해도 천 개는 훌쩍 넘을 터였다. 선생님은 환자의 몸에서 꺼낸 그 동전들을 구멍이 뚫린 작은 수집책에 하나씩 저장했다. (나도 어릴 때 동전을 모아 수집책에 보관했다. 종이 케이스와 투명한 비닐에 싸인 동전으로 빼곡한 수집책 한 권을 지금까지도 가지고 있다.) 시간이 흐르고 선생님은 본인이 꺼낸 동전들을 분류해 아이들이 가장 많이 삼킨 동전이 무엇인지 알아냈다. **그냥 하는 소리가 아니고, 덴버 조폐청**Denver Mint**에서 발행한 동전들을 조심하세요.** 박사님은 통계를 오용하면 의미 없는 답이 나온다며 한 번씩 우리에게 이야기를 해주었다. 그리고 매일 회진할 때마다, 또 수술실에서 우리에게 검사 결과와 엑스레이 판독을 가르쳐주었다. 일요일 아침마다 학생들과 전공의들을 앉혀놓고 강의를 해주었고, 우리는 그시간을 주일학교라고 불렀다. 밀러 박사님은 사랑받는 교수였다. 나도 언젠가 교수님처럼 학생들을 가르치고 싶었고, 교수님처럼 학생들에게 사랑받는 교수가 되고 싶었다. 밀러 박사님의 딸과 나는 의대 동기였다. 같은 수업을 들은 지 한 달도 채 안 되었을 때였는데, 내가 무심코 튕긴 카데바의 발톱이 그 친구의 때 묻은 실습 가운 주머니로 들어갔다. 이런 일이 있었는데도 그 친구는 한 손에 꼽을 만큼 친한 친구가 되었고 나중에 내 결혼식에서 신부 들러리가 되어주었다. 몇 년 전 어느 날, 마지막 환자가 병원 문을 나선 뒤 나도 밀러 박사님의 장례식에 참석하기 위해 미시시피로 차를 몰았다. 장례식장에 들어가자 그 친구와 남편, 10대 자녀들 넷 모두가 문상객들의 조문을 받다 말고 달려 나와 내 목을 끌어안았다. 우리는 거기 서서 한동안 함께 울었다. **이들** 모두 너무나 잘 **알고 있었다.** 박사님이 **내게** 어떤 존재인지, 이 세상에, 수천 명의 아이에게 그리고 내게 어떤 역할을 해주었는지.

그러니까, 순환기내과에서 실습할 때는 내가 신체 검진을 좋아한다는 걸, 소아청소년과에 갔을 때는 순수한 아이들을 좋아한다는 사실을 알게 되었다. 외과에서 실습하는 동안에는 내 손으로 직접 사람들의 생명을 구하는 일에 끌렸고, 밀러 박사님을 보면서는 내가 학생들을 가르치고 싶어 한다는 걸 그리고 언젠가 나도 학생들에게 인정받는 사람이 되고 싶다는 걸 깨달았다. 이제 레지던트 전공을 결정해야 했다. 그러나 신경외과 의사들은 **너무나도 지쳐 있다는 걸, 나와는 전혀 어울리지 않는 사람들이라는 것** 또한 알고 있었다.

그러나 의대 시절 내내 내가 봐왔던 모습은, 응급실의 인산인해가 홍해처럼 갈라지고 그 사이로 신경외과 레지던트가 등장하는 모습이었다. 그렇게 등장한 신경외과 레지던트는 빠르게 검사를 하고, CT^{Computed Tomography}(컴퓨터 단층촬영) 오더를 내리고, 차분한 목소리로 보호자에게 설명한 뒤 질서 정연하게 다음 순서의 응급 환자로 향했다. 응급실을 누비며 차례차례 문제를 해결했다. 그들은 무척 피곤해 보였고, 괴팍하게 굴었고, 일을 너무 많이 했고, 다른 사람들이 보기에 조금 이상하게 행동하기도 했다

(처음엔 나도 그랬다). 신경외과 레지던트들을 보고 있으면 마치 남들과는 다른 세상, 자기들만의 세상에 사는 사람들 같았다. 그러나 얼마 지나지 않아 나도 그들과 함께 회진을 돌기 시작했고, 그때부터는 그들이 전혀 이상하게 보이지 않았다. 그들은 짬이 날 때마다 내게 틈틈이 뇌와 척수에 관해 가르쳐주었다. 늦은 밤, 혼돈 그 자체인 응급실 한복판에서도 내 옆에 앉아 팔 근육의 신경 지배처럼 복잡한 다이어그램을 그려주거나 간략하게 뇌신경 그림을 그려주었다. 이때 선배들이 그려준 그림들을 나는 지금까지도 학생들에게 그려준다. 그 당시 우리가 맡은 환자들은 혈전 제거 수술, 척추 수술, 뇌종양 제거 수술을 앞두고 있었다. 여러분이나 나 같은 보통의 인간들을 벼랑 끝으로 몰고 가는, 중추 신경계 문제를 겪는 환자들이었다. 그리고 우리는 그 환자들이 벼랑 아래로 떨어지지 않도록 잡아당기는 일을 했다. 매번은 아니었지만, 대부분은 안쪽으로 끌어당기는 데 성공했다. 3학년 추수감사절 연휴에는 레지던트들과 함께 일하려고 집에 가지 않고 병원에 남아 있었다. 손을 장식품으로 달고 있나 싶을 만큼 너무나도 서툴고 어설펐지만 동시에 천하무적이 된 것 같은 느낌도 들었다.

몇 주 내내 신경외과 수술실을 지나갈 때마다 발걸음을 멈추고 실내를 들여다보았다. 한두 번이 아니라 매번. **백 번이면 백 번 다** 멈춰 서서 까치발을 들고서 수술실 문에 나 있는 작고 네모난 창문에 눈을 대고 안을 들여다보았다. 그러니까 어느 날, 그냥 한번 봐 보기나 하자는 생각이 들어서 들여다보았다가 나도 저들과 함께할 수 있겠다는, 사람들의 생명을 구할 수 있겠다는, 학생들을 가르칠 수 있겠다는, 그렇게 신경외과 의사가 될 수 있겠다는 생각이 들었던 것이다. 결국, 나도 여러 면에서 저들과 비슷한 사람이었다.

레지던트 생활을 했던 듀크 대학병원Duke University Hospital(노스캐롤라이나주 더럼에 위치한 병원으로, 미국 내 최상위 의료기관이다 – 옮긴이 주)에서 첫 두 해를 어떻게 보냈는지 기억이 흐릿하다. 흐릿한 2년은 금세 흐릿한 6년의 세월이 되었다. 미시시피에 있던 내가 어떻게 듀크에 들어갈 수 있었는지부터가 의아하긴 한데, 나는 의대생 시절 듀크 대학병원에 실습을 나갔던 한 달 동안 포기하는 법 없이 계속해서 일했고, 답을 모를 때는 얼렁뚱땅 넘어가려고 하지 않고 어떻게든 반드시 내 손으로 정답을 찾아내야 직성이 풀렸다. 그런 성격이 한몫했던 것 같다. 그 시절이 흐릿할 수밖에 없는 또 다른 이유가 있다. 정신없는 이 세계에 뛰어들기 직전이었던 의대 마지막 해에 아버지가 흔히 루게릭병이라고 하는 근위축성 측색 경화증amyotrophic lateral sclerosis, ALS을 진단받았다. 루게릭병은 마비를 일으키고 죽음을 초래하는 신경 퇴행성 질환으로, 수술도 치료도 불가능하다. 그런 아버지를 미시시피에 남긴 채 나는 떠나야 했다. 1년 뒤, 내 인생에서 가장 바쁘고 치열했던 시기에 아버지는 갑자기 세상을 떠났고, 그때도 내게는 가야 할 길이 펼쳐져 있었다. 의료계에서 어떻게 내 인생을 보낼지 아무것도 확실한 게 없는 상황에서 아이러니하게도 나는 아버지의 목숨을 앗아간 인체의 신비를 더 잘 이해하기 위해 내 평생을 바치겠다고 마음먹었다. 이제는 내가 맡은 환자들에게서 우리 아버지의 모습이, 슬퍼하는 보호자들에게서는 과거의 내 모습이 보인다.

생사를 가르는 선택을 해야 하는 현실에 놓이면 무엇이든 낫게 할 수 있다는 이상적인 생각은 금세 사라져버린다. 예전에 한 전문의 선생님이 내게 자기 환자를 볼 때 내 똥꼬가 하얘지도록 열심히 했으면 좋겠다고 말한 적이 있다. 선생님은 엄지와 검지를 동그랗게 맞잡고 손가락이 새하얘지도록 꽉 누르면서 그렇게 말했다. 그러니까 틀림없이 희끗하게 변하는 내 항문을 묘사한 손짓이었다. **맙소사, 내가 지금 어디에 와 있는 거람?** 우리는 몇 시간이고 쉬지 않고 내리 일했다. 밥을 먹다가 음식을 입에 물고 잠이 들었다. 자정을 훌쩍 넘겨 퇴근하다가 한 달 사이에 똑같은 나무를 (다행히 감속 곡선 구간에서) 두 번이나 박았다. 수술실에서도 잠이 들었다. 일상처럼 이틀씩 깨어 있다 보면 카페인을 아무리 들이부어도, 아드레날린이 아무리 솟구쳐도 밀려드는 피로에 대항할 재간이 없다. 요즘엔 오랜 시간 피로가 쌓이면 그러다가 '수면 부족'이 생긴다고들 말한다. 그러나 그때는 원래 그런 것, 당연히 그런 것이었다. 그냥 견뎌야 한다. 그렇지 않으면 그만두거나 잘리는 것이었다. 전공의란 원래, 급류에 뜬 상태로 익사하지 않고 계속 버티는 것이다. 그러다 보면 어느샌가 나도 모르게 끝나 있는 것, 전공의 과정이란 그런 것이다.

신경외과 의사가 되어가는 혼란의 여정 속에서 나는 유독 어린이와 관련된 케이스들에 끌렸다. 진단명을 모를 때의 불안부터 섬세한 수술을 통해 마침내 회복이라는 안도의 단계로 나아갈 때까지 소아신경외과 의사들은 보호자, 환아들과 모든 단계를 함께 밟아나갔다. 아이들에게 수술이란 단순히 나을 기회, 살 기회를 의미했다. 가장 순수한 관점이다. **아팠다. 그러나 이제는 아프지 않다.** 보호자에게는 아이의 생사를 뒤바꾸는 진단의 고통, 또 다른 인간의 개입을 허락하는 데 필요한 신뢰가 따르는, 주체하기 힘든 감정을 견뎌야 하는 일이었다. 의사에게는, 아무것도 결정된 바 없이 모든 가능성이 존재하는, 순수한 잠재력을 가진 아이들을 낫게 하는 기회, 심지어 죽어가는 이들을 살려낼 기회였다.

'전분화능pluripotent'이라는 용어가 있다. 주로 줄기세포를 설명하는 데 쓰이는 말인데, 조건에 따라 세포가 거의 모든 종류의 세포로 분화하는 능력을 지닌(이게 핵심이다), 우리 몸 안에 존재하는 아주 중요한 미세 구조다. 수년에 걸쳐 아이들을 수술하고, 가끔 그들의 삶에 큰 영향을 미치기도 하면서 나는 축복받은 사람이라고 느꼈고, 어른이 되어가는 아이들을 보면서는 아이들이 저마다의 잠재력을 세상에서 발휘할 수 있도록 한 번에 한 명의 환자를 돕는 것이 내 소명이라고 느끼기 시작했다.

전공으로 소아신경외과를 선택한 이유가 그것뿐만은 아니었다. 그동안 여러 소아신경외과 의사들을 만났는데, 그중에 팀 조지Time George라는 선생님이 있다. 듀크 대학병원 전공의 시절, 팀 선생님과 함께 진행했던 뇌 영상법 관련 연구 프로젝트를 계기로 미국 소아신경외과 학회에 메인 세션의 발표자로 참석하게 되었다. 첫째 날 내내 다른 사람들이 마이크에 대고 발표하는 것을 듣고, 언젠가 내 멘토가 될 어른들 그리고 내 동료들과 인사를 나눈 뒤, 학회에 따라온 (당시 의대생이었던) 아내 멀리사가 내게 이렇게 말했다.

"당신이랑 똑같은 사람들이 다 모였네."

딱 이렇게, 토씨 하나 빠뜨리지 않고 이렇게 말했다. 마치 내가 웨일스에서 온 단체 관광객 사이에 있었는데 알고 보니 나도 웨일스 사람이었다는 듯이.

나중에 알게 된 사실이지만, 우리는 소수에 속하는 작은 집단이었다. 소아신경외과 의사는 북미 전역을 통틀어 250명 정도밖에 되지 않는다. 우리 중 20퍼센트는 여성으로, 이는 신경외과의 어느 부전공보다 더 많은 인원에 해당한다. 그리고 이 수치는 꾸준히 증가하는 추세이고, 그건 틀림없이 좋은 일이다. 어쩌면 당연하다고 생각할 수도 있지만, 소아신경외과 의사들에게는 괴짜 같은 면이 있기도 하다. 학회에서 누구 하나가 강단에 올라 하염없이 웅얼거리기 시작하면, 어디선가 벨 소리가 울려 퍼진다. 그건 '그만!' 하라는 신호다. 우리가 이토록 잘 지내는 까닭은 우리가 치료하는 아이들의 상태가 누구는 호전되고, 누구는 호전되지 않는 경험을 하면서 살아가기 때문이라고 믿는다. 우리에게 매우 고마워하는 부모들도 있고, 우리를 두 번 다시 보고 싶어 하지 않는 부모들도 있다. 수술실에 있는 내내 우리는 출혈을 멈추게 해달라고, 종양이 깨끗하게 제거되게 해달라고, 뇌의 부기가 가라앉게 해달라고 신에게 빌며 협상한다. **신이시여, 뭐든지 하겠나이다. 제발 이걸 꺼낼 수 있도록 도와주소서.**

학회의 공인을 받은 소아신경외과 전문의가 되려면 레지던트 과정을 마친 뒤 펠로십이라고 부르는 1년의 연수 과정을 추가로 수료해야 한다. 나는 제리 오크스Jerry Oakes라는 교수님의 훌륭한 팀이 있는 앨라배마대학교 버밍햄캠퍼스에서 펠로십을 하기로 마음먹었다. 제리 오크스 교수님은 내가 듀크에 가기 몇 년 전까지 듀크에서 일했고, 또 매우 높은 평가를 받았던 분이다. 감사하게도 펠로십을 했던 1년 동안은 하루 열두 시간씩 근무하면서도 골치 아픈 일은 훨씬 적게 겪고 잠은 더 많이 잘 수 있었다. 수술실에서 배운 것도 많다. 특히 3차원 구조의 신경계가 시간이 지나면서 어떻게 달라지는지도 그때 잘 알게 되었다. 미숙아의 뇌와 그 주변 구조는 열여덟 살의 뇌와 매우 다르다. 시간은 해부학의 네 번째 차원이라고 부를 만큼 중요하다. 구조물의 크기를 결정하는 데도, 어릴 때 성장하고 진화하는 모든 구조물의 관계를 결정하는 데도, 구조물의 약하고 강한 정도를 결정하는 데도 시간이 매우 중요한 역할을 한다는 사실을 나는 그때 제대로 알게 되었다. 이는 훗날 레지던트들과 의대생들을 가르치는 내 수업의 근본 기조가 되었고, 인간의 신경계가 얼마나 굉장한지 얘기할 때마다 빼놓지 않는 단골 레퍼토리가 되었다.

그렇게 대학을 졸업하고 11년이 지나면 드디어 끝이다. 그러나 비쩍 마른 신경외과 의사들 대다수는 진정한 배움이 시작되는 건 이때부터라고 얘기할 것이다. 전공의 과정을 모두 마치고 전문의가 되면, 그때부터는 수술실에서도, 병실에서도, 진료실에서도 뒤를 지켜주는 사람이 없다. 환자와 그들의 부모가 신뢰하는 사람은 오로지 당신뿐이며, 그들을 당신 앞에 데려다놓게 만든 악몽에서 벗어나게 해줄 사람도 당신밖에 없다고 믿는다.

이제 소아신경외과 전문의가 된 지 어언 20년이다. 그중 10년은 버밍햄 앨라배마 대학병원에서 보냈고, 지금 있는 밴더빌트 대학병원에서 일한 기간도 곧 있으면 10년을 채운다. 그러는 동안 수천 건의 수술을 집도했다. 그중에서도 가장 경이로운 건 태아 수술이다. 성공했을 때 가장 만족스러운 건 외상 수술이다. 종양과 혈관 기형이 가장 힘들다. 수두증은 가장 일상적으로 하는 수술이지만, 일상적인 수술에서 아주 사소한 차이로 실패할 때가 있으며 그게 사람을 미치게 한다. 내게도 그런 실수의 경험이 있고, 후회스러운 일들이 있고, 누구라도 바랄 만한 멋진 기억들이 있다. 응급수술에 들어가기 직전, 환자의 가족들에게 지금 가봐야 한다며 그들의 말을 끊은 적도 여러 번 있다. **지금은 차분하게 앉아서 대화할 상황이 아닙니다.** 젊은 부부에게 이렇게 모질게 말한 적도 있었다. 태어난 지 얼마 안 된 부부의 딸이 뇌동맥류 파열로 위독한 상황이었다. 자녀의 생명을 구하려면 한시라도 빨리 수술실에 들어가야 했기에 그보다 더 길게 얘기할 수가 없었다. 피할 수 없는 상황을 내 손으로 막지 못할 때면 부모들은 내게 고함치기도 했고, 나를 협박하기도 했다. 그럴 때마다 나는 부모들이 얼마나 힘들지 이해하려고 노력했다. 때로는 안도하며, 때로는 슬퍼하며 부모들과 함께 울었다. 아무도 없는 라커룸에서 혼자 운 적도 있었다. 그럴 때면 내가 잘 통제하고 있는 줄 알았던 깊은 곳에서 눈물이 마구 솟구쳐 올랐다.

몇 년 전에, 뒤통수가 붙은 채로 태어난 샴쌍둥이의 케이스에 참여해달라는 요청을 받았다. 아주 작고 연약한 미숙아였다. 한 아이는 괴사성 장염(장 세포가 죽어가는 질환으로 초미숙아에게도 발생할 수 있다)으로 극심히 안 좋아지는 상황이었고, 다른 아이는 패혈증으로 생명이 위독한 상황이었다. 우리는 응급 분리 수술을 진행하기로 했다. 작디작은 수술포와 생명의 불꽃이 꺼져가는 아기들. 보통의 경우라면 수 주간의 준비 과정을 거치겠지만 그럴 여유가 없었다. 그야말로 최후의 수단, 마지막 시도였다. 두피를 절개하고, 두개골을 열고, 경막을 절개할 때 발생한 출혈은 극소량이라고 표현하기에도 미미했다. 모든 게 순조로웠다. 마취 상태에서 활력 징후는 실제로 더 좋아지고 있었다. 그러나 수술 세 시간쯤 접어들었을 때, 두 아기를 연결하고 있는 수백 개의 작은 혈관과 뇌를 분리하기 위해 점점 더 깊이 들어가면서 출혈이 조금 더 생겼다. 그리고 두 개의 연결된 뇌 속 깊은 곳에서 **다량의** 출혈이 있었다. 지혈할 수 없을 만큼 심각한 출혈이었다. 마취과 전문의들이 쌍둥이의 IV 라인에 혈액을 주입하고 있는데, 어느샌가 내가 붙어 있는 두개골을 가위로 자르고 있었다. 섬세함에 걸었던 모든 희망을 버린 채 파트너 의사와 아기를 하나씩 붙잡고서 지혈할 수 있도록 둘을 분리하고 있었다.

그러자 출혈이 멈췄다.

모든 출혈은 멈추는 법이기에 멈춘 것이었다. 아이는 둘 다 사망했다. 봉합해야 하는데 앞이 안 보이던 기억이, 내 앞에 누워 있는 쌍둥이에게 눈물방울이 떨어지던 기억이 난다. 나는 절개부를 봉합하고 있었다. 아기들의 부모가 단 한 번이라도 아이를 하나씩 안아볼 수 있도록. 한 아이를 희생시키고 다른 한 아이라도 살렸어야 했지만 우리는 두 아이를 다 살리려다 둘 다를 잃고 말았다. 앞을 보지 못한 채 그곳에 서 있던 그날을 나는 여전히 기억한다.

수년간 나는 눈에 보이지 않는 상상의 장소를 머릿속에 품고 살아왔다. 아주 푸른 잔디가 있는 평원이다. 이러한 기억을 묻어 둘 장소가 필요했다. 이해할 수 없는 상황을 마주할 때, 내 믿음에 의문을 품게 하는 일, 내 내면을 깊은 슬픔으로 가득 채우려는 일에 맞닥뜨릴 때면 나는 조용히 앉아서 눈에 보이지 않는 초록의 평원을 상상한다. 그곳에서 작은 무덤을 따라 걷고 또 걷던 나는 마침내 누구의 손길도 닿지 않은 땅을 발견한다. 땅을 덮고 있는 잔디를 치우고 구멍을 판 다음, 슬픈 이야기로 생을 마감한 그 아이의 기억을 상자에 담는다. 그 상자를 들판에 묻고 뗏장을 새로 입히고 팡팡 두들겨 작은 봉분을 만든다. 매번 똑같다. 그렇게 한 다음, 그 초록의 평원을 떠나 일상으로 돌아 나온다.

2017년 여름, 컴퓨터 화면을 내려가며 CT 스캔을 보고 있었다. 지난 25년 동안 수천 번을 해온 일이었다. CT 결과를 판독해 이게 종양인지, 종양이라면 양성인지 악성인지, 양성 종양은 무엇이고 악성 종양은 무엇인지 설명하고, 악성 종양으로 보이는 경우 더 자세하게 사진을 찍어본 뒤 수술을 진행한다. 그러나 이번에는 내가 이러한 설명을 하는 처지가 아니라 듣는 처지가 되어 있었다. 내 골반과 윗다리 근육에 라켓볼만 한 종양이 있었다. 종양은 다리의 움직임을 통제하는 신경 바로 위에 있었다(**바로 그 신경을 그동안 내가 얼마나 많이 노출시켰던가**). 의사는 근치 절제를 통해 악성으로 보이는 종양을 제거했고, 그러면서 걸어 다니는 데 필요한 근육 일부가 함께 제거되었다. 나중에 병리학자는 현미경으로 내게 종양을 보여주며 양성이라는 걸 확인시켜주었고 이건 **백만분의 일의 확률**이라고 말했다. 아닌 게 아니라 책에도 그렇게 쓰여 있었다. 통제할 수 없을 만큼 커져버린 내 몸의 일부를 들여다보는 건 매우 이상했다. 첫 수술을 마친 뒤 결손 봉합을 위해 두 번째 수술이 있었고, 세 번째 수술 이후에는 엄격한 침상 안정을 취해야 했다. 10주 동안.

언제부터였는지 기억도 안 날 만큼 오랫동안 눈코 뜰 새 없이 일하다가 강제로 침상 휴식을 취하고 있노라면, 왠지 나 자신이 딱하다는 마음이 들 무렵, 갑자기 정신이 번쩍 든다. 이봐, **양성이었잖아, 멍청아.** 뇌도 아니고 척수도 아니고 심장도 내장도 아니고 윗다리 근육에 생긴 종양인데, 치료만 받으면 금세 다시 걷게 될 일인데, 실존적 위협을 극복해냈다고 느끼면서 지난 삶을 돌아보고 있다니. 그리고 아주 오래전에 존 스톤 교수님이 내게 선물했던 책 표지에 붙어 있던 메모, '제이에게, 처음에는……'이라고 적힌 메모가 떠올랐다. 침대에 누워 쉬는 동안 그 책을 훑어보면서 내가 어떻게 의대에 가서 삶 자체를 더 잘 이해하는 법을 배웠는지 생각해보았다. 그리고 그 이후 내게 특권처럼 주어졌던 모든 길과 모든 교훈을 돌이켜보았다.

모든 인간이 연약한 존재라는 건 새로운 사실이 아니다. 그리고 그중에서도 가장 작은 존재가 가장 연약하다. 어둠과 미지의 세계를 마주할 때마다 우리는 점점 더 연약해진다. 그러나 삶은 살고 싶어 한다. 그리고 나는 우리 인간의 회복력이 매우 뛰어나다는 걸 배웠다. 그중에서도 가장 작은 존재가 가장 회복력이 뛰어나다. 우리에게 오는 아이들은 뇌나 척수처럼 우리를 인간으로 만들어주는 본질적인 부분, 인간이라는 존재의 가장 신성한 부분에 수술이 필요한 아이들이다. 아이들을 수술하면서 내가 본질적으로 더욱 인간적인 사람이 되었다고, 아이들을 치유해준 것만큼이나 나 자신도 치유받았다고 느낄 때가 많다.

이제 내가 만난 굉장한 아이들의 이야기를, 그리고 그들과 내가 함께한 여정을 여러분에게 들려줄 시간이다.

All That Moves Us

1장

리마인더

2020년 봄 내내, 우리 병원도 다른 병원들과 마찬가지로 신종 코로나바이러스 감염증에 대비하느라 정신없었다. 코로나 초기에 북동부 지역에서 먼저 도움을 받았던 서부 지역 동료들이 화상 회의, 소셜 미디어, 문자 메시지 등을 통해 이번엔 우리에게 경험과 조언을 나눠주었다. (**필요하면 N95 호흡기**[1.0마이크로미터 이상 크기의 미세과립을 95퍼센트 이상 걸러주는 기능을 보유한 수술용 마스크 - 옮긴이 주]**를 종일 착용하는 게 가능하다. 마스크를 '반드시' 이중으로 착용해야 한다. 천식 흡입기를 비축해둬라. 수술 후 회복실에서 바이러스에 노출된 간호사가 네 명이나 있고, 다들 집에서 격리 중이다.**) 병원은 전반적으로 암울한 분위기였다. 내게도 수술 말고 다른 업무가 생겼다. 수술기주위perioperative(수술을 위한 입원부터 퇴원까지의 기간 – 옮긴이 주) 앞으로 급증할 환자에 대비하던 관리위원회의 일원으로서 나는 쏟아져 들어오는 데이터(일부는 유효하고 일부는 유효하지 않은)를 선별하는 임무를 맡았다. 병원에서는 필수 인원만을 남겨두고 빠르게 인력을 줄였다. 응급수술을 제외한 수술들이 줄줄이 취소되었고, 임상직을 제외한 직원들은 병원이 아닌 각자 집에 머물렀다.

이런 상황에서 열두 살 여자아이가 혼수상태로 병원에 실려 왔다. 뇌동정맥 기형arteriovenous malformation, AVM 파열이었다. 몇 시간 전, 이 아이의 가족은 집 안에 머물라는 정부 방침에 따라 다 함께 모여 앉아 영화 〈해리포터〉를 정주행하고 있었다. 그때 갑자기 아이가 극심한 두통을 호소하기 시작했고, 몇 분 만에 의식을 잃고 쓰러졌다.

이런 변이가 소아신경외과 의사로서 가장 힘들다. 퇴근하고 집에 와 있어도 재앙이 발끝까지 따라와 있는 듯한 느낌을 떨치기 어렵다. 이런 예기치 못한 응급 상황이 오랜 세월 반복되고 거기에 익숙해지다 보니, 사고를 예측하는 것보다 그냥 무작위에 의존하는 게 더 낫다는 생각이 들 정도다.

1분 전까지만 해도 가족들과 함께 팝콘을 먹으며 〈해리포터〉를 보고 있던 딸이 갑작스럽게 머리가 깨질 것처럼 아프다더니 뇌출혈로 쓰러진다.

등교 전 아침을 먹던 아이가 느닷없이 시리얼 그릇에 코를 박는다. 처음엔 장난치는 줄 알았던 부모는 장난이 아니라는 걸 깨닫는 순간 공포에 휩싸인다.

열세 살 자녀가 타고 있는 자전거의 브레이크가 듣지 않는지 속도를 줄이지 못하고 차도를 향해 냅다 질주한다.

두 살짜리 아기가 탄 카시트에 안전벨트가 바르게 채워졌는지 확인하려고 운전석의 아이 아버지가 잠시 고개를 뒤로 돌린다. 그 순간 자동차가 도로를 벗어나 나무를 들이받는다. 이틀 뒤, 여전히 목 보호대를 착용하고 휠체어 신세를 지고 있는 이 부부는 가망이 없는 아기의 인공호흡기를 떼기로 결정한다.

다른 사람들이 일상으로 여길 만한 모든 순간이 내게는 공포 그 자체로 다가온다. 카시트라는 건 불편하고 귀찮은 안전장치가 아니다. 내게 카시트를 제대로 채우는 시간은 아폴로 우주선 발사에 앞서 항공우주공학 기술자들이 우주비행사들을 안전벨트에 고정하는 과정만큼이나 중요한 일이 되었다. 헬멧도 쓰지 않은 채 친구의 스케이트보드로 냅다 뛰어오르는 아들을 보면, 개방성 분쇄 함몰 두개골절로 새벽 두 시에 수술실로 들어오던 환자의 모습이 절로 떠오른다. 그날 누군가의 자식인 그 아이의 피가 내 수술복 바지를 온통 적셨고, 내 맨살까지 피로 칠갑이 되었다. 아이들과 자동차에 탈 때, 함께 둘러앉아 밥을 먹을 때, 아이들이 집을 나설 때마다 내 눈엔 차량용 비상 망치가 보이고, 발작이 보이고, 우리 집 현관을 두드리는 경찰관의 모습이 보인다. 그러지 않으려고 노력하지 않으면 어김없이 보인다.

갑자기 쓰러진 열두 살 아이는 집 근처 응급실로 옮겨졌다. 응급실에서는 아이에게 호흡관을 삽관하고 인공호흡기를 달아 시간을 벌었다. CT 촬영 결과, 좌측 전두엽 안에서 큰 혈전이 발견되었고, 편평해야 할 표면 아래 혈관이 미세하게 엉켜 있는 듯한 흔적이 보였다. 뇌동정맥 기형이었다. 우리 병원에서 두 시간 반 거리인 그 병원의 응급실 의사는 파열된 뇌동정맥 기형이라고 정확하게 진단을 내렸고, 두개골에 작은 구멍을 뚫어 배액관을 삽입했다. 배액관이 하는 역할은 크게 두 가지다. 하나는, 뇌출혈, 외상, 뇌종양을 의심할 수 있는 상황에서 뇌 안에 축적된 뇌척수액cerebrospinal fluid, CSF을 물리적으로 배출해내면, 두개골 내부에 빠르게 쌓이는 압력을 줄일 수 있다. 다른 하나는, 배액관을 침대 옆 압력 모니터에 연결하면 두개 내압을 확인할 수 있다는 것이다. 두개 내압을 알면, 의료진은 압력을 낮출 수 있는 특수 약물을 주입해 결정적인 치료를 할 때까지 시간을 조금 더 벌 수 있다.

뇌동정맥 기형은 신경외과에서도 어렵기로 손꼽히는 고난도 수술이다. 정상적인 상황이라면, 산소가 풍부한 혈액을 심장이 공급하고, 혈관 벽이 두꺼운 동맥이 높은 혈류 압력을 견디며 그 혈액을 운반하여 뇌를 비롯한 신체의 나머지 부분으로 전달한다. 동맥이 가느다란 세동맥으로, 더 가느다란 모세혈관으로 가지를 내면서 압력은 낮아진다. 대부분의 장기에 있는 모세혈관상은 적혈구 하나 너비의 작은 혈관 수천 개로 이루어져 있고, 그 적혈구에 들어 있는 산소가 모세혈관 벽을 타고 필요한 장기로 전달된다. 산소가 빠져나간 혈액은 선홍빛을 잃고 어둡고 푸르스름한 색으로 변한다. 푸르스름한 탈산소 혈액은 모세혈관상의 반대편에 있는 더 굵직하고 혈관 벽이 얇은 정맥을 통해 낮은 압력으로 배출되며, 이 과정에서 정맥은 더 많은 산소를 공급하기 위해 혈액을 폐와 심장으로 보낸다. 심장으로 들어간 혈액은 심장박동의 압력에 의해 또다시 같은 경로를 따라 이동한다.

뇌동정맥 기형의 경우, 이 경로가 짧다고 보면 된다. 보통 태어날 때부터 해당 경로가 훨씬 더 간소한 형태로 나타나는데, 시간이 흐르면서 성장하다가 어느 순간 발작, 두통, 심지어 이 소녀의 경우처럼 급성 파열을 일으킨다. 정상적인 패턴에서는 동맥 속 혈액의 압력이 모세혈관상을 거치면서 고르게 분산된 다음에 정맥으로 들어가는데, 뇌동정맥 기형의 경우에는 혈관 벽이 두꺼워서 높은 압력을 견딜 수 있는 동맥에 담긴 선홍빛 산소화 혈액이 높은 압력을 감당할 수 없는 얇은 정맥으로 배출된다. 혈관 벽이 얇은 정맥은 시간이 지날수록 서로 엉키며 무너지기 시작한다. 선홍빛의 산소화 혈액이 정맥으로 직접 들어감으로써 정맥은 동맥화하여 비정상적으로 확장되고 충혈된다. 고배율 수술 현미경으로 들여다보면, 심장이 뛸 때마다 뇌동정맥 기형도 위협적으로 뛰면서 붉은 피와 푸른 피가 서로 섞이고 소용돌이치는 모습을 볼 수 있다.

배액관을 삽입하기 전 그쪽 병원에서 내게 전화했을 때 시곗

바늘은 자정을 막 넘어가고 있었다. 절차를 밟고 환자를 이송하는 데 시간이 꽤 걸려서 그 환자는 새벽 여섯 시 무렵에야 우리 병원에 도착했다. 우리는 곧 환자를 수술실로 옮겼다. 첫 번째 마취에 들어갔고, 수술실 간호사들이 재빨리 환자 주위로 모여들었다.

수술에 들어가기 직전에, 환아의 어머니와 매우 짧은 대화를 나눴다. 구급차로 환자를 이송해올 때는 대부분 가명을 사용한다. 전자 의무 기록(의료 기록 업무를 전산 처리하는 것으로, 환자의 인적 사항 및 진료에 관한 모든 정보를 입력한다 – 옮긴이 주) 및 병원 정보 시스템에 환자 정보를 기록하는 데 들이는 시간을 최대한 줄이기 위해서다. 보호자와 대화를 나누면서 그제야 나는 아이의 이름이 소피아라는 걸 알게 되었다. 그리고 아이의 이름을 알게 되자마자 나는 소피아가 뇌동정맥 기형 파열로 인해 영구적인 장애를 입었을 수도 있다고, 또 뇌동정맥 기형을 제거하는 수술을 받는 중에 사망하거나 영구적인 장애를 얻게 될 수도 있다고 전해야 했다. 조금 더 정확하게 말하자면, 영구 장애란 몸의 한쪽이 마비되거나 말을 못하게 되거나 기계에 의존한 채 살게 되거나 의식을 회복하지 못한다는 의미다. 당면한 수술에 집중해야 하는 동시에 이런 대화를 나눠야 하는 상황을 견뎌야 할 때면, 언젠가부터 나는 '매우 아파하는 아이를 수술해야 하는 나'와 '자식을 둔 부모로서의 나'를 적극적으로 분리하려고 무척 애쓴다. 머릿속에서 클러치 같은 걸 밟는 순간, 내 안을 맴돌던 부모로서의 정체성이 쑥 빠져나가고 외과 의사로서의 나만 남는 것이다. 이렇게 하지 않으면, 소피아의 어머니를 비롯해 다른 부모님들에게 이런 말을 전해야 하는 순간을 도무지 감당하기 힘들다. 솔직히 말하면 내 약점인 셈이다. 신경외과 의사라면 통제할 수 있어야 하는 약점. 내 아이가 처음으로 자전거를 탔던 날, 축구 경기를 했던 날이 떠오르는 그 순간, 머릿속에 드는 모든 생각을 버리고 마음을 다잡아 현실로 돌아가야 한다.

얼마나 힘든 일인지 잘 압니다. 어떻게든 따님을 살릴 수 있도록 저희 의료진 모두가 최선을 다할 겁니다. 정말입니다. 저도 다 괜찮아질 거라고, 어머님이 지금 느끼는 이 고통이 금세 사라질 거라고 말씀드리고 싶습니다. 그렇지만 저는 여기서 한 걸음 물러나 당장 해야 할 일을 시작해야 합니다. 저 문 뒤에 최고의 수술팀이 대기하고 있습니다. 이들이 수술에 집중하려면 모두가 한 걸음 물러나 있어야 합니다. 이제 수술대를 소독하고, 따님의 머리에 수술포를 덮을 것입니다. 그러면 어머님이 사랑하는 따님은 수술받을 준비를 마치고 멸균포에 덮인 채 직사각형의 수술 영역만을 드러낸, 피수술자로 바뀝니다. 멸균포에 뚫린 구멍을 통해 자신의 존재를 드러낼 문제를 부디 우리가 해결할 수 있기를 바라면서, 부디 우리가 정답을 알고 있는 문제가 나오기를 바라면서 수술을 시작할 겁니다.

밑에 있는 혈전 때문에 뇌압이 높아져 있었다. 마음 같아서는 어서 혈전을 제거해 곧장 뇌압을 낮추고 싶었다. 그러나 출혈이 멈춘 건 그 혈전이 파열된 혈관의 구멍을 막고 있는 덕분이었다. 파열된 혈관에서 혈전을 없앴다가는 다시 출혈이 일어날 수 있었고, 나는 그런 위험을 감수하고 싶지 않았다. 우리는 뇌동정맥 기형에 영양을 공급하는 문제의 동맥을 신속하게 찾아서 마이크로 포셉micro-forcep(혈관 등 미세한 부위를 잡는 용도로 사용하는 수술용 핀셋 – 옮긴이 주)을 이용해 몇 밀리미터를 노출시켰다. 내 바로 옆에 있던 레지던트가 동맥을 가로질러 자그마한 클립 하나를 조심스레 결찰結紮했다. 그 순간, 충혈된 채 맥동하던 유출 정맥이 분노로 소용돌이치던 보라색에서 잔잔한 파란색으로 바뀌었다. 혈류가 정상화되었다는 신호였다. 뇌동정맥 기형에서 바로 나오는 정맥을 가로질러 작은 클립을 하나 더 배치한 뒤 마이크로 시저 microscissors(미세한 조직을 부드럽게 자를 때 사용하는 수술용 가위 – 옮긴이 주)로 몇 번 잘라내서 뇌동정맥 기형을 제거했다. 그다음, 매우 깊숙한 부분으로 들어가 조심스럽게 혈전을 제거하고 그 부위를 살살 물로 씻어낸 다음, 작은 석션 팁을 표면 가까이에 댄 채 석션을 타고 물이 우리 쪽으로 올라오도록 기다렸다. 몇 초 후, 혈전이 더는 내부에서 압력을 가하지 않자 뇌가 이완되었다. 이제 뇌 밖으로 나갈 시간이었다.

마무리 봉합을 하는 중에, 우리 팀원들의 에너지가 수술실 문을 넘어 복도까지 뻗쳐나가고 있다는 걸 깨달았다. 복도를 지나가던 동료들이 발걸음을 멈추고 우리를 보고 있었다. 평소라면 그냥 지나쳤을 얼굴들이 수술실 문에 난 창문 너머에서 우리를 보고 있었다. 무자비하게 퍼지는 팬데믹 상황에서 맥을 못 추는 세상을 수 주간 그저 지켜보기만 하며 답답했던 마음이 떠올랐다. 우리가 서 있던 그곳, 수술이 이루어진 바로 그 공간은 우리의 원래 삶이 어땠는지 알려주고, 명확한 목적을 짚어주고, 우리가 급변하는 세상을 바라보며 느꼈던 무력감으로부터 잠시 벗어나게 해주는 리마인더였다. **원래 우리는 이 수술실에서 환자를 치료하던 사람들이고, 이제 다시 사람들을 치료하게 될 것이다.**

몇 주 동안 소피아가 회복하는 모습을 지켜보았다. 수술을 받고 며칠 뒤 혼수상태에서 깨어난 소피아는 거의 매시간 단위로 호전되었다. 소피아는 가족의 이름을 기억해 말했고, 손을 뻗어 물건을 집는 등 점점 더 주변 환경에 반응하며 상호작용 하는 모습을 보여주었다. 얼마 뒤, 소피아는 두 발로 일어서는 데 집중하기 위해 맞은편 재활 병원으로 이전 입원했다. 십수 년 전 소피아가 걸음마를 처음 배울 때 작동했던 뇌 경로는 여전히 소피아 안에 존재했다. 소피아는 그걸 다시 되찾기만 하면 됐다. 며칠 뒤, 진료실에서 퇴근한 나는 차를 세워둔 주차장 대신 길 건너 재활 병원으로 병문안을 하러 갔다.

그 무렵 팬데믹이 이미 세상에 자리를 잡은 뒤였다. 신종 코로나바이러스 감염증으로 인한 방문 제한 방침 때문에 부모 외에 다른 방문객을 받을 수 없는 상황이라 소피아의 부모는 교대로 딸의 병간호를 하고 있었다. 열려 있는 병실 문 앞으로 걸어간 나는, 문틀에 노크하며 인기척을 내기 전에 병실 안을 가만히 들여다보았다. 얼마 전까지만 해도 죽음의 문턱에 서 있었던 소피아가 자리에 앉아서 어머니와 카드 게임을 하고 있었다. **카드 게임이라니!** 수술 직전 소피아의 어머니에게 건넸던 말이 떠올랐다. 정말 놀라웠다. 우리가 배운 일, 삶의 벼랑에 서 있는 아이들을 한가운데로 다시 데려오는 이 일을 지금껏 해오고 있으면서도 이런 순간을 마주할 때마다 여전히 어마어마한 경이로움에 휩싸인다. 소피아는 단순히 말 몇 마디로 대화를 나누고 있는 게 아니었다. 눈부시게 성장하고 있었다. 두 사람이 카드에서 눈을 떼고 나를 올려다보고는 환하게 미소 지었다. 내가 오고 얼마 지나지 않아 소피아의 물리치료사가 병실로 들어갔고, 나는 소피아가 침대 가장자리를 짚고 일어나 다시 걸으려고 시도하는 모습을 지켜보았다. 여러 면에서 호전이 있었지만, 다시 걷는 건 여전히 어려운 도전이었다. 옆에서 소피아를 격려하던 어머니가 내 곁으로 다가와 섰다. 소피아는 힘을 들이지 않고 아무렇지도 않게 병실을 가로질러 걷는 어머니를 바라보고는 다시 바닥을 내려다봤다. 집중하는 소피아의 얼굴에 결연한 표정이 번졌다. 반드시 낫겠다는 결심, 무엇을 감수해야 하든 간에 반드시 회복하는 데 필요한 자신의 역할을 다하겠다는 결심이 보였다. 그때 나는 새로운 팬데믹이 일상으로 자리 잡은 이 시점에, 소피아의 회복과 그걸 만든 소피아의 의지력을 목격하는 것이 내게 얼마나 필요한 일이었는지를 깨달았다. 이 한 아이가 온 힘을 다해 앞으로 나아가는 모습을 의료계의 모든 사람이 꼭 봐야 한다는 생각이 들었다.

천천히, 꾸준히, 소피아는 한 발을 내밀었고, 그녀의 어머니와 나는 병실 문에 나란히 서서 그런 소피아를 지켜보고 있었다. 소피아는 점점 더 균형을 잡아나갔다. 소피아는 물리치료사가 잡은 손을 일부러 떨쳐냈다. **혼자서 할 수 있어요,** 라고 말하는 것처럼. 그런 다음, 아주 조금 더 빠른 속도로 반대쪽 발을 내디뎠다. 그런 다음, 또 반대 발을 앞으로, 또 반대쪽 발을 앞으로, 그렇게 소피아는 걷고 있었다. 소피아의 어머니는 무의식적으로 내 팔을 꼭 쥐었다. 마치 눈앞에서 뉴런들이 스스로 깨어나는 모습을 보고 있는 것만 같았다. 곧, 생각지도 못한 일이 벌어졌다. 소피아는 우리 둘을 지나 복도로 걸어 나갔다. 그렇게 한 걸음, 한 걸음씩 앞으로 나아갈 때마다 소피아는 우리 모두에게 삶을 불어넣고 있었다.

2장

실밥

나는 내 손으로 직접 실밥을 푸는 일이 없다. 실밥을 푸는 건 순식간에 할 수 있는 일이 아닌데, 아이들은 가만히 있질 못하고 끊임없이 꼼지락거린다. 아프니 그렇다. 소리를 지르는 아이들도 있고, 심지어 우는 아이들도 있다. 병원의 실과 바늘을 좋아하는 아이는 결코 단 한 명도 없을 것이다. 오히려 주사만큼이나 무서워한다.

"꿰맬 때랑 실밥 풀 때 많이 아파요?"

수술을 앞둔 아이들에게 가장 많이 듣는 질문이다. 그래서 나는 내 손으로 실밥을 풀지 않는다. 나는 뇌 외과 의사이고, 뇌 외과 의사로서 해야 할 다른 일들이 있으니까. 수술 2주 후 검진 날

이 되면 다른 선생님이 실밥을 제거한다. 그때 내가 진료실이나 그 근처에 있다면, 모든 절차가 끝나고 모두가 진정된 이후에야 처치실에 고개를 빼꼼 들이밀고 상황을 확인할 수 있다.

전문의가 된 지 20년쯤 지났을 때였다. 여덟 살 달라일라가 극심한 두통과 완전한 시력 상실을 증상으로 병원에 실려 왔다. 왼쪽 뇌 안에서 거의 절반을 차지하고 있는 자몽만 한 종양이 정상적인 뇌를 아래쪽으로, 반대쪽으로 밀어내고 있었다. 뇌종양이 진행됨에 따라 종양의 크기가 커지면서 주변 조직에 큰 압력을 가하는 게 분명했다. 급성 실명이 생긴 것으로 봐도 그랬다. 달라일라가 병원에 도착하자마자 나는 종양을 제거하기 위해 다섯 시간의 응급수술에 들어갔다. 우선 아름답게 땋은 까만 머리카락을 잘라야 했다. 두피를 소독하는 데 필요한 만큼만 머리카락을 밀고, 기다란 S자 모양으로 두피를 절개하여 그 밑에 있는 새하얀 두개골을 노출시켰다. 그런 다음 작은 드릴을 사용해 두개골에 작은 구멍을 몇 개 뚫은 뒤, 구멍을 연결해 종양을 덮고 있는 뼈를 조심스럽게 열었다. 그 아래 경막이 압력을 견디지 못하고 불룩 튀어나와 있었다. 아주 작은 가위로 경막을 절개하자마자 종양과 주변 뇌가 부풀어 오르며 빈 공간으로 밀려 나오기 시작했다. 재빠르게 종양의 안쪽 부분을 파내기 시작했다. 주변 뇌 조직을 건드리지 않고 바깥 부분을 떼어낼 수 있도록 안쪽으로 공간을 만든 것이다. **가운데에서 벗어나면 안 된다.** 이때가 되면, 지난날 나의 멘토였던 제리 오크스 선생님의 목소리가 귓전에 맴돈다. 종양과 정상 뇌를 가르는 면이 드러났을 때 2밀리미터 두께의 작은 솜을 넣는다. 느리지만 꾸준하게 새어 나오는 종양의 출혈을 잡기 위해서다. 이 작은 솜을 하나씩 하나씩 쓰면서 정상과 비정상을 구분하기 때문에 신경외과 의사들에게 이 솜은 가히 신이 내린 선물이라고 할 수 있는 존재다. 신경외과 의사들이 이 작은 솜을 한 번 수술에 얼마나 많은 양을 쓰는지, 수술 중 부주의하게 환자의 몸 안에 솜을 빠뜨린 채 봉합하는 사고가 발생하지 않도록 이 솜들이 파란 줄에 주렁주렁 매달려 있는 걸로도 모자라 그 줄을 절개 부위 모서리에 걸쳐두고 수술할 정도다. 그리고 수술 막바지에는 간호사와 스크럽 테크니션scrub technician(수술 도구 준비 및 정리 등 수술 전후 단계에 수술실 준비와 마무리 등을 돕는 인력 – 옮긴이 주)이 꼼꼼하게 개수를 세어 확인한다. 우리가 의도하지 않은 어떤 것도 환자의 머리 안에 남겨둬서는 **안 된다.** 정상 뇌 주변에서 종양의 가장자리를 분리할 때 쓰기 위해 수술 현미경을 가져왔다. 작은 혈전으로 막힌 혈관과 그 중심부에 죽은 종양 같은 게 보였다. 내부 혈액 공급이 따라가지 못할 만큼 종양이 매우 빠르게 성장하고 있었다는 의미였고, 이는 악성 종양이 우려되는 징후였다.

그러나 시간을 끌 순 없었다. 운동 스트립에서 몇 밀리미터 떨어지지 않은 부위였다. 전공의와 내가 수술을 진행하는 동안에도 시간은 계속 흘렀다. 점점 더 많은 종양이 밖으로 나오면서 출혈이 더뎌지기 시작했고, 종양 주변의 뇌가 이완되기 시작했다.

마지막 종양 덩어리를 빼내자 이미 뇌 구멍의 절반 이상이 채워져 있었다. **침입자를 쫓아내 다행이다.** 마음을 놓을 새도 없이 우리도 침입자라는 사실이 떠올랐다. 우리는 경막, 두개골, 두피 각각의 층을 한 단계 한 단계 조심스럽게 봉합하며 밖으로 빠져나왔다.

다음 수술에 사용할 수 있도록 준비하기 위해 스크럽 간호사 scrub nurse(집도의에게 수술 도구를 건네는 등 수술실의 멸균 영역에서 수술을 지원하는 간호사. '수술실 간호사' 또는 '소독 간호사'라는 명칭으로도 불린다 - 옮긴이 주)들이 달라일라 주변에서 수술 도구와 기구들을 조심스럽게 치우고 있을 때 달라일라가 마취에서 깨어났다. 진정제 기운이 서서히 사라지면서 달라일라가 눈을 깜빡거렸다. 수술실 조명이 눈부셨는지 달라일라가 팔을 뻗어 손바닥으로 눈을 가렸다. **좋은 징조다.** 우리는 숨을 죽이고 지켜보고 있었다. 누군가가 달라일라의 눈앞에 손가락 두 개를 펼쳐 보였다. 달라일라는 손가락 두 개를 모두 세었다. **아니, 보통 다들 둘이라고 대답하지 않나?** 내가 펜 하나를 집어 들었다.

"펜이요."

달라일라가 대답했다. 그런 다음, 이 물건 저 물건을 차례차례 들어가며 보여주었다.

"전화기, 손가락, 손목시계."

눈앞에 보여주는 족족 달라일라는 사물의 이름을 정확하게 말했다. 마취과 전문의가 내 어깨를 톡톡 두드리고 지나가서 중환자실로 데려갈 때까지 필요한 진정제를 주사했다.

"이 정도면 충분한 것 같은데요, 선생님."

그녀가 살짝 웃으며 내게 말했다.

"이제 위층으로 데려가죠, 어때요?"

나는 고개를 끄덕였다. 우리는 확신했다. 나는 확신했다. 달라일라의 시력이 온전했다. 수술 트레이를 수술실 밖으로 내보내기에 앞서 도구의 개수를 확인하고 있던 스크럽 간호사가 마침내 고개를 들었다.

"완벽! 할렐루야."

대기실에서 기다리고 있을 달라일라의 어머니를 만나러 수술실을 나섰다. 대기실 문을 열고 들어가는 나를 발견한 레슬리는 초조한 얼굴로 다른 가족들로부터 멀어지며 날 향해 다가왔다. 내 표정을 훑는 레슬리의 눈빛에 좋은 소식을 바라는 간절함이 묻어 있었다. 그런 레슬리에게 달라일라의 종양을 제거했으며, 달라일라가 신경학적으로 온전하게 깨어났고, 눈도 잘 보인다고 일러주었다. 펜과 엄지손가락과 손목시계를 보여주자 달라일라가 모든 사물의 이름을 또박또박 대답했다고, 마취과 전문의가 그만해도 되겠다며 나를 말렸다는 이야기도 덧붙였다. 달라일라의 어머니가 손을 뻗어 펜을 집어 들었다. 그녀는 펜을 잠시 바라보았고 그러는 동안 그녀의 손은 우리 사이에 공허하게 떠 있었다. 레슬리가 나를 와락 끌어안았다. 그리고 뒤돌아 다른 가족들과 포옹을 나누었다. 이들은 동그랗게 서서 감사 기도를 드렸다.

머릿속에 맴도는 말로 이들의 신성한 공간을 깨뜨릴까 봐 말을 아끼고 나도 잠시 이들과 함께했다. 내 맞은편에서 고개를 숙이고 있던 레슬리의 모습이 눈에 선하다. 레슬리는 딸을 생각하며, 앞으로 닥쳐올 숙제를 생각하며 성실하고 침착하게 마음을 다잡는 모습이었다.

기도하는 동안에도 나는 종양 한가운데 작은 혈전으로 막혀 있던 혈관들 생각뿐이었다. 물론 나 역시 다른 가족들과 손을 잡은 채 동그랗게 서서 눈을 감은 채로 기도하고 있었다. 그러나 내 기도는 달라일라의 시력이 회복된 데에 대한 감사 기도가 아니라 기적을 구하는 기도였다. 제발 내가 틀렸길, 종양이 악성이 아니라 양성이길 기도했다. 그러나 내가 틀리지 않았다는 걸 나는 알고 있었다. 수술실에서 병리과로 보낸 동결절편이 교모세포종 다형체glioblastoma multiforme, GBM 판정을 받으리란 사실을 바꿀 수 있는 건 아무것도 없었다. 교모세포종 다형체는 네 개 등급 중 가장 악성에 속하는 4등급 종양으로, 완치되지 않는다. 이 유형의 종양이 있는 어린이의 경우 평균 기대 수명은 1~2년이며, 재발하는 순간 종양이 공격적으로 성장한다. 최종 병리학적 진단 결과가 나오려면 며칠은 더 기다려야 했다. 내게는 최종 진단 결과를 보호자에게 전해야 할 의무가 있었지만, 적어도 그때까지는 수술에서 잘 깨어났다는 사실만 전달해야 했다. 그러나 최종 병리학적 진단 결과를 전해야 할 그 순간은 결국 다가오고 있었다.

수술 후 이틀째 되던 날, 달라일라는 침대에 앉아 가족들과 농담을 나누고 있었다. 그다음 날은 한마디 한마디 내뱉는 모든 말로 간호사들과 우리 회진팀을 웃게 했다. 우쿨렐레를 손에 들고서 자기가 원하는 대로 해주지 않으면 연주해버리겠다고 으르기도 했다. 이를테면 점심 밥을 아이스크림으로 바꿔달라거나 만화책을 가져다달라는 그런 요구였다. 심각한 수술을 받고도 달라일라가 주변 사람들에게 보여준 놀라운 정신력과 회복력은 의료진 모두에게 큰 영감을 주었다.

"제이 선생님, 좋은 하루 보내셨어요?"

긴 하루를 끝마칠 무렵 달라일라의 상태를 확인하러 병실에 갈 때면 달라일라는 늘 먼저 인사를 건네며 꼭 잔소리를 덧붙였다.

"선생님, 피곤해 보이시네요. 잠 좀 더 주무셔야 해요!"

나는 대화를 나누다가 느닷없이 곯아떨어지는 시늉을 했다. 그러면 사방은 금세 웃음바다가 되었다.

달라일라가 퇴원하기 전날 저녁, 나는 병리과에서 받은 최종 결과를 레슬리에게 전달하기 위해 병실로 향했다. 헤드폰을 낀 채 음악을 듣고 있던 달라일라에게는 들리지 않도록 의자를 최대한 침대 멀리 끌어다 앉았다. 그날 침대에서 음악을 듣고 있던 달라일라는 무슨 생각을 하며 우리를 보고 있었을까. 의자에 앉아 몸을 앞으로 숙인 채 걱정스러운 표정으로 그녀의 어머니에게 뭐라고 말하는 의사. 양손에 얼굴을 묻고서 눈물 흘리는 어머니. 부드러운 티슈 대신 뻣뻣한 종이타월을 어설프게 건네는 의사. 세

면대 가장자리에서 비어져 가는 타월 상자. 한동안 말이 없는 둘. 이내 일어서는 의사. 어머니의 어깨에 한 손을 얹은 채 몇 마디 더 건넨 뒤 병실을 나가는 의사. 그렇게 영원히 달라져버린 달라일라 모녀의 세상.

달라일라가 퇴원하고 나니 달라일라와 그녀의 에너지가 그리웠다. 며칠 뒤 병동 복도에서 레슬리를 보았다. 보자마자 알았다. 봉합사를 제거하러 달라일라가 병원에 온 것이었다. 간호사들이 실밥을 제거할 때까지 잠자코 기다렸다가 안으로 들어가 우쿨렐레 연주 실력은 좀 늘었냐며 농담을 건넸다. 달라일라 옆에 레슬리가 웃는 얼굴로 서 있었다. 우리는 잠시 수다를 나누었고, 나는 수술 부위 관리 방법에 관해 이런저런 지침 사항을 전달했다. 언제나 그렇듯 너무 많은 지침을 줬을 것이다. 우리는 향후 추적 관찰 계획을 논의했지만, 시간이 흐르고 해를 넘기면서 달라일라의 치료는 우리 신경외과에서 방사선 종양학과 외래 담당으로 옮겨갔다.

예상했던 일이었지만 예상보다 조금 더 빠르게 종양이 재발했다. 이번에는 (일반적으로 교모세포종 다형체가 발생하지 않는) 경막을 포함한 뇌 표면과 심지어 (들어본 적도 없는 경우인) 두개골에 걸쳐 있었다. 게다가 생각보다 훨씬 더 공격적이었다. 이번에 두 사람과 만났을 때는 우쿨렐레가 보이지 않았다. 우리는 또 한 번 종양 절제 계획을 세웠다. 두 사람은 내가 결정했다면 뭐든 좋다고 나를 신뢰하며 어떤 질문도 하지 않았다. 레슬리는 수술 동의서에

서명했고, 우리는 자연스럽게 포옹을 나누었다. 레슬리에게 나는 종양이 재발해 너무나 안타깝다고 말했다.

　그 주 후반에 우리는 경막과 두개골 일부를 포함한 재발 부위를 들어냈다. 그러고는 두피 아래가 움푹 꺼지지 않도록 50센트 동전만 한 구멍에 수술용 메시와 골분을 채워 넣었다. 수술이 끝난 뒤, 지난번과는 달리 달라일라의 말수가 눈에 띄게 적었다. 뇌종양으로 화학요법과 방사선 치료를 받아야 했던 지난 1년의 세월이 달라일라를 바꿔놓은 것이다. 이번에는 동그랗게 원을 그리고 서서 기도하는 친척들도 없었다. 오직 달라일라의 엄마만이 변함없이 강인한 모습으로 딸의 곁을 지키고 있었다.

　3주가 채 지나지 않아서 달라일라가 병원에 돌아왔다. 이식재 감염이었다. 면역 체계가 손상되어 감염에 훨씬 더 취약한 상태이긴 했다. 그러나 자기 자신까지 속이려는 사람이 아니고서야 이러한 합병증이 발생했을 때 환자의 몸 상태를 탓하는 외과 의사는 없을 것이다. 수술 당시의 오염이나 부주의한 상처 봉합처럼 의사가 통제할 수 있는 원인에 의한 감염도 있고, 소변이나 혈액 감염처럼 의사가 통제할 수 없는 감염도 있다. 감염의 뚜렷한 원인을 밝힐 수 없는 경우가 대부분이지만, 대다수 의사는 이를 의사 책임이라고 느낀다.

　그러나 합병증보다 훨씬 더 끔찍한 건, 뇌 전체에 종양이 퍼졌다는 사실이었다. 수술 부위에 인접한 곳에서부터 반대쪽 측두엽 주름 사이사이, 뇌를 받치고 있는 두개골 기저부 전체에 이르기까지. MRI Magetic Resonance Imaging(자기공명영상)를 찍으면 종양은 흰색으로 나타나는데, 달라일라의 MRI는 마치 찌그러진 손이 회색 뇌를 감싸 쥐고 있는 듯한 모습이었다. 화면 속 그 손가락은 달라일라의 삶을 하루하루 조금씩 더 쥐어짜고 있었다. 가차 없는 속도로 성장하는 종양을 통제할 방법이 없었다. 더 이상의 수술도, 항암도, 방사선 치료도 소용이 없을 터였다. 달라일라의 삶을 의미 있게 연장할 방법이 더는 남아 있지 않았다. 이제는 우선순위를 다시 설정할 때였다. 소아 뇌종양을 다루는 의사들에게는 너무나 익숙한 시기다. 치료는 적극적 암 치료에서 완화 의료로 바뀌었다. 레슬리와의 대화도 달라일라의 질병을 치료하는 것에서 통증을 조절하여 가능한 한 불편함 없이 남은 시간을 살 수 있도록 하는 것에 초점을 맞추었다.

달라일라를 마지막으로 한 번 더 수술실로 데리고 가서 작은 메시 조각과 골분을 제거한 뒤, 감염 부위를 씻어냈다. 감염은 내가 생각했던 것만큼 심각하진 않았다. 안 그래도 힘든 아이를 내가 더 힘들게 했을 가능성에 대한 죄책감 때문에 처음엔 더욱 심각하게 보였을 수 있다. 경구 항생제를 2주간 투여하자 감염은 깨끗하게 사라졌다. 대개 아이들은 수술을 받고 집에 갔다가 실밥 제거라는 무시무시한 일을 하기 위해 2주 뒤에 다시 병동으로 돌아오지만, 달라일라는 척수를 따라 퍼진 종양으로부터 오는 고통을 완화하기 위해 미리 암 병동에 입원해 있었다. 입원하던 날 우리는 달라일라를 만나보았고, 상처는 잘 아물고 있었다.

우리 팀은 달라일라의 실밥을 풀 날짜와 추가 외래 진료 날짜를 잡았다. 회진을 마친 뒤, 이번 진료를 보고 나면 달라일라나 레슬리를 언제 또 만날 수 있을지, 다시 만날 수는 있을지 생각해보았다. 달라일라는 얼마 뒤 메이크어위시재단Make-A-Wish Foundation(소아암, 백혈병 등 난치병 어린이들의 소원을 들어주는 비정부기구로, 약 40개 지부가 50여 개 국가에서 활동하고 있다 – 옮긴이 주)의 후원금으로 디즈니월드로 여행을 떠날 예정이었다. 말기 상태인 걸 고려하여 서둘러 여행길에 오를 터였다. 달라일라가 눈을 감고, 얼굴도 거의 움직이지 않은 채 침대에 가만히 누워 있을 때 우리는 어째서 원더우먼이 (아직) 디즈니 캐릭터에 안 들어갔는지, '공주님의 아침식사princess breakfast(디즈니월드에 있는 식당으로, 디즈니 공주 캐릭터 복장을 한 직원들이 음식을 서빙한다 – 옮긴이 주)'에 가서 무엇을 시킬 것인지, 컨디션이 따라준다면 어떤 놀이기구를 타고 싶은지에 대해 대화를 조금 나누었다.

그때였다. 달라일라의 실밥을 내 손으로 제거해야겠다고 마음먹었다. 더 솔직히 얘기하면, 누구에게도 이 일을 맡기고 싶지 않았다. 그건 내가 할 일, 오롯이 내가 해야 할 일이었다. 어떤 말을 건네는 것보다 더 가까이에서 작별 인사를 건넬 방법이었다.

달라일라는 피곤해했다. 고통을 줄이기 위해 투여한 모르핀 때문에 잠이 오는 모양이었다. 내가 상처 부위를 볼 수 있도록 레슬리가 달라일라를 모로 눕혔다. 거의 20년간 미세 신경외과 수술을 집도했던 의사로서 나는 최대한 조심스럽게 실밥을 한 땀 한 땀 잘라냈다. 조금씩 당겨지면서 실밥이 차례차례 빠져나갔다. 달라일라는 꿈틀거리지도 울지도 않았다. 레슬리는 옆에 앉아 딸의 손을 꼭 잡아주었다. 내가 실밥을 푸는 일에 집중하고 있는 동안, 이따금 레슬리는 텔레비전을 보는 척하며 딸에게서 고개를 돌리고 조용히 눈물을 훔쳤다.

실밥을 제거한 뒤, 가위와 핀셋, 제거한 봉합사를 조심스레 한데 모아 거즈에 싸며 정리하다가 레슬리와 눈이 마주쳤다. 레슬리는 소리 없이 입 모양으로만 내게 "고마워요"라고 인사했다. 나는 잠시 그녀를 바라본 뒤 작별 인사를 건넸고, 달라일라에게 디즈니월드에서 멋진 시간을 보내고 오라고 인사하고 병실 밖으로 걸어 나왔다.

병실을 나선 나는 가장 가까이에 있는 빈 회의실로 재빨리 들어가서 문을 닫고 두 손으로 머리를 감싸 쥔 채 주저앉았다. 아이를 잃는다는 깊은 아픔을 내가 온전하게 이해해본 적이 없다는 걸 나도 잘 알고 있다. 또 앞으로도 그럴 일이 결코 없기를 간절히 기도한다. 그러나 외과 의사로 사는 동안 나는 이 깊은 아픔의 옆자리에 앉아 그들의 손을 잡은 채 수도 없이 고개를 돌려가며 눈물을 흘린다.

3장

뇌 그리고
우리를 움직이는 모든 것들

아, 알려주세요, 뭐처럼 생겼는데요? 젤리처럼 생겼어요? 아니면 멜론처럼? 색깔은요? 무슨 색깔이에요?

"요거트 색깔."

아이들의 성화에 대꾸한다.

"크림색 바닐라 요거트."

씩 웃은 뒤 애들의 반응을 보려고 말을 잇는다.

"숟가락을 꽂으면 그대로 꽂혀 있을 만큼 아주 되직하고 단단한 요거트."

"우-우-우웩……."

아이들이 깔깔거리며 뛰어가버리고 어른들은 눈을 치뜬다. 되직한 바닐라 요거트 같은 뇌에다가 숟가락을 꽂는 상상을 쉽게 떨쳐내지 못하고 잠시 모두가 역겨워한다.

내 일터가 인간의 두뇌라는 걸 알게 되면 사람들은 뇌가 어떻게 생겼는지 궁금해하고, 뇌가 무슨 색깔인지, 농도는 어떤지 알고 싶어 한다. **아뇨, 장갑을 안 끼고 맨손으로 만져본 적은 한 번도 없습니다. 정말요?** 병원에서 만나는 아이들, 한껏 용기 내서 내게 다가오는 내 아들딸의 친구들, 아니 아이들 중학교 학부모 모임에서 만난 어른들도 마찬가지다. 지금까지 모두들 그랬다. 딱 한 사람, 아내를 제외하고.

"그게 뭐?"

현재 내분비 전문의인 내 아내 멀리사가 듀크 대학병원에서 신경외과 임상 실습을 할 때 내게 했던 말이다. 그달에 나는 신경과에서 의무 실습을 하는 중이었고, 신경외과 교수님이나 다른 전공의 선생님들이 날 볼 때마다 내 빈자리가 너무 크다며 날 추어올렸다. 내가 없는 신경외과에서는 멀리사가 이들을 도와 만성 경막하 혈종(오래된 혈전으로, 노인에게 가장 흔하게 발생하며 혼란과 발작을 포함한 증상을 일으키는 원인이 된다)을 제거할 수 있도록 두개골에 구멍을 뚫고, 온갖 케이스의 수술을 준비했다. 이 모든 일을 하면서도 아내는 오후 여섯 시면 집에 들어왔다. 그럴 때면 눈앞에서 갑자기 새하얀 불이 번쩍하는 것만 같았다.

"신경외과 별로 안 힘들어, 자기야."

아내는 내가 집에 돌아오면 이렇게 말했다.

"자기네들 신비주의 콘셉트 때문에 그렇지 뭘."

아니, 뭐라는 거야, 뇌는 신비롭다고(발을 쿵 구른다)! 멀리사의 장난은 차치하더라도 아직까지 밝혀지지 않은 뇌의 비밀이 너무나도 많다. 대부분 단백질과 지방으로 이루어진 이 기관은 어떻게 해서인지 우리를 주변 세상과 상호작용 하게 해주며, 우리를 지금의 우리로 만들어준다. 그렇다면 뇌와 신경계에 대해 우리가 알고 있는 건 무엇일까? (우리가 수술 영역으로 현미경을 돌릴 때 쓰는 말마따나) 뇌를 '관찰 범위 내로 가져와서' 그 안에 어떤 비밀이 숨겨져 있는지 대답해보자. 자, 지금부터 잠시, 신경외과 의사의 눈으로 신비로운 뇌를 들여다보는 시간을 가져보자.

당신이 수술대 머리맡에 서 있다고 상상해보자. 수술대에는 환자가 뇌를 노출한 채 누워 있다. 수술 영역을 제외한 환자의 모든 신체 부위는 파랗고 기다란 멸균포로 덮여 있다. 배경음은 인공호흡기에서 나오는 쉿쉿거리는 소리, 심장 모니터에서 나오는 리드미컬한 삐삐거리는 소리가 전부다. 이 소리를 빼면 수술실은 쥐 죽은 듯 고요하다. 수술 부위 가까이 현미경을 가져올 준비를 하며 수술실 조명을 낮춘다. 두개골은 이미 열려 있는 상태다. 가죽처럼 뇌를 둘러싸고 있는 경막도 이미 절개되어 뒤로 젖혀 있다. 환자 옆에는 수술팀이 가져다 놓은 묵직한 수술 현미경의 베이스가 있다. 실제 현미경 자체는 공사장에 매달려 있는 여러 개의 레버처럼 환자 위에 주렁주렁 매달려 있다. 현미경도 멸균포로 감싸여 있다. 완벽하게 균형이 잡혀 있다. 아주 조금만 움직여도 시야각을 조정할 수 있다. 핸들 측면에 달린 트리거를 사용해 위치를 조정하거나 초점을 맞추거나 밝기를 조절하면 된다. 이 현미경이 창문이 되어 당신에게 또 다른 세상을 보여줄 것이다. 잠시 후면, 초점이 좁아지고, 호흡이 느려지고, 산만함은 저 멀리 사라지면서 시간 팽창을 경험하게 될 것이다. 접안렌즈에 눈을 가져다 대는 순간, 뇌의 표면이 시야에 들어온다. 낯설다. 이런 걸 본 사람은 거의 없으니 당연하다. 초기 우주 탐사자들이 달 표면을 처음 마주했을 때도 틀림없이 이렇게 생경했을 것이다. 주변은 온통 황량한 잿빛인데, 뇌의 표면은 색깔과 빛, 차원과 깊이로 가득 차 있다. 갑자기 밝아진 탓에 눈이 적응하는 데 잠시 시간이 걸린다. 뇌의 표면은 매끄럽고, 정말로 살짝 노란 기를 띤, 크림색이다. 현미경의 반사광을 받아 반짝거리는 뇌의 표면이 미세한 혈관망과 지주막층으로 둘러싸여 있다. 지주막arachnoid(거미막)은 꼭 비닐 랩처럼 생긴, 반투명의 얇은 막이다. 뇌 표면에는 고랑sulcus이라는 이름의 움푹 들어간 틈이 있고, 그 사이사이 둑처럼 솟은 이랑gyrus이 있다. 이랑과 고랑은 뇌 표면에서 일정한 패턴에 따라 주름을 형성한다. 이랑과 고랑을 보면, 움직임을 통제하는 (매우 중요한) 영역인 운동 스트립의 위치를 예측할 수 있으며, (마찬가지로 중요한) 감각, (역시 중요한) 시각, (두말할 것도 없이 중요한) 언어를 비롯해 뇌가 담당하는 모든 일이 어디에서 일어나는지도 알 수 있다.

　종양이나 혈관 기형 등 뭔가를 찾기 위해 뇌의 일부를 통과해야 할 때, 신경외과 의사들은 섬세한 베이요넷 포셉bayoneted forcep(손잡이 부분과 겸자의 끝이 일자가 아니라 총검처럼 Z자로 휘어진 포셉 - 옮긴이 주)을 사용한다. 양 끝에 전류가 흐르기 때문에 바이폴라bipolar 포셉이라고도 부르는 이 도구로 우리는 뇌 표면 일부와 작은 혈관들을 소작하여 응고한다. 그런 다음, 베이요넷 마이크로 시저bayoneted microscissor를 사용해 조심스럽게 응고된 표면과 혈관을 잘라낸다. 다이섹터dissector(외과 수술 시 근육 등을 박리하는 데 사용하는 수술 도구 - 옮긴이 주)를 넣을 수 있을 만큼만, 반대쪽 손에 들려 있는 작은 메탈 석션을 넣을 수 있을 만큼만 절개한다. 다이섹터는 크기와 모양이 미세하게 다르며, 어떤 다이섹터를 사용할지는 다른 것들과 마찬가지로 어디에서 누구에게 의료 훈련을 받았느냐에 따라 달라진다. 반대쪽 손에 들린 석션에는 작은 슬릿이 있는데, 슬릿이 손바닥에 놓이기 때문에 엄지손가락으로 덮어서 흡입력을 조절할 수 있다. 바이폴라, 석션, 마이크로 시저, 다이섹터 이 네 가지가 신경외과 의사들이 뇌나 척수 수술을 할 때 가장 일반적으로 사용하는 기구다. 신경외과 의사들을 위한 스타터 키트starter kit가 존재한다면, 재킷 안주머니에 쏙 넣을 수 있게 돌돌 만 가죽 파우치 안에 이 네 가지 도구가 들어 있을 것이다.

비교적 단단한 뇌 표면을 통과해 서서히 병변으로 내려가다 보면, 뉴런의 세포체 대부분이 존재하는 회백질을 통과하고, 전선과 같은 역할을 하는 축삭돌기 수백만 개가 존재하는 백질로 들어가게 된다. 여기서부터는 석션과 다이섹터를 사용해 조각하듯 아주 살살 두드려 길을 만들면서 더욱 깊숙이 들어간 뒤 마침 내 종양이나 뇌동정맥 기형 등의 병변에 다다르면 조심스럽게 파 내면 된다.

그동안의 경험을 돌아보면, 뇌와 신경계는 이중적인 성질을 지 니고 있다. 우선, 신경외과 의사인 우리가 수술실에서(혹은 어려운 케이스를 앞두고 밤낮으로 꾸는 꿈속에서) 들여다보는 표면 해부학 관 점에서의 뇌가 있다. 그리고 (뉴런과 축삭의 연결 또는 '배선'에 집중하 여 우리가 누구인지, 이 세상에서 어떻게 살아가는지를 정의하는) 내부 신 경해부학 관점에서 바라보는 뇌가 있다. 나는 두 가지 모두를 아 우른 것이 뇌라고 생각한다.

또 누군가는 정신이라고 일컫는, 은유적 표현으로서의 뇌도 존 재한다. 뇌의 존재를 깨달은 이후의 인간에게 꾸준히 영감을 주 고 있는, 정신적이고 신비주의적인 존재가 바로 그것이다. (이 주 제에 고대 이집트인을 포함할지 말아야 할지에 관해서는 논란이 있다. 알려 진 바에 따르면, 고대 이집트인들은 사후에 코를 통해 두개 내의 내용물, 즉 뇌를 제거했다고 한다. 뇌를 제거하는 대신 다른 모든 장기를 조심스럽게 매 장하여 보존한 것이다. 그러나 심각한 두개골 및 척수 손상을 '치료할 수 없 는 질병'이라고 기록해둔 에드윈 스미스 파피루스Edwin Smith Papyrus[고대 이집트 의학 정보가 담긴 문서로 기원전 1600년경에 쓰인 것으로 추정된다. 1862년에 해당 문서를 구입한 미국 출신 이집트학자의 이름을 따 '에드윈 스 미스' 파피루스라고 불린다 - 옮긴이 주]를 보면, 이들이 뇌를 얼마나 깊이 이해하고 있었는지 자세히 기록되어 있다. 현대의 눈으로 읽어보면 정말이

지 놀라운 문서다.)

뇌는 영혼의 집이며, 자기 인식이 시작되는 곳이다. 뇌에서 이루어지는 자기 인식을 통해 우리는 자신의 진정한 모습과 그렇지 않은 모습을 정의하고 구분한다. 우리가 시스티나 성당(미켈란젤로의 천장화가 그려진 이탈리아 로마의 성당 – 옮긴이 주)의 천장을 볼 수 있는 것도, 마야 안젤루Maya Angelou(미국의 유명 시인이자 배우 – 옮긴이 주)의 시를 감상할 수 있는 것도, 시카고 미술관(약 30만 점의 예술품을 소장하고 있는 미술관 – 옮긴이 주)에 전시된 인상파 작품의 아름다움에 푹 빠질 수 있는 것도 뇌가 있기에 가능하다. 또 우리 역사에 『나의 투쟁』이라는 책이 존재하는 것도, 1921년 털사 인종 대학살Tulsa Race Massacre(1921년 5월 31일부터 6월 1일까지 미국 오클라호마주 털사 시에서 백인 폭도들이 흑인 거주지를 기습했다. 공식 집계된 사망자만 300명에 이르는 대학살로, 미국 역사상 최악의 인종 폭력 사건으로 손꼽힌다 – 옮긴이 주)이라는 사건이 존재하는 것도, 바탄 죽음의 행진Bataan Death March(태평양 전쟁 중이었던 1942년 4월, 필리핀의 바탄반도를 점령한 일본군이 7만여 명의 연합군 포로를 잡아 120킬로미터를 강제 이동시키면서 가혹 행위를 일삼았고, 1만 6천여 명이 굶주림과 질병, 고문으로 사망했다 – 옮긴이 주)이 기록되어 있는 것도 모두 뇌가 있기에 가능한 일이다. 뇌에서 일어나는 복잡한 상호작용 때문에 우리 인간은 창조하고 파괴하면서, 공격하고 방어하면서, 사랑하고 증오하면서 성장한다. 뇌는 현존하는 가장 강력한 (그리고 신비로운!) 기관이다.

대뇌

뇌는 두 개의 반구로 나뉘어 있다. 이 두 반구는 우리의 지각을 가능하게 모든 능력, 이를테면 생각, 언어, 감각, 움직임, 시각, 기억을 담당하는 엽으로 다시 나뉜다. 뇌 표면 아래에는 신경 세포체들이 한데 모여 있는 신경핵이 존재한다. 신경핵은 신체의 움직임을 조정하는 역할, 감각 정보를 이어주는 중계소 역할을 하며, 투쟁-도피 반응을 포함해 호흡, 심장박동, 체온조절 등 뇌에서 이루어지는 다른 중요한 '업무'를 관리하는 역할을 도맡는다. 이 모두는 수백만 개의 뉴런으로 상호 연결되어 있으며 빽빽한 혈관을 통해 산소를 공급받는다.

몇 년 전, 한나라는 멋진 학생을 만난 적이 있다. 어느 날 한나는 갑자기 왼손이 살짝 떨리는 증상을 겪었는데, 많은 이들이 그렇듯 한나도 처음에는 대수롭지 않게 생각하고 남들에게 숨겼다. 떨리는 손을 친구들에게 보이고 싶지 않았고, 부모님에게 걱정을 끼치고 싶지도 않았기 때문이다. 그러나 언젠가부터 밤에 자다가도 손 때문에 깨기 시작했다. 얼마 지나지 않아서는 재킷이나 스웨터로 왼손을 감싸도 숨길 수 없을 정도로 손 떨림이 심해졌다. 뭔가 문제가 있다는 걸 눈치챈 한나의 부모님은(한나의 엄마는 웰니스 코치 겸 개인 트레이너다) 곧장 이유를 찾아 나섰다. 한나의 가족이 다니던 병원의 의사는 MRI를 찍어봐야 한다고 했다. 촬영 결과 우뇌 기저핵(뇌 깊은 곳에서 움직임을 관장하는 핵의 집합체다)에서 호두 크기의 종양이 발견되었고, 큰 낭종이 주변 조직 전체를 압박하고 있었다. 그 순간 한나의 고등학교 스포츠팀 활동도, 곧 취득하기로 되어 있었던 운전면허증도, 대학 입시를 위한 학교 검색도 모두 중단되었다. 치료 계획이 나올 때까지 한나의 인생은 그야말로 올스톱 되고 말았다.

그렇게 나는 한나와 한나의 부모님을 만나게 되었고, 우리 넷은 수술의 위험에 관해 대화를 나누었다. 종양은 뇌 기저부의 중요한 혈관들에 인접해 있었고, 큼직한 낭종은 가장 중요한 기저핵을 압박하고 있었다. 심각한 대화가 끝나갈 무렵, 한나가 고개를 들고 나를 쳐다보더니 나를 믿는다고, 최대한 빠르게 학교로 돌아가고 싶다고 말했다. 한나에게는 돌아가야 할 세상이 있었다. 한나는 부모님과 포옹을 나누었고, 그렇게 수술이 결정되었다.

수술 현미경을 통해 보니, 정상적인 뇌로 통하는 작은 혈관들이 종양을 둘러싸고 있었다. 마치 구슬 커튼이 병변 주위에 드리워져 있는 것 같은 모습이었다. 현미경으로 들여다보면서 낭종을 제거한 뒤, 주변 혈관의 종양을 제거하기 시작했다. 일부 작은 혈관들은 종양의 가장자리를 타고 반대쪽의 정상적인 뇌로 이동하고 있었다. 우리는 시간을 들여 조심스럽게 종양에서 혈관을 잘라냈고, 각 혈관에 종양이 없는지 꼼꼼히 확인했다. 종양에 유독 깊이 박힌 혈관을 분리하려는 순간, 출혈이 시작되었다. 혈관이 종양을 에워싼 탓에 종양을 꺼내려면 우선 혈관을 막은 다음에 잘라내야 했다. 그래서 우리는 그렇게 했다. 그게 가장 작은 혈관이었고, 나머지는 모두 온전한 상태로 유지했다. 그동안의 경험으로 봤을 때 한나의 경우, 주변의 중요한 뇌 조직으로 공급될 혈액은 충분했다. 남아 있는 종양은 보이지 않았고, 뇌는 이전보다 진정된 상태였다. 경막을 덮고 두개골판을 복원한 뒤, 보호자를 만나러 수술실을 나섰다. 그때까지만 해도 나는 제법 만족스러운 상태였다. 상황이 금세 달라졌지만.

웃는 얼굴로 수술실 옆 상담실에 들어갔다. 한나의 부모님과 악수를 하고 자리에 앉았다. 앉는 동시에 수술이 잘되었다고 말하려는데, 문자 메시지가 한 통 들어왔다. 일어날 때가 지났는데도 한나가 깨어나질 않는다는 내용이었다. 정확히 말하자면, 한나의 몸의 한쪽이 깨어나지 않았다는 말이었고, 이는 몸의 한쪽을, 조금도, 움직이지 못한다는 의미였다. 휴대전화 화면에서 눈을 떼고 보호자에게 양해를 구한 뒤 다시 수술실로 들어갔다. 수술이 끝나고 마취에서 깨어나면 '이렇게 해보세요, 저렇게 해보세요' 하는 지시 사항을 당연히 잘 이행할 줄 알았던 한나는 오른쪽 몸만 간신히 움직이고 있었다. 왼손의 떨림 증상만 사라진 게 아니라 왼팔의 모든 움직임 자체가 사라져버리고 없었다. 왼쪽 다리도 오른쪽 다리에 비하면 눈에 띄게 약했다. 응급 MRI 촬영 결과, 작은 뇌졸중이었다. 화면에는 정말로, 정말 말 그대로 작은 점 하나가 찍혀 있었다. 우리가 막아야 했던 그 작은 혈관이 하필 기저핵에 영양을 공급하는 주혈관이었을 수 있다는 의미였다. 이제 와 돌아갈 수도, 돌이킬 방법도 없었다. 한나의 부모님에게 이를 알리기 위해 수술실을 나가 상담실로 향하는 내내 발걸음이 무척 무거웠다. 이번에는 웃음기 없는 얼굴로 자리에 앉았다. 소식을 전한 뒤, 손상이 어느 정도인지, 최종적으로 어느 정도 회복될지 알려면 그저 기다리는 수밖에 없다고 말했다. 물론 상당한 시간이 필요할 터였다.

한나가 왼편의 움직임을 회복하기까지는 수개월이 걸렸다. 그뿐만이 아니라 수술 이전과 같은 수준의 인지능력을 되찾는 데도 시간이 걸렸다. 영구적 시야 결손도 남았다. 눈을 통해 들어온 시각 정보는 시각로를 통해 후두엽으로 전달되어 해석되는데, 한나는 이 시각로가 손상된 탓이었다. 그러나 몇 년이 흐른 현재 한나는 단순히 회복된 정도가 아니라 아주 멋지게 생활하고 있다. 물론 여전히 남아 있는 문제들도 있다. 한나는 특수 개조 차량을 운전해 대학에 다니며 이를 악물고 힘든 수업 스케줄을 소화한다. 왼손의 떨림 증상은 사라졌지만, 오른손에 비하면 여전히 경미하게 약해진 상태이며 앞으로도 원래 상태로 돌아갈 순 없을 것이다. 종양을 제거하기 위해 큰 대가를 치른 셈이다. 그러나 내가 이런 식으로 말하면 한나는 그렇지 않다며 펄쩍 뛴다. "이게 제 인생인걸요. 그러니까 최선을 다해서 살아야죠!"라며. 한나에게 새로운 문제란 그저 극복하면 그만인 또 하나의 과제일 뿐이다. 대단하고 멋진 여성이다. 딸의 회복을 도울 수 있는 최고의 직업을 가져서 다행이라고 말하는 한나의 어머니는, 딸의 경험을 아낌없이 공유하며 또 다른 환자들을 돕고 있다.

수년 동안 우리 사이에는 강한 유대감이 형성되었다. 한나의 수술을 마치고 1년쯤 지났을 때 내가 근육 종양 절제술을 받고 일터로 돌아왔다. 병원에 복귀하자마자 한나의 추적 관찰 진료를 보게 되었다. 암 진단을 받았을 때 한나가 했던 것처럼 나도 진단을 받고서 내 종양에 이름을 붙였다. 한나가 자기 종양에 지어준 이름은 작은 악마Li'l Devil였고, 내가 내 종양에 붙인 이름은 웜우드Wormwood였다. C. S. 루이스C. S. Lewis의 소설『스크루테이프의 편지The Screwtape Letters』에서 인간을 타락시키는 게 유일한 목표인 악마로 나오는 '웜우드'에서 따온 이름이었다. 다시 걷기 전까지 석 달 동안 침상에서 푹 쉬고 있을 때 나는 내 다리에 있던 종양과 비슷한 크기의 테니스공에다가 '웜우드'라고 적은 뒤 잘 보이는 곳에 올려두었다. 한나를 다시 만났을 때 그 테니스공을 자랑스럽게 보여주자 한나는 무척 좋아했다. 아! 한나의 부모님은 지금까지도 내게 운동 프로그램을 보내준다.

소뇌

소아에게 발생하는 종양 및 혈관 기형이라는 측면에서 봤을 때 소아신경외과 의사들은 뇌의 뒷부분인 소뇌에서 꽤 많은 수술을 한다. 소뇌에는 수술이 필요한 선천성 기형도 자주 발생하지만, 종양과 혈관 기형도 무슨 이유에서인지 성인보다 소아에게 훨씬 더 흔하게 발생한다. 소뇌는 머리 뒤쪽, 좌우 대뇌반구의 뒤편에 위치한다. 소뇌의 주요 역할 또한 운동 근육을 조정하는 것으로, 앞에서 언급한 기저핵에서 정보를 제공받아 움직임을 제어한다. 소뇌가 제 기능을 해야 우리는 글씨를 쓰거나 골프채로 스윙을 하거나 야구방망이로 야구공을 치거나 포크로 파스타 면을 돌돌 말 수 있다. 신경해부학 초기에는 소뇌를 대뇌의 동생 격으로 생각해서 당시 신경과학자들이 뇌를 연구할 때는 소뇌를 으레 버리는 카드쯤으로 여겼다고 한다. 그러나 알려진 바에 따르면, 소뇌는 신체 전반의 움직임을 조정하는 역할 외에도 말과 생각을 조정하는 역할도 담당한다. 초기 포유류에서 유인원을 거쳐 인간으로 진화하는 과정에서 전두엽이 성장하면서 소뇌의 외측엽도 같이 성장했을 것이고, 인간이 점점 더 고차원적으로 생각하고 의사소통하면서 그 역할도 함께 커졌을 것이다.

소뇌가 뒤통수에 자리한 탓에 수 주 이상 혹은 수개월 동안 자란 종양이 뇌척수액cerebrospinal fluid, CSF의 흐름을 차단하기도 하는데, 이 경우 뇌척수액이 빠져나가지 못해 뇌압이 상승하는 수두증을 유발한다. 수두증은 소아신경외과 의사가 마주하는 가장 흔한 질병 가운데 하나다. 1950년대 중반, 막혀 있는 뇌척수액이 복막강으로 흐르게끔 관을 삽입하는 '뇌실 복막강 션트ventriculoperitoneal shunt'가 개발된 이후 매해 수만 명의 소아 또는 성인이 목숨을 구하고 있다. 션트의 역할을 언급하지 않고서는 수

많은 어린이의 생명을 어떻게 살렸는지, 또 소아신경외과가 성인 신경외과와 별개의 분야로서 어떻게 자리 잡았는지를 설명하기란 불가능할 정도다. 정말로, 내가 여태 수두증을 한 번도 언급하지 않았다는 걸 알면 국내외 소아신경외과 동료들이 깜짝 놀랄 것이다.

그러나 소뇌 병변의 경우, 종양 또는 혈관의 병변을 제거한 이후에 수두증이 남아 있지 않으면 일반적으로 션트를 배치하지 않는다. 최적 치료definitive treatment는 절제술이다. 수두증이 남아 있는 경우, 수 주에서 수개월간 두통이나 구토 증상이 악화하는 증상이 나타날 수 있다. 그러면 뇌 영상을 촬영하고, 긴급 연락을 취하고, 신경외과 의사들과 회의한 뒤 절제에 들어간다.

뇌동정맥 기형이나 해면상 혈관 기형cavernous malformation(해면상 혈관종)처럼 혈관에 급성 파열이 있는 상황에서는, 수두증이 점진적으로 발달하지 않고 급속하게 진행한다. 이때는 빠르게 치료하지 않으면 생명이 위험하다.

여덟 살이었던 메건은 어느 날 끔찍한 두통 때문에 아침 일찍 잠에서 깼다. 일어난 지 몇 분도 안 되었을 때 구역질이 나 몸을 일으키다가 그대로 어머니의 품으로 쓰러졌고, 의식을 잃었다. 메건의 어머니는 정신없이 119에 신고했다. 메건은 구급차에 실려 우리 아동 병원으로 긴급 이송됐다. 오는 동안 구급차 안에서 발작을 일으켰고 심박수도 불안정해졌다. 그렇게 쓰러진 지 90분 만에 메건은 마침내 우리 병원 응급실 내 외상 소생실trauma bay로 실려 들어왔다. 소생실에는 이미 대규모 팀이 모여 메건을 기다리고 있었다.

메건은 거의 죽기 직전의 상태였다. 응급 CT 촬영 결과, 소뇌에 생긴 큼직한 혈전이 수두증을 유발하는 것 같았다. 뇌동정맥 기형과 비슷한 혈관 질환인 해면상 혈관 기형 파열일 수 있겠다는 의심이 들었으나, MRI 등의 추가 영상 촬영을 할 시간이 없었다. 신경외과 선배 레지던트가 소생실 바로 그 자리에서 메건의 뇌에 배액관을 삽관해 두개 내에 꽉 차 있던 압력을 줄였다. 배액한 지 몇 분 지나지 않아 메건이 몸을 움직였다. 그러나 여전히 혈전이 너무 컸다. 우리는 서둘러 수술 결정을 내렸다. 메건을 수술실로 데려가 엎드린 자세로 눕혀놓고 뒤통수의 머리카락을 면도한 뒤, 두피와 두개골 일부를 절개하여 메건의 뇌를 압박하고 있던 자두 크기의 혈전을 꺼냈다. 혈전을 꺼내는 순간, 메건의 활력 징후가 정상화되기 시작했다.

수술 뒤 중환자실로 옮겨진 메건은 곧 의식을 되찾았고, 침대 주위를 서성이는 엄마를 쳐다보았다. 그러나 팔을 들어 올릴 때마다 팔을 덜덜 떨었고, 호흡기를 떼도 될 만큼 회복한 이후에도 도통 말을 하지 않았다. 말하는 방법을 잊은 사람처럼 보였다. 몸을 일으키려고 할 때마다 힘이 부족한 듯 온몸이 부들부들 떨렸다. 메건을 죽음의 문턱에서 살려놓긴 했지만, 우리가 살려놓은 메건의 상태는 메건에게도 메건의 어머니에게도 감당하기에 벅찬 모습이었다. **우리가 메건에게 어떤 삶을 돌려준 걸까?** 지켜보는 우리도 마음이 아팠다. 다행스럽게도 대다수 어린이가 그렇듯 메건에게도 굉장한 회복력이 있었다. 게다가 메건의 곁에는 누구보다도 강인한 어머니가 늘 함께하고 있었다. 메건의 어머니는 한순간도 딸의 곁을 떠나지 않았다. 메건을 다른 주州로 데리고 다니며 재활 치료를 받게 했고, 뇌 수술을 받은 어린이를 위한 재활 센터에도 꾸준히 데리고 다녔다.

　마지막으로 메건을 본 건 동네에서 진행된 트라이애슬론 triathlon(수영, 사이클, 달리기 세 종목의 스포츠를 함께하는 경기. 흔히 철인 3종 경기라고 부른다 – 옮긴이 주) 경기에서였다. 메건은 상징성 있는 참가자에게 부여하는 번호인 '1번' 참가자였다. 1번이라고 적힌 배번표를 부착한 채 수영을 하러 달려가는 메건을 보자마자 나는 그게 아니라는 사실을 깨달았다. 메건은 의미가 아니라 우승을 위해 달리고 있었다. 메건이 결승선을 통과할 때 나는 메건의 어머니와 함께 환호했고, 놀라워하며 서 있었다. 내 자녀들과 얘기하던 메건이 자신의 시련을 **'놀라웠다'**라고 표현했던 것처럼. 메건은 내 역할도 똑같은 단어로 표현했다. 메건 또래인 내 딸 페어가 메건과 나를 번갈아 쳐다보았다. 그동안은 아빠가 왜 저녁을 먹다 말고 직장에 다시 가야 하는지 말로만 듣다가 그날 처음으로 아빠가 무슨 일을 하는지 조금 더 자세히 알게 된 것이다. 메건 모녀는 내게 꾸준히 메건의 사진을 보내주었고, 덕분에 나는 메건이 멋진 여성으로 성장해가는 모습을 지켜볼 수 있었다.

뇌간

　버섯의 갓 아래에 줄기가 있는 것처럼 대뇌 아래, 소뇌 앞에는 뇌간이 있다. 위에서부터 중뇌midbrain(중간뇌), 교뇌pons(다리뇌), 연수dedulla(숨뇌)로 구성된 뇌간에는 신경핵이 존재한다. 신경핵은 척수와 다양한 운동로, 감각로를 이어주는 고속도로 역할을 할 뿐만 아니라 그 존재 자체만으로도 매우 중요하다. 신경핵은 우리가 얼굴, 머리, 목의 역할이라고 생각하는 일 대부분을 담당하며, 1번부터 12번까지 열두 쌍의 뇌신경으로 분류한다.

　이쯤에서 소아에게 가장 치명적인 종양으로 손꼽히는 산재적 내재성 뇌교종diffuse intrinsic pontine glioma, DIPG에 대해 언급하는 게 좋겠다. 산재적 내재성 뇌교종은 빼곡하게 밀집된 공간인 뇌간에서 발생하는 소아암이다. 산재적 내재성 뇌교종이 발병하면, 척수로 지나가는 운동로가 약해지면서 아이의 시력과 안면 움직임에 문제가 생긴다. 이런 증상을 보여 뇌 영상을 찍었을 때 산재적 내재성 뇌교종이라는 진단이 나오면, 그건 사형선고나 다름없다. 수술은 불가능하다. 종양이 교뇌의 빽빽하고 중요한 구조물에 복잡하게 얽혀 있기 때문이다. 방사선과 항암 치료를 병행할 경우, 기껏해야 1년 남짓 생존이 가능하다. 레지던트 시절에 만났는데 지금까지도 뇌리에서 지워지지 않는 보호자가 있다. 환자의 어머니는 열두 살 딸의 병명이 산재적 내재성 뇌교종이라는 얘기를 전해 듣기 직전이었다. 모녀는 당시 내가 속해 있던 소아신경외과 병동의 전문의 허브 푸크스Herb Fuchs 선생님의 진료실 안에 있었다. 허브 선생님은 예나 지금이나 한결같은 분이다. 큰 키에 왜소한 몸집, 똑같은 이야기를 여러 번 반복하길 좋아하는 선생님은 그때도 환자들에게 사랑받는 의사였다. 진찰을 마친 선생님이 나를 보면서 아이를 간호사에게 데려다주고 오라고 살짝 손짓했다. 나는 아이를 데리고 나갔고, 아이가 두 발로 서는 게 약간 불안정하다는 걸 그때 눈치챘다. 진료실 문을 나서면서 등 뒤를 돌아봤다. 문이 닫히는 순간, 고개를 바닥에 떨구던 허브 선생님의 모습이 선하다. 아이를 데려다주고 진료실로 돌아와보니, 아이의 어머니는 선생님의 옷깃을 그러쥔 채 선생님의 몸통을 흔들고 있었다. 딸이 커서 대법관이 되고 싶다고 했는데 선생님이 어떻게 그런 말을 할 수 있느냐며 울분을 터뜨렸다. 보호자가 진정할 때까지 가만히 팔을 뻗어 안아주던 선생님의 모습도 생생하다. 얼마나 지났을까. 조금 진정이 되었는지 아이 어머니는 눈가를 훔치며 정신을 차렸다. 그리고 새롭게 찾아온 악몽 속으로 뛰어들었다.

곧 은퇴를 앞둔 허브 선생님을 만나면, 요즘도 선생님은 내 아내의 안부를 물으신다. 그때마다 그날이 떠오른다. 당시 그 어머니가 느꼈을 고통, 선생님이 보여준 기품. 짧은 장면이지만 여파가 가시질 않는다. 때때로 의사는 환자와 가족들에게 참을 수 없을 정도로 끔찍한 고통을 줄 수밖에 없다. 나는 어떻게 하면 그런 순간에도 그들에게 사랑과 공감을 보여줄 수 있을지에 대해 자주 생각한다. 그리고 그때마다 허브 선생님을 닮고 싶어 하는 내 모습을 보게 된다.

뇌수막과 두개골

뇌는 (라틴어로 '강인한 어머니'를 의미하는) 경막dura mater에 둘러싸여 보호받고 있다. 경막은 가죽 같은 질감이며, 경막을 날카로운 칼이나 가위로 절개해야 두개골 안으로 접근할 수 있다. 주요 외상성 출혈은 경막과 어떤 관계에 있느냐를 기준으로 이름이 붙는다. 경막외 혈종epidural hematoma은 경막 외부, 즉 두개골과 경막 사이에서 발생한 출혈을 의미한다. 경막 외부를 가로지르는 동맥의 열상 때문에 발생하는 경우가 대부분이다. 경막하subdural에서도 출혈이 발생할 수 있는데, 주로 뇌에서 바로 나오는 정맥이 파열된 경우다. 경막하 혈종subdural hematoma에서 주변 뇌 손상이 훨씬 더 악화할 때가 많으며, 회복하는 데에도 상당한 기간이 소요된다.

경막 바로 아래에는 지주막이 있다. 지주막은 아주 얇은 비닐랩 같은 재질로, 뇌를 덮어 싸고 있다. 그 아래에 있는 지주막하 공간은 뇌척수액으로 채워져 있다. 지주막에는 미세한 격막이 있어서 뇌척수액을 담고 있는 작은 주머니(수조cistern라고 부른다)들을 통해 뇌의 다양한 영역에 노출된다. 뇌의 표면을 감싸고 있는 마지막 층은 연막pia이다. 뇌의 표면이 반짝거리는 건 바로 이 연막 때문이다. 연막은 뇌 표면에 밀착된 상태로 모든 틈새를 오르락내리락 지나다닌다. 연막이 무슨 역할을 하는지 연막의 역할을 아직 살펴보지는 않았지만, 앞에서 뇌 표면에 종양이 생겼다는 이야기를 했을 때 언급했던 그 표면이 연막이다. 지금 하는 해부학 수업이 끝날 때까지 조금만 기다렸다가 다시 그 이야기로 돌아가자.

그리고 이 모든 걸 보호하고 있는 게 바로 두개골이다. 뇌가 성장해야 하는 어릴 때는 두개골이 판처럼 생긴 여러 겹의 뼈로 이루어져 있다. 매우 놀라운 사실이다. 성장이 끝나갈 무렵 그 뼈들이 점차 지각판처럼 하나로 합쳐지다가 그대로 붙어서 두개골이 되는 것이다. 4세 미만 소아의 두개골은 더 얇고, 아직 한 겹이다. 그리고 충격을 받으면 깨지기보다 구부러진다. 4세가 넘어가면서부터 뼈가 두꺼워지기 시작하고, 세 개의 층을 형성한다. 양 표면에는 밀도가 높은 치밀골이, 그 사이 가운데에는 성긴 해면골이 생기고, 여기서 두개골 내 혈액순환이 이루어진다. 뇌까지 도달하려면 우선 두개골에 사각형 모양으로 네 개의 구멍을 뚫고, 작은 띠톱처럼 생긴 수술 도구를 이용해 1-2-3-4 네 개의 구멍을 연결해 잘라내야 한다. 대다수의 개두술에서는 수술을 마칠 때 앞서 잘라뒀던 두개골판으로 구멍을 다시 덮는다. 이때는 깎은 손톱 크기의 아주 작은 금속판이나 플라스틱판을 이용해 두개골의 '뼈 플랩flap(피판)'을 고정한다. 시간이 지나면 뼈는 알아서 다시 붙는다. 원래 상태만큼은 아니지만 충분히 강하게 붙는다.

척수

뇌간은 거꾸로 된 피라미드처럼 두개골 바닥에 접근할수록 좁아지고, 두개골 바닥의 대후두공foramen magnum(큰 후두 구멍)이라는 구멍을 통해 빠져나가 척수가 된다. '척수'는 중추 신경계의 일부로, 백만 개가 넘는 뉴런의 세포체와 축삭돌기가 우리 머리 아래의 모든 부위를 오간다.

척수도 뇌와 마찬가지로 경막으로 덮여 있다. 척수의 단면을 들여다보면, 통증, 온도, 위치 감각을 다시 뇌로 전달하는 감각 섬유뿐만 아니라 움직임을 유발하기 위해 신체 근육을 자극하는 신경으로 달려가는 축삭까지 볼 수 있다. 어떤 환자가 사고를 당해 사지마비quadriplegia가 생겼다고 한다면, 이는 부상의 정도에 따라 두 팔과 다리, 몸통이 약해지거나 마비되어 감각이 없고 경추가 손상된 상태임을 의미한다. 팔은 정상적으로 기능하지만 다리 또는 골반에 움직임이 전혀 없거나 아주 약한 경우라면, 병변이 흉추 또는 요추에 있을 가능성이 더 크며, 이때는 하반신 마비paraplegia라고 부른다. 삶의 질, 장기적으로 필요한 도움의 수준이라는 측면에서 봤을 때 사지마비와 하반신 마비 사이에는 엄청난 차이가 존재한다.

이 모두를 보호하는 게 바로 척주라고 부르는 등골뼈다. 척주는 인대와 근육으로 연결된 일련의 관절뼈라고 할 수 있고, 척주 관절은 세월이 흐를수록 골관절염으로 마모되거나 척추체와 척추체 사이를 잇는 디스크가 제 위치를 벗어나 탈출하기 쉽다. 외상성 손상이나 골다공증을 유발하는 칼슘 손실은 척추 골절의 요인으로 작용할 수 있으며, 방금 언급한 모든 요인은 팔, 다리의 통증 또는 척수 압박 증상을 일으킬 수 있다. 심각한 척추 부상 없이 사지마비 혹은 하반신 마비를 얻는 사람은 극히 드물다. 환자가 소아든 성인이든, 척추 수술 시 외과 의사는 척추 추간판 탈출증과 같은 압박성 병변 혹은 척수, 척주 관련 종양을 제거해야 함은 물론이고, 척수가 손상된 경우라면 치유를 촉진하고 척주의 안정성을 보장하는 방법으로 척추를 다시 연결할 방법을 찾아야 한다.

현재로서는 척수 손상을 완벽하게 치료할 방법이 없다. 빠른 개입과 적극적인 재활이 중요하지만, 그래도 초기 부상이 얼마나 심각한지가 회복 수준을 결정짓는 가장 큰 요인이다. 환자의 보호자에게 당신의 아들딸이 풋볼을 하다가 태클을 잘못 거는 바람에, 썰매를 타다가 나무를 들이박는 바람에, 그네를 타다가 얕은 연못으로 뛰어들겠다는 순간의 잘못된 선택을 하는 바람에 평생 휠체어를 타야 한다고, 더 심한 경우 인공호흡기를 달고 살아야 한다고 얘기하는 건 무척 괴롭다. 내 동료들도, 나도, 모든 소아신경외과 의사들은 이런 말을 전해야 하는 상황이 영원히 사라지길, 해결되길, 치유되길 간절히 바란다. 드물지만, 척추 관련 응급 상황이어도 아주 초기에 개입한다면 상황이 극적으로 달라지기도 한다.

뇌와 마찬가지로 척수의 안팎에도 종양이나 동정맥 기형이 생길 수 있다. 누군가를 다시 걷게 할 기회란 어떤 걸까? 치료하지 않는다면 다시 걸을 기회는 영원히 사라지는 걸까? 다른 게 아니라 나는 지금 휴대전화의 응급 상황 알림음으로 설정해 둔 삐-소리를 듣고, 고개를 숙여 화면 속 전송된 사진을 확인하고, 저녁을 먹다 말고 먼저 일어나 보겠다고 양해를 구하고, 병원으로 차를 몰면서 발신인에게 전화를 거는 일에 관해 얘기하는 중이다.

얼마 전, 올해 들어 처음으로 친구네 집에서 저녁을 먹고 있을 때 있었던 일이다.

"웰론스 교수님, 안녕하세요."

차의 시동을 걸고 도로로 나설 때 자동차 스피커에서 익숙한 목소리가 흘러나온다. 그날 밤 나와 함께 온콜 당직on-call(정규 근무 시간 이후에 병원에서 연락이 오면 출근해 진료를 봐야 하는 대기 상태-옮긴이 주) 중이었던 4년 차 신경외과 레지던트다. 여러 번 같이 일하며 지켜보니, 이 레지던트는 거의 놓치는 게 없다. 요즘도 그녀와 함께 온콜 당직일 때면 안심이 된다.

"3세 여아인데, 지난 이틀 동안 계속해서 다리가 약해졌답니다. 저는 지금 환자 병실 앞이고요. 방금 막 검사를 했는데, 다리를 거의 못 씁니다. 체중이 실릴 때마다 많이 울어요. 보호자도 크게 걱정하고 있습니다.”

그녀가 말을 잇는다.

“MRI 결과, 흉추 다섯 개에 걸쳐서 상당량의 경막외 혈종이 보입니다. 척수 압박이 있고요. 그런데 혈괴가 생긴 명확한 원인을 모르겠습니다.”

척수를 덮고 있는 경막과 척추관의 뼈 지붕 사이에 혈액이 고여 있다. 이 때문에 그 아래 척수가 심하게 눌린다. 방금 촬영한 환자의 응급 MRI 영상에 척수의 부기와 혈류 부족이 나타난다. 다리가 마비된 현상과 일치한다. 세 살배기에게 이유 없이 이런 증상이 나타나는 경우는 거의 없다. 종양이나 혈관 기형일 수 있다. 나는 수술실에 들어갔을 때 주의해야 할 것들을 정리한다.

“그럼, 우리가 해야 할 일은?”

앞으로 2분 뒤면 주차장에 도착할 나는 이 일이 얼마나 오래 걸릴지, 그리고 내일 봐야 할 케이스에 지장을 주겠는지 가늠한다. 그러나 지금은, 오로지 이 케이스에 전념해야 한다.

“우선 감압해야 할 것 같습니다.”

그녀의 목소리는 확신에 차 있다.

“언제?”

나는 알면서도 묻는다.

“오늘 밤에요.”

그녀가 재빨리 대꾸한다.

“그렇지.”

그녀가 말을 잇는다.

"특이 케이스의 척추 동정맥 기형 spinal AVM 일 가능성이 있지만, 혈관 조영술을 할 시간이 없습니다. 감압을 빠르게 진행할수록 환자가 다시 걸을 수 있는 확률이 높아집니다."

"나도 그렇게 생각하네. 종양이든 동정맥 기형이든 특발성 혈전이든 우선 꺼냅시다. 내가 지금 병동으로 들어간다고 수술실에 전해주세요."

"이미 전달했습니다."

약간 숨이 찬 목소리다.

"운전하시는 것 같아서 통화하는 도중에 계단으로 내려가 수술실 잡았습니다. 지금 수술실 준비 중이고요. 마취 들어갔습니다. 보호자는 대기실에서 선생님을 기다리고 있습니다."

말했듯이, 그녀는 놓치는 게 거의 없다. 얼마 후 환자의 부모님과 이야기를 나누었다. 우리는 수술실 문 앞에 서 있었다. 그날 밤 응급수술은 이 환자 하나뿐이라 빠르게 진행되었고, 이는 환자가 다시 걷게 될 확률에 매우 긍정적인 영향을 주었다.

그때 나는 이게 얼마나 위급하고 다급한 수술인지를 보호자에게 알려줘야 했다. 누구라도 그랬겠지만 이 환자의 보호자 역시 날 보자마자 정보를 쏟아내기 시작했다. 이틀 전 처음 병원에 갔을 때 뭔가 잘못된 것 같다고 얘기했는데 그 의사는 실제로 약해진 부위가 없다며 이들 가족을 집으로 돌려보냈다고 한다. 그리고 병원 밖 응급실에서도 또 한 번……. 환자의 가족들은 어떤 식으로든 수술에 도움이 될까 싶은 마음에 내게 세세한 것 하나하나 모두 얘기하고 싶어 한다. 늘 그래왔듯이 이번에도 나는 공손하게 보호자의 말을 끊어야 했다.

"어머니, 아버지. 저도 얘기를 끝까지 듣고 싶은데요. 정말로 듣고 싶은데, 제가 지금 어서 가봐야 합니다."

부모는 말을 멈추고 조용히 나를 쳐다보았다. 내가 더럽게 재수 없는 놈이라서가 아니라 이들의 딸을 다시 걷게 하려면 조금이라도 빨리 일을 시작해야 해서 그렇다는 걸 보호자가 잘 이해하고 있는지 나는 재차 확인해야 했다.

어린아이에게 비급성 신경학적 기능 저하가 나타날 경우, 진행이 뚜렷해지기 전까지는 그 증상을 감지하기 어려울 수 있다. 거의 눈이 먼 상태가 되어서 병원에 오는 아이들도 있었다. 이런 아이들의 보호자들은 돌이켜보니 아이들이 조금씩 조금씩 텔레비전에 가까이 다가가 앉더니 어느 날 화면에 들어갈 정도로 가까이서 텔레비전을 보고 있더라고 얘기한다. 영아의 팔이 약해질 때도 마찬가지다. 반대쪽 팔이 젖병도 들고 장난감 블록도 들면서 제 역할을 해주기 때문에 빨리 알아차리지 못한다. 특히 다리 움직임의 경우, 초반에 알아차리기가 무척 어렵다. 울며불며 난리를 치다가 다리에 힘이 풀린 듯 갑자기 주저앉아버리는 아기를 본 적 없는 사람이 있을까? 상황의 심각성을 깨닫고 나면, 대다수 부모는 자신이 뭔가를 놓쳤다는 생각에 무척 괴로워한다. 소아청소년과 의사 혹은 1차 진료를 보았던 병원에 찾아가 '그걸 어떻게 놓칠 수 있느냐'라며 화를 내기도 한다. 그럴 때면 나는 우선 그들의 마음을 누그러뜨리려고 애쓴다. 최악의 상황을 바라는 사람은 없다. 두통이 있을 때마다 뇌종양이라고 가정하는 삶은 너무 힘들 것이다. 내가 그랬기 때문에 잘 안다. 딸아이가 두통, 구토, 졸음증으로 학교 양호실에 있다는 연락을 받자마자 나는 아이를 데려와 MRI를 찍었고, 결과가 나올 때까지 우리 딸이 뇌종양에 걸린 게 틀림없다고 확신했으니 말이다.

"죄송합니다."

환자의 아버지를 똑바로 바라보며 두 사람에게 말했다. 아이 아버지의 눈에는 눈물이 고여 있었다.

"지금은 긴 이야기를 나눌 때가 아닙니다. 따님을 다시 걷게 하려면, 부모님은 수술 동의서에 서명해주셔야 하고 저는 당장 가봐야 합니다. 저희가 최선을 다할 거예요. 약속드립니다."

보호자는 동의서에 서명했고, 나는 이들을 뒤로하고 수술실로 향했다. 우리가 모퉁이를 돌아 수술실에 들어갈 때까지 이들은 조용히 우리에게서 눈을 떼지 않았다.

수술실에서 우리는 흉추 일부의 추궁판 바로 아래 단단하게 뭉쳐진 혈전을 발견했다. 가해지는 압박이 상당했다. 일단 뼈를 노출시키자 경막이 척수 아래에서 혈전을 밀어내며 정상적인 해부학적 위치로 돌아가려고 했다. 두 개의 큰 동맥이 혈전 바로 위아래로 들어가는 게 보였다. (우리는 이런 혈관을 '파이프'라고 부른다. "세상에, 이 파이프들 좀 보세요……. 자, 조심합시다"라는 식으로) 이들 파이프를 응고시켜 절단한 뒤 혈전을 통째로 들어냈다. 세 살짜리 아이의 척추를 압박해 걷지 못하게 만드는 가장 흔한 원인인 종양은 보이지 않았다.

"아, 다행이군."

나는 숨죽여 말했다.

새벽 두 시쯤, 수술실에서 나가는 길에 가족들과 잠깐 이야기를 나누며 이들을 안심시켰다.

"며칠 더 지켜봐야 알 수 있겠습니다만, 그동안 저희가 할 수 있는 모든 일을 할 것입니다."

응급수술을 하고 나면, 특히 한밤중에 이런 수술을 하고 나면, 신경외과 의사는 로봇처럼 이 말을 되풀이한다.

잠을 자다가 새벽 다섯 시, 환자가 발가락을 움직인다는 레지던트의 문자에 잠에서 깼다. 소식을 전하는 글자 옆에는 주먹을 맞대는 작은 이모티콘이 붙어 있었다. 나도 그 이모티콘으로 답장을 보낸 뒤 몇 분 더 침대에서 뒤척였다.

그날 예정된 첫 환자를 보기 전, 아이의 병실에 갔을 때 아이는 침대 위로 다리를 들어 올리고 있었다. 부모가 눈물을 흘렸다. 간호사도 눈물을 훔쳤다. 이제 막 커리어를 시작한 그 레지던트도, 20년 경력인 나도 눈시울을 적셨다. 우리 둘 다 밤 근무로 피곤한 상태였지만, 깊은 감동에 저항할 수 없었다. 몇 시간 전까지만 해도 전혀 움직이지 않던 깜찍한 발가락과 통통한 다리가 이불을 걷어차는 모습을 지켜보고 있으니, 그야말로 순수한 기쁨이 샘솟았다.

말초 신경계

경추에서는 여러 개의 신경근이 벗겨져 척수를 빠져나와 신경 구멍이라고 불리는 척주 뼈 사이의 측면 구멍을 통과하여 상완 신경총brachial plexus(팔 신경얼기)을 결합하고 형성한다. 상완 신경총은 수 센티미터에 걸쳐서 놀랍도록 예측 가능한 패턴으로 얽혀 있고, 팔의 주요 근육을 자극하는 다섯 개의 주요 신경을 형성한다. 다섯 개의 주요 신경은 중추 신경계의 다른 모든 부분과 마찬가지로 팔을 움직이는 데 중요한 역할을 한다. 하부 척추에서도 신경의 패턴은 비슷하다. 요천골 신경총lumbosacral plexus(허리 엉치 신경얼기)은 신경에서부터 다리와 골반 구조물을 오가며 형성된다. 이동, 배뇨 및 배변 억제, 성 기능에 중요한 부위다. 상완 신경총이나 요천골 신경총, 혹은 관련 신경이 심각하게 손상되면, 다른 부위와 마찬가지로 전반적인 의사소통 사슬이 차단될 수 있다. 그러나 나중에 다시 얘기하겠지만, 말초 신경계는 척수에 비하면 회복 가능성이 훨씬 더 크다.

자, 이쯤에서 아까 뇌의 표면을 바라보다가 잠시 멈추었던 그 수술로 다시 돌아가보자. 당신은 이미 경막을 열었고, 스코프를 돌려가며 뇌를 관찰했다. 뇌 표면에서 뇌 이랑과 뇌 고랑이 울룩불룩 너울거리며 만드는 패턴을, 고동치는 불그스름한 동맥과 푸르스름한 정맥이 대부분 쌍을 이루어 안팎으로, 위아래로 이동하는 모습을 보았다. 뇌를 열자 투명한 뇌척수액이 수술 도구 주변으로 흘러나온다. 경이로운 모습이다. 여전히 볼 때마다 경이로운, 대단한 아름다움이다.

그런데, 중심선 바로 바깥쪽에서 뇌가 약간 부풀어 올라 있다. 뇌 이랑은 아주 약간 팽창되어 있고, 그 부위의 혈관 간격이 살짝 더 넓다. 조심스럽게 표면을 열었다. 멸균된 초음파 프로브ultrasound probe를 사용해 확인한다. 바로 여기다! 화면을 보니, 뇌 표면에서 몇 센티미터 아래에 텁수룩한 공(종양)이 떠 있다. 그걸 바라보던 당신은, 당신이 지금 수술실에 있는 건 뇌를 넋 놓고 감상하기 위해서가 아니라는 걸 퍼뜩 깨닫는다. 해야 할 일이 있다는 사실을, 어서 침입자를 제거해야 한다는 사실을, 수술포 아래에 누워 있는 이 인간에게 최소한의 영향만 미치고 재깍 퇴각해야 한다는 사실을 다시금 떠올린다.

"왼손에 바이폴라, 오른손에 석션."

낭떠러지를 마주하는 듯한 순간에 직면할 때마다 침착하게 나직이 중얼거린다. 한 걸음 내딛는 그 순간, 돌아갈 길은 없다.

손을 뻗으면 스크럽 테크가 필요한 수술 도구를 내 손바닥 위에 정확히 건네준다. 고개를 돌려 확인할 필요도 없다. 석션을 부드럽게 움직여가며 회백질을 지나 백질 속으로 더 깊숙이 들어간다. 1분이 지났는데도 예상했던 곳에서 종양이 보이지 않는다. **얼마나 깊은 데에 있는 거지?** 하는 생각이 든다. 심장이 조금 빠르게 뛰기 시작하고, 자율 신경계가 활성화되면서 이마에 작은 땀

방울이 맺힌다. **운동 스트립에서 충분히 떨어져 있는 거야. 그렇지? MRI에서 세 번이나 측정했잖아.** 조심스럽게 5밀리미터 더 깊숙이 들어간다.

매우 부드럽게 스치고 나아가던 그때 크림처럼 하얗게 반질거리던 화면에 갑자기 종양의 어둑한 가장자리가 보이기 시작한다. 도구 끝에 닿는 바로 거기다. 현미경으로 보니 빛과 어둠이 선명하게 대조된다.

아주 짧은 순간에 숨을 한 번 고른다. 지금 내가 있는 곳에 대해, 지금 해야 할 일의 중대함에 대해 생각한다. 그리고 언제나처럼 내 할 일을 시작한다.

4장

지상으로 90분 거리

전문의가 됐던 첫해에 있었던 일이다. 세차게 비 내리던 어느 토요일, 회진을 마치고 사무실에 들어간 나는 바쁜 아침을 보내고 잠시 휴식을 취하려고 책상에 두 발을 올리고, 미지근하게 식은 커피를 한 모금 마시며 의자 등받이에 몸을 기댔다. 몇 초나 지났을까. 벨트에 채워둔 호출기에서 진동이 느껴졌다. 머그잔을 도로 책상에 올려두고 호출기에 적힌 번호로 전화를 걸었다. 신호가 가자마자 다른 병원의 응급실 의사가 전화를 받았다.

"안녕하십니까, 선생님."

똑 부러진 목소리였다.

"저희 쪽에 아홉 살 여아가 내원했는데요. 두 시간 전, 자동차

두 대가 충돌하는 사고가 있었는데 그때 뒷좌석에 타고 있었답니다. CT 촬영 결과, 우측에 3센티미터의 경막하 출혈이 보입니다. 여기가 작은 병원이라서요. 그쪽으로 전원 가능할까요?"

"네, 그럼요."

나는 곧바로 대답했다.

"검진 결과는요?"

"오른쪽 눈 동공이 확장되었고, 왼편의 자세가 틀어졌습니다."

일반적으로 압력을 받은 뇌(이 경우에는 오른쪽)와 같은 편의 동공이 확장된다. 뇌가 혈전에서 멀어지면서 아래쪽으로 밀려나기 때문이다. 그러면 동공의 기능을 담당하는 신경이 마구잡이로 뒤얽히고, 그에 대한 반응으로 동공 확장이 일어나는 것이다. '자세 posturing'는 움직임을 담당하는 뇌 부위에 손상이 가해지면서 생긴 움직임 패턴을 설명하는 용어다. 동공과 자세 두 가지 모두 높은 뇌압 때문에 나타나는 외적 징후다. 간단히 말하면, 이 아이는 아팠고, 빠른 속도로 상태가 악화하고 있었으며, 이 아이를 살릴 기회의 창문은 계속 닫히는 중이었다

"왜 진작 헬기 이송을 하지 않으셨죠?"

약간 짜증스럽게 물었다. 우리 병원은 앨라배마주 버밍햄에 있었고, 그 병원은 버밍햄에서 160킬로미터 정도 떨어진 오번Auburn에 있었다. 의료용 헬기로 30분 남짓이면 올 수 있는 거리였다. 헬기를 띄웠다면 환자를 살릴 수 있는 창문이 더 활짝 열려 있을 때 우리 병원에 도착했을 터였다.

"오번에서 버밍햄으로 비행하기에는 기상 상황이 너무 안 좋습니다. 지상으로 90분 거리입니다, 최대한 빨리 가면……."

사고가 난 지 이미 두 시간이 지났는데, 앞으로 구급차에서 한 시간 반을 더 보내야 한다는 말이었다. 두개 내압이 높은 상태에서 버티기에는 너무 긴 시간이라는 걸 상대방도 분명하게 아는 목소리였다.

"어떻게 해야 할까요?"

그가 물었다. 요즘도 뾰족한 해결책이 안 보이는 상황을 마주할 때면 나도 모르게 아버지 생각이 난다. 그럴 때면 왠지 모르게 어린 시절 아버지 옆자리에 앉아서 비행할 때 들었던 차분함이 떠오른다. 40년 이상 주 방위군 공군Air National Guard(주에 소속된 군대로, 치안 유지, 재해 구난 등을 기본 임무로 하고, 유사시 연방군에 편입된다. 주 방위군 육군과 주 방위군 공군으로 구성된다. '내셔널가드' 혹은 '국가경비대'라고 번역하기도 한다 – 옮긴이 주)에 몸담았던 아버지는 모든 상황과 모든 날씨에 모든 기종의 비행기를 조종해본 베테랑 조종사였다. 아버지와 함께 비행기를 타면 아버지는 이착륙 전에 항상 내게 비행 체크리스트를 점검하게 했다. 그리고 하늘을 날고 있을 땐 비상 상황을 대비한 연습을 시켰다. 고도가 높아질수록 나는 기체를 수평으로 유지하는 일이나 항법 장치를 해석하는 데에 집중했고, 그러는 동안 아버지는 프로펠러를 아주 조금씩 돌리거나 날개의 각도를 조금씩 조절했다. 아버지의 빈틈없는 감독 하에 대기속도가 완만히 느려지고 고도계의 숫자가 서서히 멈추기 시작하면 아버지는 내게 문제를 냈고, 될 때까지 '문제를 해결하게' 했다. 아버지는 비행과 문제 해결은 항상 함께 다니는 짝꿍이라고 했다. 그리고 비행과 문제 해결은 아버지에게 숨 쉬는 것만큼이나 자연스러운, 일상과도 같은 일이었다.

잠시 아득한 기억에 빠져든 내 눈은 어느덧 책상 위에 놓인 아버지의 낡은 사진을 향해 있었다. 사진 속에서 국방색 주 방위군 비행복을 입고 있는 아버지는 겨드랑이에 헬멧을 끼고 F-4 팬텀 F-4 Phantom(미국에서 개발한 전투기로 1960년대 미국 공군, 해군, 해병대가 사용했으며, 우리나라에서도 오랫동안 주력기로 사용됐다 - 옮긴이 주) 옆에 서서 활짝 웃고 있었다.

"거기 병원 근처 기지에 아직도 블랙 호크Black Hawk(미국에서 개발한 범용 헬리콥터로 미국과 우리나라 등에서 현재까지 운용 중이다 - 옮긴이 주) 헬기가 배치되어 있습니까?"

응급실 의사에게 물었다.

"네, 그렇긴 합니다만……."

말끝을 흐리더니 금세 목소리가 살아났다.

"아! 거기라면 날씨랑 상관없이 비행할 수 있겠네요."

"블랙 호크에 연락하세요. 저는 수술실 잡겠습니다."

당시 내 사무실 창문은 병원 앞 도로를 향해 나 있었다. 30분이 지나자 영화 〈쥬라기 공원〉에서 티라노사우루스가 다가올 때 물웅덩이에 잔물결이 생기는 장면처럼 머그잔에 담긴 커피의 표면이 파문처럼 퍼지며 출렁거렸다. 몇 초 만에 사방에서 진동이 규칙적으로 느껴졌고, 곧이어 두-두-두-두 하는 강한 소리가 창문을 때렸다. 폭우가 쏟아지는 바깥을 내다보니, 길가에 큼직한 쓰레기통들은 금방이라도 넘어질 것 같았고 픽업트럭들은 날아갈 것처럼 위태로워 보였다. 고개를 들고 바라보니 닥터헬기와는 비교도 안 되게 거대한 군용헬기 블랙 호크가 비와 안개가 사방으로 소용돌이치는 공중에서 어린이 병동 헬리패드helipad(헬리콥터가 이착륙할 수 있도록 만들어진 구조물 – 옮긴이 주)를 맴돌고 있었다. 사무실 전체가 쿵쾅거리면서 내 심장이 뛰는 소리를 집어삼켰다.

환아가 도착한 뒤로는 상황이 빠르게 흘러갔다. 소아 응급실 소생실에서는 폭풍우를 뚫고 환아를 데려온 군인 두 명이 여전히 젖은 비행복 차림으로 간호사를 돕고 있었다. 환자에게 도착한 나를 본 간호사 한 명이 내 이름을 부르며 인사를 건네자 둘 중 더 어려 보이는 군인이 잽싸게 차려 자세를 취했다.

비행복을 입은 아버지의 모습이 잠시 머릿속을 스쳤다.

"쉬어."

내가 말했다.

"경례를 제가 해야 했는데."

아이를 수술실로 데려가기 위해 엘리베이터로 향해 가는 길에 나는 고개를 돌려 이들을 쳐다보았다. 찢긴 종이 포장들과 버려진 파란 가운들이 널브러진 혼돈, 그 한가운데에 두 군인이 서 있었다. 가만히 서서, 병원 침대를 밀고 엘리베이터로 들어가는 우리를 지켜보고 있었다. 가까이 서 있는 군인 한 사람과 눈이 마주쳤다. 엘리베이터 문이 닫히기 직전에 그는 내게 고개를 살짝 끄덕였다. 그 군인과 소생실의 혼돈은 그렇게 눈앞에서 사라졌다.

수술팀은 이미 준비가 되어 있었다. 멸균된 수술 도구들이 백테이블에 가지런히 놓여 있었고, 환자의 머리카락은 빠르게 면도되고 있었다. 멸균 용액으로 두피를 씻자마자 파란 수술포를 덮었다. 이번처럼 생사가 오가는 수술을 할 때는, 수술실 시계가 0을 지나는 순간, 신경외과의 상징인 정밀함도 속도에 밀린다. 무슨 일이 있더라도 속도가 생명이다. **나이프. 아, 이런 젠장, 지혈은 나중에 하면 돼. 리트랙터. 드릴.** 밑에 고인 혈액 때문에 팽팽하게 부어오른 경막을 잘라낼 가위. 경막을 자르자 혈전의 액체 부분이 가위 날을 타고 분출된다. 일단 뇌를 노출시키기만 하면, 뇌는 단단하게 응고된 혈전 대부분을 순식간에 바깥으로 밀어내면서 자기 할 일을 해준다. 가장자리에 남아 있는 것들을 깨끗하게 치우고 나면, 사고의 영향으로 손상된 혈관이 보인다. 혈관을 응고시킨 뒤, 거기까지 들어가기 위해 분해해야 했던 모든 것을 하나씩 덮어가며 차근차근 밖으로 빠져나가기 시작한다.

수술 후, 아이는 의식을 되찾고 눈도 깜빡이며 안정을 찾아갔다. 그러나 회복까지는 시간이 걸렸고 그 여정은 쉽지 않았다. 몸의 왼편이 눈에 띄게 약해졌고 말할 때 발음이 살짝 뭉개졌지만, 그래도 여전히 살아 있었다. 그 문제들은 이후 진료를 볼 때마다 조금씩 해결되었다. 시간이 흐르고 아이 가족들에게 반가운 소식들도 전해 들었다. 아이는 지역 미인 대회와 재능 대회에 출전해

입상했고, 학교에서 '자랑스러운 학생상'을 받았고, 학교 마스코트가 되어 친구들과 함께 응원단으로 활동했다. 그리고 5월의 어느 멋진 날, 고등학교를 졸업했다. 대학을 마치면 대학원에 진학해 사회 복지 분야에서 커리어를 쌓아나갈 계획이라고 했다. 처음에는 외래 진료를 올 때마다 들려주던 이야기들이, 나를 만나러 올 의학적 이유가 점점 사라지면서 명절 카드와 이따금씩 보내오는 편지에 담겨 전달되었다.

사고가 난 지 15년이 지난 뒤에 편지를 한 통 받았다. 봉투 안에는 전처럼 어린 아이가 손으로 그린 카드도, 딸을 기특해하는 부모의 신문 스크랩도 들어 있지 않았다. 우아한 청첩장에는 나를 결혼식에 초대한다고 쓴 손편지가 들어 있었다. **결혼식이라니.** 수술 뒤 소아중환자실 침대에 누워 있던 그 아이의 얼굴이 지금도 선한데. 그때 그 아홉 살짜리 아이는 얼굴 옆에 찰과상을 입고, 머리에는 새하얀 붕대를 칭칭 감고 있었다. 간호사들이 줄을 하나하나, 관을 하나하나 꽂아가며 체계적으로 아이를 모니터에 연결했고, 아이의 상태가 나아지고 있다는 어떤 신호라도 나오기를 간절히 바라며 나는 두 손을 세게 맞잡았다. 수년이 흐른 지금, 나는 이런 기회가 주어져 얼마나 감사한지 모른다는 편지를 읽고 있었다. 아이는 헬리콥터를 조종해준 군인들에게, 두 병원의 의료진에게 그리고 내게 고맙다고 인사했다. 결혼이라는 새로운 생활을 시작하는 지금, 그리고 언젠가 아이를 낳아 가정을 꾸릴 때도 평생 우리를 잊지 않고 가슴속에 간직하며 살아가겠노라고 했다.

　그때와 다른 도시의 다른 사무실에 앉아서 그날의 일을 떠올리며 편지를 읽고 있자니, 오랜 세월 동안 아이가 편지로 들려준 (하나씩 깨부순 장애물과 수많은 기념일에 관한) 모든 이야기와 그 경험이 내게 가르쳐준 것에 깊이 감사한 마음이 들었다. 나는 초창기의 경험을 통해 다양한 상황에서 내가 얼마나 밀어붙여야 하는지, 어디에서 선을 그어야 하는지, 타인에게 어디까지 기대해도 되는지 배워나갔고, 그때의 경험은 이후 위독했던 수많은 아이를 살리는 데 큰 도움이 되었다.

　하늘을 날며 아버지에게 배운 가르침, 빠릿한 응급실 의사, 뼛속까지 흠뻑 젖은 상태로 우리가 침대를 밀고 갈 때까지 지켜보았던 용감한 군인들. 수많은 사람과 사건이 한데 모인 덕분에 이 아이가 삶을 살고, 행복을 찾고, 사랑을 찾을 수 있었다. 그저 계속 살아가기 위해서 우리 모두에게는 살아 숨 쉬는 기억이 필요하다. 삶을 아름답고 온전하게 만들어주기 위해서는 다른 사람이 필요하다. 문제를 해결해줄 사람, 어려운 결정을 내려줄 사람, 폭풍 사이로 비행기를 조종해줄 사람. 다른 누군가의 삶이 있어야만 우리 삶은 아름답고 온전할 수 있다.

5장

프로토콜이 다 있다고요

신경외과 레지던트 시절, 내 생각의 근간을 흔들어놓은 일이, 또 시간이 지나면서 나를 근본적으로 바꾸어놓은 일이 몇 차례 있었다. 레지던트들은 몇 년을 함께했는지 아득할 만큼 오랫동안 함께 수련하며 서로 단단해진다. 그러면서 환자와 유대 관계를 형성해나가는 방법을 터득하고, 우리끼리도 의미 있는 수준의 연대감이 만들어진다. 이는 시간이 흐를수록 반드시 필요한, 자기 보호의 수단이기도 했다. 물론 그러는 과정에서 많은 성과를 거두었고 많은 생명을 구했다. 이러한 성공의 경험 없이 6, 7년의 신경외과 레지던트 과정을 마칠 수 있는 사람이 과연 있을까 싶다. 그러나 지금 여기서는 그런 일들이 있었던 날을 얘기하려는 게 아니다. 같은 날 줄줄이 수술받은 뇌종양 환자들이 차례차례 수술 전보다 나은 상태로 마취에서 깨어났던 날도, 척추 수술을 받은 예순 살 퇴역 군인이 5년 만에 처음으로 요통이 사라졌다며 고마움을 전했던 날도, 심지어 신경외과 레지던트라면 아주 의미 있는 날로 생각하는, 동맥류 클립 결찰을 내 손으로 처음 해봤던 날도 아니다.

내 머릿속에 가장 자주 떠오르는 건 내가 처음으로 무거운 책임감에 짓눌렸던 날의 기억이다. 중압감이 너무 큰 나머지 내가 만들어두었던 보호막을 내 손으로 뚫고 나왔던 날의 기억이다. 전공의 수련을 시작한 지 얼마 되지 않은 때였다. 그때 그날, 나는 내 작위 또는 부작위, 심지어 잠깐의 망설임이 환자의 생명을 구할 수도 잃게 할 수도 있다는 사실을 깨달았다.

그 여성 환자의 침대를 중환자실에서 내 손으로 밀고 나온 게 기억난다. 동공은 반응 없이 확장된 상태였다. 작동하는 뇌간 기능이 아주 조금밖에 남아 있지 않다는 의미였다. 30분 전까지만 해도 이 환자는 병실에서 지난 며칠 내내 잠깐씩 살짝 어지러웠다고 얘기하고 있었다. 그랬던 환자에게 순식간에 지옥문이 열렸다. 뇌 촬영을 마치자마자 환자는 내과 중환자실로 보내졌다. 급성 뇌졸중 환자들은 보통 신경외과 중환자실로 보내는데, 하필 그날 신경외과 중환자실에 자리가 없었다. 당직 중이었던 나는 하고 있던 상담을 마치자마자 이 환자가 있는 위층으로 뛰어갔다. CT 결과가 나온 직후였다. 간단한 검진을 마친 뒤 곧장 전문의 선생님에게 전화를 걸어 환자의 상태를 보고했다. 전달한 내용은 이랬다. 소뇌 뇌졸중, 뇌 탈출. 사망 직전. 환자를 살리는 방법은 뇌를 덮고 있는 뼈를 제거하는 감압술을 진행하는 것뿐이었다. 평생 이 환자를 보호해주었던 두개골이 이제는 계속 부풀어 올라 뇌를 짓누르고 있었다. 머릿속에 압력이 가득 찬 상태로 버틸 수 있는 시간은 그리 길지 않았다.

"지금 당장 환자를 수술실로 데려와요."

선생님이 침착하게 대답했다.

"직접 데려오세요."

나는 환자가 있는 내과 중환자실로 뛰어 들어가 방금 전달받은 지시 사항을 그곳 의료진에게 전달했다.

"아, 지금 호흡기 치료를 기다리는 중입니다."

한 사람이 말했다.

"이 환자는 아직 중환자실 입원 승인도 떨어지지 않았는데요."

또 다른 누군가가 말했다.

"지금 가야 해요!"

나는 말을 하면서 침대를 잡아당겨 빼내면서 환자의 수액 걸이대를 같이 밀기 시작했다.

"환자가 나갈 수 있도록 누가 산소마스크 좀 씌워주세요."

"당장 멈춰요! 당신이 뭐라도 되는 줄 알고 이러십니까?"

누군가 꽥 소리쳤다.

"환자가 죽어갑니다!"

나도 맞받아 소리쳤다.

"오버하지 마세요, 프로토콜이 다 있다고요."

나는 계속 환자의 침대를 끌어내리려고 했다. 호흡치료사 respiratory therapist(호흡기 계통의 치료 및 관리를 전문으로 하는 의료 전문가–옮긴이 주)가 바빠 아직 중환자실에 도착하지 못해서 도움을 받을 수 없었다. 환자를 데려가지 못하도록 간호사들이 내 앞을 막아섰다. 주임 간호사가 끼어들더니 전문의에게 연락하겠다고 으름장을 놓았다. 나는 제발 그렇게 해달라고 답했다.

20여 분간 승강이가 이어졌다. 줄다리기라도 하듯 양쪽에서 침대를 붙잡은 채 한동안 밀고 당기기가 이어졌다. 내가 발 쪽으로 침대를 끌어당기면, 멈추라고 소리치며 막아서는 간호사들. 호흡치료사를 부르며 빨리 와서 도와달라고 소리치는 나.

그때 문 앞에 전문의 선생님이 나타났다. 선생님은 가까이 다가와 환자를 살폈다. 뇌간 반사는 사라지고 없었다. 뇌사 상태에 빠진 것이다.

선생님이 눈을 부릅뜨며 나를 매섭게 쳐다보았다.

"당장 수술실로 데려오라고 했잖는가!"

"선생님, 그러려고 했습니다만."

나는 고개를 떨구고 말았다.

"환자 사망. 환자는 사망했고, 환자를 살릴 유일한 기회를 가진 사람은 자네였네."

전문의 선생님은 얼어붙은 채 서 있는 모두를 슥 훑어보며 걸음을 옮겼다. 한 사람, 한 사람, 모두의 눈을 뚫어질 듯 쳐다보았다. 그런 다음, 병실에 들어올 때만큼이나 빠른 걸음으로 문을 빠져나갔다. 곧 안에 있던 모두가 조용히 줄지어 병실을 나섰다.

이 환자는 한쪽 소뇌에 갑작스러운 뇌졸중과 함께 뇌 탈출이 발생했다. 두개골 바닥 쪽의 뇌가 극심하게 부풀어 올라 두개저를 밀어낸 것이다. 이런 종류의 압력이 너무 오랜 시간 지속되면 뇌사로 이어지는 경우가 절반 이상이다. 뇌졸중이 일어난 뇌 부위와 두개골 일부를 제거하는 수술은 두피 절개부터 봉합까지 다 해도 보통 두 시간이 채 걸리지 않는다. 수술을 했더라면 환자를 살릴 수 있었을 터였다.

그 환자가 사망한 지 수년이 흘렀다. 그날 이후 레지던트 생활을 하는 내내 나는 내과 중환자실의 누구와도 함께 일한 기억이 없다. 사실, 그 일이 있고 3년 동안 어떻게든 그런 상황을 만들지 않으려고 애썼다. 그때 거기 있었던 사람 중에 그날 일을 기억하는 사람이 있을까. 나는 그날 일이 꽤 자주 생각나는데. 그 환자의 생존 가능성은 희박했다고, 검사할 때부터 이미 수술로도 손쓸 수 없는 상태였다고 얘기하는 신경외과 의사들도 있다. 그러나 그 일이 있고 20년의 경력을 더 쌓았지만, 어쩔 수 없는 상황이었을 거라고 말하는 내 모습을, 그렇게 환자의 죽음을 정당화하려고 하는 내 모습을 상상하는 것만으로도 너무 부끄러워 견딜 수가 없다. 어쩌면 그 20년의 경력 때문에 더 부끄러운 건지도 모르겠다. 내 가족에게 15퍼센트의 가능성이 있다면, 내가 이 확률을 감수할까? 10퍼센트라면? 5퍼센트라면? 5퍼센트는 20분의 1이다. 이전에 이런 확률을 감수해본 적이 있다. 나 말고도 소아 신경외과 의사들 다수가 그렇다. 그리고 나는 그 확률을 뚫고 살아 돌아오는 어린이와 젊은이들을 가까이서 봐왔다. 그들은 인생의 목적을 갖고, 사랑하고 사랑받으며 살아갈 만큼 건강을 되찾았다.

전문의 선생님이 나를 지목해 비난하고 독설을 퍼부었던 건 사실 그 자리에 있던 모두를 간접적으로 비난하는 일이었다. 그들이 모를 리가 없다는 걸 나도 안다. 신경외과적 문제를 겪는 환자가 없다시피 한 내과 중환자실에서 나중에 또 환자를 수술실로 긴급하게 옮겨야 할 상황이 생긴다면, 그때는 누구도 길을 막지 않을 것이다. 아주 오랜 시간 동안, 또 수년간 레지던트들을 교육해오면서 그날 있었던 일을 어떻게든 이해해보려고 애썼다. 이제는 이해가 된다. 그 일이 내게 어떤 영향을 미쳤느냐고 묻는다면, 그날 이후 나는 시스템이 빠르게 진행되지 않을 때면 머리가 돌아버릴 것만 같다. 모니터 선을 뽑아버리고, 다급한 상황의 아이를 들쳐 업고서 응급실을 뛰쳐나와 핑계와 절차와 불필요한 요식을 지나쳐 수술실로 달려가 아이의 망가진 션트 장치를 손본 적도 있었다. 자랑할 만한 일은 아니지만, 그땐 그렇게 해야만 했다. 그리고 뇌졸중으로 쓰러진 중년 여성 환자를 혈관 조영실로 데려오기 위해 그때의 나처럼 행동했던 레지던트를 옹호한 적이 있다. 환자는 다음 날 온전한 상태로 병원에서 걸어 나갔다. 이 일은 정말로 자랑스럽다.

이 환자, 이 경험을 통해 나는 해결되지 않은 시간으로 되돌아 간다. 결과를 바꿀 수 없는 그 시간, 그저 머릿속으로 돌려볼 수밖에 없는 그 시간으로. 환자의 가족들이 작별 인사를 하기 위해 줄지어 있던 복도에 나는 그들을 마주 보고 서 있었다. 내 옆을 지나가는 한 사람 한 사람을 바라보았다. 나를 쳐다보는 사람도 있었고, 쳐다보지 않는 사람도 있었다. 물론 유족들이 나를 비난하기 위해 그곳에 와 있는 건 아니었지만, 그 환자의 죽음이 나 때문이라는 걸 가족들도 틀림없이 알고 있다고 생각했다. 이제 영원히 떠나버린 자기 어머니를 만나러 응급실로 들어가던 어린 딸의 통곡을 나는 기억한다. 여전히 그 소리가 들린다. 그때 느꼈던 그 느낌, 이 세상 모든 것이 내 가슴을 후벼 파고 지나가는 듯한 느낌, 어디론가 사라져서 다시는 돌아오고 싶지 않다는 느낌이 지금도 생생하다.

한 시간 뒤, 그 전문의 선생님과 함께 수술실에 들어갔다. 우측 측두엽에 상당한 크기의 뇌동정맥 기형이 있는 35세 환자의 수술이었다. 우리 두 사람의 손은 현미경 아래에서 일사불란하게 움직이면서 주변의 정상 뇌에 엉켜 있는 혈관을 조심스럽게 분리했다. 그때 갑자기 선홍색 피가 튀었다. 영양 혈관이 찢어져버린 것이다. 수술 영역에 피가 가득 고였다. 뇌가 부풀어 오르기 시작했다. 우리는 급한 대로 빈 공간에 석션 팁을 넣었고, 몇 초 뒤 출혈의 근원지를 찾았다. 내가 클립을 하나 넣어 혈관을 잡자 이내 출혈이 멎었다.

"잘했네."

선생님이 말했다.

6장

머리에 총상

15년 차가 되던 해 어느 봄날, 진정제의 약효가 떨어지면서 오른팔을 뻗어 이리저리 허우적거리는 세 살배기 남자아이를 내려다보고 있었다. 왼팔은 옆구리에 붙은 채 꼼짝도 하지 않았다. 오른쪽 머리는 구급차 의료진이 급하게 대어놓은 거즈로 느슨하게 둘둘 감싸여 있었다. 커다란 거즈 뭉치는 온통 피범벅이었다. 그런데 거즈 뭉치 아래 주먹 하나 크기만큼의 두피와 두개골이 보이지 않았다. 아이의 오른쪽 동공이 왼쪽보다 확장된 상태였다. 뇌압이 차 있다는 징후였지만, 동공 반응은 있었다. 압이 차 있어야 할 부위를 총알이 뚫고 지나간 덕분이었다.

황급히 호흡관이 삽입되고 수액 줄이 달렸다. 익숙한 소생술의 움직임이 주변을 채웠다. 여기저기 응혈이 보였다. 머리 아래 웅덩이처럼 고인 피가 촛농처럼 바닥으로 뚝뚝 떨어졌다. 아이의 혈압을 안정시키기 위한 식염수며 혈액으로 불룩한 수액 봉지, 약물이 든 주사기 따위를 들고 오가는 사람들이 몰려들면서 피 묻은 발자국이 점점 더 늘어났다.

응급실 밖 데스크 근처에 서 있던 주임 간호사가 말했다.

"신경외과입니다. 수술실 호출입니다. 지금 가십니까?"

"바로 갑니다."

누군가가 말했다. 아니, 그건 내 목소리였다.

"환자 보호자는 어디에 있죠?"

＊ ＊ ＊

금세 수술실에 도착했다. 수술실까지 오는 내내 혼돈이 우리 뒤를 따라왔다.

"응급 혈액 달고 있습니다."

오랜 동료인 마취과 전문의 톰이 말했다.

"가능하다면 저희가 목 아래로 모든 부위를 봐야 합니다."

응급 혈액은 교차시험을 기다릴 여유가 없는 응급 상황을 대비해 근처 냉장고에 비축되어 있었다. O 네거티브형(Rh- O형)은 누구에게나 혈액을 줄 수 있는 만능공혈자로, 수혈 부작용을 일으킬 확률이 가장 낮다. 신체가 수혈을 거부하면 치명적일 수 있다.

"제가 준비하겠습니다. 머리만 빼놓겠습니다."

내가 수술팀에게 말했다.

"커튼을 이 앞쪽까지 끌어다주시죠."

긴박한 케이스의 경우, 마취과 동료들이 라인을 잡고, 약물 주입량을 조절하면서 **아이를 살려두기 위해 필요한 모든 일을** 담당한다. 이럴 때는 수술 도구와 수술포를 하나하나 제자리에 세심하게 준비할 수 없다. 오른쪽에 수술용 소작기, 그 양쪽에 석션 팁, 왼쪽에는 드릴을, 오른발 아래에는 속도 조절용 페달을 놓는 대신, 최대한 빠른 속도로 건넬 수 있도록 수술 부위에 던지듯이 기구를 건네고, 수건으로 닦아낸다. 멸균포도 정수리 부분만 덮는다. 몸통은 말할 것도 없고 얼굴까지 드러내놓은 채 그 상태로 수술을 진행한다. 이렇게 서둘러 수술하다 보면, 소작기, 석션 팁, 드릴에 달린 온갖 줄과 전선이 순식간에 뒤엉켜 엉망이 된다.

톰이 목소리를 높인다.

"혈압이 떨어지고 있습니다."

마취과 전문의인 톰은 수술실에 드나드는 환자와 외과 의사 모두를 오래도록 지켜본 사람이다. 경험이 풍부한 만큼 쉽게 동요하는 일도 없다. 톰이 내 수술실에 들어와 있으면, 수술 영역 외에 다른 부위에 관해서는 내가 신경 쓸 필요도 없다.

"이제 지혈해야 합니다."

톰이 그런 말을 한다는 건, 상황이 안 좋다는 의미다. 죽을 만큼 안 좋다는.

엉망진창인 상처를 내려다보았다. 뇌 표면에 있는 작은 혈관 수백 개가 찢어져 피를 쏟아내고 있었다. 한참 열린 경막은 두개골 정중부의 시상정맥동 근처까지 잘려 나가 있었다. 시상정맥동은 삼각형 모양의 수로와 같은 곳으로, 뇌의 거의 모든 혈액이 이곳에서 배출된다. 시상정맥동이 찢어지거나 파열되면, 특히 소아 환자의 경우라면 더더욱 신속하게 손을 써야 한다. 그렇지 않으면 환자의 나이에 따라서 과다 출혈로 사망에 이를 수 있다. 이 환자의 경우 운이 좋게도, **마침내 운 좋게도**, 시상정맥동이 온전했고, 나는 온전한 시상정맥동을 건드릴 만큼 헤집을 생각이 전혀 없었다. 뼈 끄트머리에서 피가 스며 나왔다. **이 출혈은 충분히 막을 수 있다.** 본 왁스bone wax는 이름처럼 뼈 안으로 밀어 넣을 수 있는 멸균 왁스로, 해면골에서 들쭉날쭉한 뼈 사이사이로 흐르는 피를 막아준다. 그러나 우리 앞에 놓인 가장 심한 출혈은 찢겨 나간 피부에서 나는 출혈이었다. 두피에는 영양을 공급하여 건강을 유지하는 혈관이 복잡한 미로처럼 펼쳐져 있다. 머리를 베이면 피가 많이 나는 것도 이 때문이다. 일직선으로 짧게 절개하는 경우 직접적인 압력을 가하면 대개 출혈이 멈추지만, 이 경우는 두피를 보호하는 지방층 바로 아래에 있는 두피 동맥들이 절단된 채 맥동하여 피를 점점 더 뿜어내고 있었다.

이 모든 상황을 받아들이는 데 걸린 시간은 약 2초.

우리는 곧장 수술을 시작했다.

"두피에서부터 안으로 들어갑시다."

3년 차 레지던트에게 이렇게 말하면서, 손상된 상태 그대로 노출된 뇌 표면에 수술용 스펀지를 갖다 댄다. 아주 극심한 출혈도 속도를 늦출 수 있는 기법이다. 아주 오랜 세월 동안 전시 같은 위급한 상황 속에서 전 세계 외과 의사들과 군의관들은 인체의 모든 부위에 이 방법을 적용했다. 필요한 경우엔 신성한 뇌도 예외는 아니었다.

"내가 하는 대로 하세요."

레지던트에게 말한다.

"다음 단계를 생각하면서."

수련과 연구 두 가지 모두를 중요하게 여기는 대형 진료협력 센터에서는 수술할 때 레지던트의 역할이 매우 중요하다. 수련 병원에서 레지던트는 수술 기술을 배울 기회를 얻는 대신, 수술 스케줄이 잡히는 순간 우리를 대신해 컴퓨터로 달려가 전자 의무 기록 시스템에 접속하고, 수술이 지체되지 않도록 손을 바삐 놀려서 산더미처럼 쌓인 업무를 처리한다. 레지던트 한 사람이 수술 한 건을 '커버'한다. 수술 케이스마다 레지던트가 한 명씩 배정된다는 의미다. 그리고 경험 수준(그리고 수술의 난도, 당일 수술 건수 등)에 따라 레지던트가 수술에 관여하는 정도가 달라진다. 사립병원의 경우, 수술 보조를 담당하는 전문 인력이 따로 있고, 필요한 경우 동료 의사가 보조로 들어가기도 한다. 그러나 수련병원에서는 항상 레지던트가 들어온다. 평생 대학병원의 신경외과에서만 일한 나는 수련의가 없는 상황에서 수술하는 상황을 좀처럼 상상하기 어렵다. 내가 속한 이 세계에서 수술과 교육이란 짝꿍처럼 늘 붙어 다니는 존재다. 물론 나보다 훨씬 뛰어난 선생님들이 있고, 또 일부 레지던트들은 꼰대식의 교육 스타일을 선호하지 않는다는 걸 나도 잘 알고 있지만, 그동안 어떤 식으로든 날 거쳐간 신경외과 의사가 얼마나 많은지 헤아려보면 참 뿌듯하다. 물론 나를 가르쳐주었던 많은 전문의 선생님들 그리고 내게 가르칠 기회를 준 레지던트들 모두에게 나 또한 크게 영향을 받았다.

두피 혈관의 출혈 부위를 하나씩 빠르게 소작하고, 두피 절개 후 출혈을 막기 위해 특수 설계된 플라스틱 클립을 피부 가장자리에 배치한 뒤 보이는 모든 곳에 있는 듯한 자그마한 두개골 조각을 골라낸다. 레지던트가 리트랙터 두 개를 배치해 두피를 벌려 수술 부위를 노출시킨다. 진짜 수술이 시작될 바로 그 부위가 드러났다. 옳지! 이 말이 입 밖으로 나오지 않게 조심하며 속으로만 생각한다. 레지던트가 남자였더라면 소리 내어 말하긴 했겠지만, 수련의가 남자든 여자든 간에 요즘엔 레지던트들에게 거들먹거린다는 인상을 주지 않도록 조심해야 한다.

최근에는 외과를 선택하는 여성의 수가 크게 늘었다. 다른 외과들만큼은 아니지만, 북미 전역의 신경외과 프로그램들도 이러한 증가 추세에 영향을 받아 그 수치가 지난 몇 년 사이 15퍼센트에 달했다. 내가 이곳 밴더빌트에서 신경외과 교육 프로그램을 지도하던 시절 어느 해에는 신경외과 레지던트 열아홉 명 중에 여섯 명이 여성이었다. 이들 모두에게 어떤 식으로든 멘토링을 해줄 기회가 있었고, 그들 모두는 저마다의 전문 분야를 찾아 진출하고 있다. 여성들이 신경외과 분야에 합류하게 된 것은 두 팔 벌려 환영할 만한 일이나, 그들은 이 자리에 오기까지 아주 많은 어려움을 이겨내야 했다. 신경외과는 꽤 오랜 세월 동안 남성이 독점한 분야였고, 교육과 그 문화도 너무 악독하고 너무 남성적이었다. 여성이 강인하지 않다는 말이 아니다. 내 주변에는 나보다 더 강인한 여성이 많다. 그러나 이런 내 관점 또한 어머니와 두 명의 누이, 아내, 딸의 영향을 받은 것이므로, 그런 경험을 갖고도 이 같은 관점을 타당하다고 생각하지 못한다면 그 기회를 낭비한 것이리라.

"옳지!"

에라 모르겠다. 소리 내어 말을 뱉었다. 계속해서 올바르고 공격적인 결정을 내리게끔 그녀를 격려할 피드백이 필요하다. 대담해진 레지던트가 이번엔 드릴을 집어 든다.

"이제 뼈."

우리는 드릴을 사용해 가장자리 주변에 깨진 두개골 조각들을 제거하고, 조심스럽게 타원형으로 잘라내기 시작한다. 나중에 아이를 다시 수술실로 데려와 이 결손 부위를 손볼 때 이식편이 더 잘 붙도록 하기 위해서다. **아이가 이 수술을 견디고 살아준다면.** 뼈 가장자리에 왁스를 바른 뒤로 상황이 조금씩 진정되기 시작한다. 그러나 아직도 우리는 뇌 표면에 직접적인 압력을 가해서 다수의 혈관을 막는 상황이다. 커튼을 친 뒤 처음으로 커튼 너머에 있는 톰을 비롯한 그의 팀을 쳐다본다. 수액 봉지 안에 든 혈액을 우리 환자에게 주입하고 있다. 이들은 아이에게 혈액을 공급해 혈압을 끌어올리려고 필사적으로 애쓰고 있다.

"40에 10!"

톰이 소리친다.

"지혈 아직입니까?"

"됐습니다."

내가 재빨리 대답한다.

"지금 잡고 있습니다. 계속 수혈하시고 제가 다음 단계로 넘어가도 될 때 알려주세요."

외과 의사와 마취과 의사가 이렇게 대화를 주고받는 건 중요하다. 특히 이 수술처럼 두 번의 기회가 없는 극한 상황에서는 더욱 그렇다. 외과 의사로서 내가 마취과 의사든 간호사든 마취팀이 상황이 악화할 때 목소리를 내기 불편한 문화를 만들었다면, 그건 그들의 잘못이 아니라 내 잘못이다. 핵심은 의사소통이다. 수술대에 누워 있는 환자가 위급한 상황에 빠지고 있는지 아닌지 아는 게 중요하다. 위급 상황이 실제로 벌어지기 훨씬 전에 아는 것이 이상적이다. 그러면 위급 상황을 피하기 위해 뭐라도 할 수 있을 테니 말이다.

노출된 뇌 표면에 거즈를 대고 부드럽게 압력을 가하면서 톰을 지켜본다. 톰과 그의 팀은 대량 수혈 시 일어날 수 있는 혈액

희석, 응고 장애를 방지하는 데 도움이 되도록 응급 혈액과 다른 혈액 제제들을 사용하여 혈압을 안정화시키고 있다. 혈압이 오르기 시작하더니 불과 몇 분 전까지만 해도 위험할 정도로 높았던 심박수가 정상 수치에 가까워지기 시작한다. 저혈압과 높은 심박수는 출혈량이 위험할 정도로 많을 때 출혈성 쇼크의 생리적 결과로서 발생한다. 순환 혈액량이 심각한 수준으로 적으면 부족량을 보충하기 위해 심장이 더 빠르게 뛴다. 이런 유형의 쇼크는 일반외과나 흉부외과 외상에서 훨씬 더 흔하게 볼 수 있는데, 이를테면 총상이나 자동차 사고로 주요 내부 혈관이 찢어져 환자가 피를 흘리기 시작하는 경우다. 사실, 머리에 총상을 입은 사람들 대다수는 현장에서 즉사하거나 병원 도착 직후에 사망한다.

"이제…."

앞으로 어떤 일들이 벌어질지 생각에 빠져 있는데 톰의 목소리가 들려온다.

"시작하시죠."

레지던트와 나는 수술용 소작기와 아주 작은 티타늄 클립을 쥔 손을 시곗바늘처럼 규칙적으로 움직이며 피 흘리는 혈관을 하나씩 잡아간다. 경막 가장자리를 찾아 경막 결손 부위 주변에 큼직하게 인조 경막을 봉합한다. 수술 뒤 상처 부위에서 뇌척수액이 새어 나와 감염이 일어나거나 뇌수막염으로 이어지는 일을 예방하는 작업이다.

오늘은 두개골 결손을 걱정할 때가 아니다. 이 환자의 경우, 두개골의 큰 부분이 날아갔고, 남아 있는 부분도 오늘 다 치료할 수 없다. 감염 위험이 너무 크다. 다른 날 수술을 다시 잡아서 아주 얇은 CT 템플릿에 기초해 골 결손부에 완벽하게 맞도록 무균 3D 프린터로 특수 제작된 이식재를 이식해야 한다. 이런 경우 멸균된 메타크릴산메틸methyl methacrylate을 결손 부위에 들이붓는, 이른바 골 시멘트bone cement 시술을 해야 했던 과거에 비하면 괄목할 만한 발전이다. 골 시멘트는 냄새도 가히 압도적인 데다가 시멘트가 굳으면서 발생하는 열이 경막 혹은 뇌에 화상을 입힐 수도 있어서, 화상 가능성을 줄이려면 최대한 빠르게 세척해야 한다. 그뿐만 아니라 마른 시멘트 끄트머리를 드릴로 떼어내다 보면 시멘트 가루가 엉망진창으로 날려 수술 영역을 뒤덮고, 그러면 또 물로 씻어내야 한다. 그리고 이 모든 노력에 대한 결실은 기껏해야 적당히 맞는 정도의 이식이다. 그 시절에 비해 이제는 수술 시간이 한 시간 이상 줄었고, 이식편도 더 잘 맞으며, 수술 영역도 훨씬 더 깔끔하다. 수술실에 있는 우리 모두의 폐로 흡입되는 분진도 전보다 훨씬 적을 거라고 생각한다.

아래를 내려다본다. 이제 우리는 피부를 봉합하는 데 집중해야 한다. 폭풍 효과blast effect(표면 또는 표면 상부에서 폭발한 힘 때문에 구조물이 파괴되거나 손상하는 효과─옮긴이 주) 때문에 두피의 일부가 날아가버렸기 때문에 결코 사소한 작업이 아니다. 과거 성형외과 의사 동료들에게 배운 대로 머리 뒤쪽의 절개선을 약 4센티미터 정도 더 길게 잘라 귀 뒤쪽으로 약간 구부러지게 한다. 두피 플랩을 앞으로 끌어와 파괴되거나 사용할 수 없는 피부를 덮기 위한 작업이다. 그런 다음, 아래 뼈에 붙은 정상 피부 조직을 느슨하게 만들며 의도적으로 손상시킨 뒤, 두피의 측면이 정면으로 오도록 돌리고 굵은 낚싯줄처럼 생긴 봉합사로 단속 봉합을 실시해 가장자리를 하나로 꿰맨다. 피하 배액관이 액체를 제거하는 역할과 꿰맨 가장자리가 치유되도록 돕는 두 가지 역할을 할 것이다. 총알이 들어간 오른쪽 눈 위쪽 이마에는 구멍이 나 있고, 그 구멍을 덮고 있던 피부는 이미 사라진 지 오래다. 너덜너덜한 가장자리를 잘라낼 수는 있겠지만, 결국엔 그 위에 전혀 우아하지 못한 봉합사를 올려 피부가 잘 붙길 바랄 뿐이다. 환자를 소아중환자실로 데려가기에 앞서 레지던트가 두개 내압 모니터의 1밀리미터 와이어를 머리 반대편 뇌에 재빨리 배치한다. 이 작고 가느다란 와이어가 수술 이후 두개 내 압력을 측정하여 수술 이후 롤러코스터처럼 오르락내리락하는 상황에 대처하는 데 도움을 준다.

"다들 고생 많으셨습니다."

스크럽 간호사를 쳐다보면서 내가 인사를 건넸다. 맡은 일을 아주 훌륭하게 해낸 간호사였는데, 함께 일해본 건 이날이 처음이었다. 간호사가 입꼬리를 살짝 올렸다.

"비뇨기과보다 훨씬 더 흥미롭네요."

그녀가 진지한 표정으로 농담을 건넸다.

2주 뒤, 우리는 침대 위에다 호랑이 봉제 인형을 흔들고 있었다. 우리가 인형을 가져가는 시늉을 할 때마다 아이는 꽥꽥 소리를 지르며 인형을 향해 오른팔을 뻗고 주먹을 휘둘렀다. 왼팔은 몸통 옆에 붙어 있었다. 우리가 침대 난간 옆에서 인형을 불쑥 올려 마치 인형이 아이를 몰래 쳐다보고 있는 것처럼 연기하면 아기는 까르륵거리며 웃어댔다. 코에는 영양을 공급하는 영양관이 끼워져 있었지만, 그건 곧 뺄 것이었다. 중환자실에 있는 동안 아이가 시리얼을 조금 먹는 걸 보았다. 스파이더맨 피규어가 아이의 오른쪽 옆구리에만 놓여 있다.

아이는 곧 소아 전문 재활 시설로 옮길 예정이다. 그곳에서 몇 주간 재활 치료를 받을 것이고 총상으로 손상된 우측 뇌 때문에 약해진 왼쪽을 강화하는 데 집중할 것이다. 아이의 회복에 도움이 될 것이다. 아마 서너 달 정도 지나면 두개골 이식술을 받기 위해 다시 병원으로 돌아올 것이다. 아이는 어떤 삶으로 돌아가게 될까? 훗날 어떤 직업을 갖게 될까? 지금 세 살배기인 이 아이는 머리 한쪽에 들쭉날쭉한 흉터가 있는 자신의 삶 외에 다른 삶을 평생 알지 못한 채 살아갈 것이다.

아이의 병실 입구로 돌아가 문간에 기댄 채 아이를 가만히 지켜보았다. 치료사들이 아이가 자연스럽게 다음 세션으로 넘어갈 수 있도록 사이사이 장난감으로 놀아주는 방법을 보호자에게 알려주고 있었다. 대다수가 살아남지 못하는 상황에서 이 아이는 어떻게 살아남을 수 있었을까? 머리에 총상을 입은 사람들이 모두 수술실까지 오는 건 아니다. 총알이 뇌척수액이 있는 공간이

나 뇌의 정중선을 관통했다면, 심장박동, 호흡 및 인식 수준 유지 등의 기능을 담당하는 뇌간을 통과했더라면, 어떤 수술로도 도울 방법이 없다. 그러나 이 아이의 경우, 총알이 지나간 경로가 아이에게 영구 장애를 주었지만, 또 그 덕분에 아이가 살 수 있었다. 두개골이 한쪽만 폭파되었고, 또 언어 기능을 담당하지 않는 비非우성 반구인 우뇌만 폭파되었기 때문에 압력이 두개 내에 갇히지 않고 빠져나갈 수 있었다. 이러한 사실과 더불어 아이를 빠르게 수술실로 데려와준 시스템이 모든 상황을 달라지게 만들었다.

오래전 머리를 칭칭 감은 채 구급차에 실려 들어왔던 서른 살 청년의 모습이 생각났다. "응급실. 머리에 총상"이라는 문구가 내 호출기에 떴다. 당시 3년 차 레지던트였던 나는 그날 당직을 서고 있었고, 이미 주야장천 응급실에 밀려드는 환자를 보느라 정신이 없었다. 수술용 클램프가 붕대 사이로 튀어나와 심장이 뛸 때마다 같이 뛰고 있었다. 응급실에 있는 누구도 그걸 만지고 싶어 하지 않았다. 내가 피 묻은 거즈를 한 겹 한 겹 잘라내 보니, 좌측 중대뇌동맥middle cerebral artery에서 뻗어 나온 가지 혈관들에 헤모스탯hemostat(혈관을 잡아 지혈할 때 사용하는 수술용 지혈 겸자 – 옮긴이 주)이 잡혀 있었다. 그날 저녁 단거리 샷건의 방아쇠가 당겨지면서 좌측 뇌 구석구석에 혈액을 공급하는 주요 혈관인 중대뇌동맥이 뇌를 비롯한 두개골 대부분과 함께 파열돼버린 것이었다. 우성 반구인 좌뇌는 신체의 오른편을 기능하게 할 뿐만 아니라 언어와 의사소통의 능력도 담당한다. 좌뇌가 없으면 우리는 의미 있는 방식으로 상호작용을 할 수 없다. 세상에 붙잡힌 인질처럼 살 수밖에 없는 것이다.

환자가 누워 있는 들것을 들고서 수술실로 바로 이어지는 엘리베이터로 달려가는 동안에도 그의 오른편은 전혀 움직임이 없었고 두 눈은 감긴 상태였다. 입에서는 알아들을 수 없는 소리만 흘러나왔다. 언어를 담당하는 부위가 회복 가능성 없이 파괴돼 버린 것이다. 그는 그 수술과 초기에 클램프로 혈관을 잡아둔 누군가의 빠른 판단 덕분에 생명을 건졌다. 그러나 두 번 다시 걸을 수도, 말할 수도 없을 것이다. 그날 수술실에서 수술을 시작하려는 순간, 전문의 선생님이 내게 말했다. **내가 하는 대로 하세요. 다음 단계를 생각하면서. 옳지.** 나는 리트랙터로 고정하고, 드릴을 들고, 지혈했다. 그렇게 한 단계 한 단계씩 선생님과 함께 수술을 진행했다.

그곳에 서서 그날 일을 생각하면, 이 두 환자가 늘 함께 떠오른다. 두 사람 다 머리에 총상을 입은 환자였다. 두 사람 모두 불필요한 사건 때문에 인생이 달라졌다. 두 사람 다 죽음의 문턱에서 살아 돌아왔다. 그러나 둘에게는 결정적인 차이가 있었다. 벙어리가 된 서른 살 청년은 그 부상 때문에 남은 평생이 무너져버렸다. 그는 두 번 다시 세상과 교류할 수 없을 것이다. 그러나 침대에 누워 놀던 세 살배기 아이의 경우는 이야기가 달라진다. 탄환이 지나간 몇 센티미터의 궤적이 두 사람의 인생을 갈라놓았다. 그리고 그 거리는 몇 센티미터가 아니라 몇 킬로미터가 될 수도 있었다.

병실에 서 있는 나는 아이의 표정에 넋을 잃는다. 치료사가 하는 말의 의미를 분명하게 알아듣기 시작한 아이가 치료사를 똑바로 바라보며 눈을 깜빡거린다. 치료사 한 사람이 하이파이브를 하기 위해 손을 내밀었을 때 우리 너머 복도를 내다보는 아이의 표정이 보인다.

"케이제이KJ."

다시 치료사의 손바닥에 집중한 아이가 오른손을 들고 치료사의 손바닥을 향해 뻗으며 말한다.

"내 이름은 케이제이예요."

7장

샤레이드*

내가 태어나기 몇 년 전, 이브 누나와 사라 누나가 각각 여덟 살, 네 살이었고 우리 가족이 버지니아주 리치몬드Richmond에서 살고 있던 때였다. 그해 아버지가 크리스마스 선물로 컬러텔레비전 세트를 사 오셨다. 엄청나게 컸다. 널찍한 화면 크기만큼이나 덩치도 컸고, 열두 개 채널을 돌릴 수 있는 동그란 손잡이가 달려 있었다. 모르긴 몰라도 혼자 들어서는 꿈쩍도 안 할 만큼 무거웠을 것이다. 아버지는 직장 동료에게 운반을 도와달라고 부탁해

---

* Charade, 한 사람의 제스처를 보고 무엇인지 나머지 사람이 알아맞히는 놀이 - 옮긴이 주.

126

딸들이 집에 없는 오후 시간에 진땀을 흘리며 텔레비전을 집 안으로 들고 들어왔고, 서재 구석에 놓인 탁자 아래에 넣으면 꼭 들어맞겠다고 생각했다. 바닥까지 내려오는 식탁보만 있으면 3주 뒤 크리스마스 당일이 될 때까지 딸들에게 감쪽같이 숨길 수 있을 줄 알았다.

그러나 그건 집 안을 걸어서 돌아다니고, 의자에 얌전히 앉아 신문을 읽거나 친구들과 담소를 나누는 성인의 눈에서 본 관점이었다. 그건 집 안 구석구석을 뛰어다니다 걸핏하면 넘어지고, 틈만 보이면 기어 들어가기 바쁜 두 어린이의 입장을 전혀 고려하지 못한 계획이었다. 텔레비전을 숨겨둔 날 오후, 큰누나가 단단한 장난감으로 사라 누나의 머리를 때리자 네 살이었던 사라 누나는 자기 언니를 피해 가장 좋아하는 비밀 공간을 향해 달려갔다. 탁자 밑으로 들어가려고 식탁보 끄트머리를 들어 올리던 사라 누나는 그 안에 있는 새 물건을 발견했고, 잔뜩 신이 나서 곧장 부엌으로 달려가 이브 누나에게 알려주었다. 누나들의 말을 엿들은 엄마는 재빨리 협상에 나섰다. 엄마는 누나들에게 선물을 발견했다는 사실을 아빠에게 말하지 않으면 하루에 한 시간씩 새 텔레비전을 틀어 보여주겠다고 약속했다. 그날 이후, 이브 누나가 학교를 마치고 집에 오는 평일 세 시 반이면, 누나들은 식탁보를 걷고 아빠가 집에 오기 전까지 한 시간씩 어린이 프로그램을 시청했다. 1960년대 가정주부였던 어머니는 죄책감도 느꼈겠지만, 한편으로는 그동안 몰랐던 자신의 위기 회피 능력과 협상 능력에 우쭐하기도 했을 것 같다.

어느 날 밤, 누나들이 자러 간 뒤 아버지는 이쯤이면 딸들이 깊이 잠들었을 테니 새 컬러텔레비전을 틀어 봐도 괜찮다고 생각했다. 아버지는 누나들 방으로 가 방문을 빼꼼 열고 딸들이 트윈 침대에서 곤히 잠들어 있는 걸 확인한 뒤 조심스레 문을 닫았다. 혹시 텔레비전 소리에 누나들이 깰까 봐 방문과 바닥 사이에 수건까지 끼워 넣었다. 이제 집 안의 이중 스파이가 되었다는 사실을 깨달은 엄마는 이 모든 상황을 순순히 받아들였다. 곧 엄마는 대낮엔 딸들과 한밤엔 남편과 텔레비전을 훔쳐보는 사람이 되어 있었다. 날이면 날마다. 밤이면 밤마다. 엄마는 어떻게든 밤낮으로 충실하게 양쪽의 비밀을 지켜나갔다.

크리스마스를 일주일 앞두고 아빠는 이웃 몇 사람에게 크리스마스 선물로 컬러텔레비전을 사두었다면서 그걸 보면 딸들이 얼마나 놀라고 좋아할지 기대된다고 말했다. 그러나 놀랄 것도 없이 그건 이미 이브 누나가 동네방네 친구들에게 다 떠벌린 사실이었다. 누나의 친구들은 그걸 자기 엄마들에게, 엄마들은 남편들에게 모두 얘기했고, 그렇게 이브네 아빠가 깜짝 선물로 사서 서재 탁자 밑에 고이 숨겨둔 새 텔레비전을 온 식구가 오후마다 틀어 본다는 건 동네 사람들 거의 모두가 아는 공공연한 비밀이 되었다. 이웃들은 아빠를 만날 때마다 번번이 새 텔레비전 얘기를 해달라며 아빠를 부추겼고, 그렇게 존과 새 컬러텔레비전은 그해의 크리스마스 스토리가 되었다. 그리고 마침내 찾아온 크리스마스 날, 이중생활에 진이 빠진 우리 어머니는 그 누구보다 크리스마스를 반겼다. 어머니와 함께 리허설까지 마친 누나들은 아빠가 텔레비전을 공개한 순간 서로 손을 맞잡고 폴짝폴짝 뛰었고, 엄마와 아빠를 껴안으며 제 역할을 완벽하게 소화했다.

아빠가 돌아가시고 몇 년 뒤에 어머니도 세상을 떠나시면서, 아빠가 정확히 언제 진실을 알게 되었는지는 미스터리로 남았다. 어쩌면 크리스마스 직후에 누나나 엄마나 어느 동료에게 전해 들었을 수도 있고, 어쩌면 세월이 한참 흐른 뒤 가족끼리 도란도란 이야기를 나누다가 알게 되었을지도 모른다. 아내와 친구들에게 속았다는 걸 아시긴 했는지, 우리가 아버지 앞에서 이런 이야기를 해도 됐던 건지조차 사실 잘 모르겠다.

어머니의 여동생인 로빈 이모는 어릴 때 워싱턴주 긱 하버Gig Harbor의 친척 집에 방문했던 경험을 두고두고 멋진 추억으로 간직했다. 그곳은 우리 외가 쪽으로 연결된 친척이 사는 집이었다. 우리 외할아버지인 척 할아버지는 캘리포니아 북부에서 살던 가족이 뿔뿔이 흩어지고 난 뒤, 남동생 두 명과 함께 워싱턴주에 정착했다. 우리 할아버지는 스탠퍼드대학교에서 운동선수로 성공적인 커리어를 쌓으면서 미시시피대학교 풋볼팀의 부코치로 일했고, 스몰링Smalling가의 다른 형제들은 워싱턴주립대학교를 졸업한 뒤 각자 결혼하고 그곳에 가정을 꾸렸다. 그리고 그 다음 세대에 사교성이 굉장히 풍부한 제이 스몰링이 태어났다. 제이 당숙은 모든 때와 장소에 완벽하게 어울리는 농담을 던질 줄 아는 사람 그리고 현존하는 모든 카드 게임의 규칙에 통달한 유쾌한 사람으로 자랐다. 당숙은 늘 상냥하고 다정한 사람이었고, 우리 어머니가 가장 좋아하는 사촌이었으며, 자기 아버지만큼이나 짓궂어서 호시탐탐 장난칠 기회를 엿보는 사람이었다. 자기 아들도 그렇게 클 게 틀림없었다. 서름한 어머니, 바쁜 아버지, 열 살 넘게 터울 진 여동생을 둔 우리 어머니는 제이를 오빠처럼 따랐다. 그리고 세월이 흘러 내가 태어났다. 원래 나는 아버지의 이름을 물려받았는데, 문제는 아버지도 할아버지의 이름을 물려받았다는 것이다. 아버지는 이미 존 주니어junior였다. 두 명의 존과 한집에 사는 일이 생각보다 더 복잡하고 어렵다는 걸 깨달은 어머니는 당숙의 이름을 따 집에서는 나를 제이라고 부르자고 아버지를 설득했다고 한다. 나는 훗날 몇 년 동안 내 항공사 마일리지 계정이 뒤죽박죽 될 줄은 전혀 모르고 어머니의 의도가 그랬나 보다, 하고 말았다.

제이 당숙과 당숙모 피치는 두 자녀를 낳았고, 퓨젓 사운드 Puget Sound(워싱턴주 북서부의 만 – 옮긴이 주)에 있는 집에서 날이면 날마다 즐거운 일상을 보냈다. 퓨젓 사운드의 수상 가옥 앞에는 소형 모터보트, 스키보트, 돛배, 노잡이들이 가득했고, 집 위 언덕에는 개인용 피클볼pickleball(구멍이 뚫린 폴리머 소재의 공과 패들 형태의 라켓을 이용해 배드민턴 코트에서 하는 라켓 스포츠로, 1965년 미국 워싱턴주 시애틀의 한 마을에서 만들어졌다 – 옮긴이 주) 코트가 마련돼 있었다. 오래전 어느 늦여름, 일곱 살이었던 로빈 이모가 부모님과 함께 그 집에 방문한 적이 있었다. 당시 우리 어머니는 대학생이라 집에 없었다고 했다. 어느 날, 퓨젓 사운드의 스폴링 가족은 로빈 이모를 설득해 부둣가에서 낚시를 하게 했는데, 늘 그랬듯 제이 당숙이 부두 아래 몰래 숨어서 슈퍼에서 미리 사 온 엄청나게 큰 연어를 로빈 이모의 낚싯줄에 걸었다. 그런 다음 그럴듯하게 꾸미기 위해 낚싯줄을 두어 번 잡아당겼다. 아무것도 모르고 있었던 일곱 살 로빈 이모는 입질이 왔다고 모두에게 소리쳤고, 이내 낚싯줄을 휘감아 곧 자신의 모습을 드러낼 물고기, 그러니까 말도 안 될 만큼 거대한 물고기를 낚았다. 물고기가 이미 죽어서 차갑다는 건 이모에게 중요하지 않았다. 이모의 기억에 봉인된 것은 휘어진 낚싯대, 주변에 있는 가족들의 흥분, 물고기를 낚는 순수한 기쁨이 전부였다.

로빈 이모는 거의 50년이 지나서야 진실을 알게 되었다. 겨울 휴가를 맞아 미시시피주 남부 집에 가족들이 모여 점심을 먹는 중이었다. 진실이 밝혀지던 그 순간에 나는 이모의 맞은편에 앉아 있었다. 이모도 이미 그 사실을 알고 있다고 생각한 누군가가 식탁에서 자연스럽게 이야기를 꺼냈고, 행복하고 즐거운 웃음소리가 부엌을 가득 채웠다. 그러나 이모가 살짝 하얘진 얼굴로 말 없이 무릎에 놓인 작은 휴지를 꽉 움켜쥘 뿐 꼼짝도 하지 않는 걸 나는 보았다. 이모는 재빨리 몸을 고쳐 앉고 하하 웃으면서 그동안 몰랐다는 사실을 인정했다. **하여간 제이 스폴링 오빠는 정말 보통내기가 아니었다니까.** 그리고 금세 대화는 다른 주제로 넘어갔다.

나중에 그릇을 거두어 싱크대에 담가 놓은 뒤, 이모가 뒤뜰 먼 구석으로 걸어가는 걸 보았다. 우뚝 솟은 피칸나무들과 겨울 꽃을 활짝 피운 동백나무 덤불이 있는 곳을 훌쩍 넘어 멀리 걸어갔다. 늦은 오후의 그늘 속에 서 있던 이모는 방치된 정원에 아무렇게나 피어난 꽃들을 내려다보며 한참을 가만히 서 있었다. 어린 시절의 기억을 떠올리며 마지막으로 한 번 더 추억하고, 사랑하고, 보내주고 있었던 게 아니었을까.

몇 년이 흐르고, 의대 졸업반이었던 나는 멀리사와 함께 미시시피주 잭슨Jackson에 살고 있었다. 더는 피할 수도 미룰 수도 없었다. 우리는 결혼을 약속한 지 거의 2년이 지나서야 마침내 약혼식을 하기로 했다. 약혼식 점심 식사에 우리 부모님을 초대하고, 와인 잔을 높이 들고, 결혼하겠다고 발표했다. 기쁨과 행복이 넘쳐났다. 우리의 가족, 앞날, 우리 자신을 위해 건배했다. 곧 아버지가 모두에게 들릴 만큼 큰 목소리로 행복하게 말씀하자 식당에 있던 모든 사람이 똑같이 잔을 들고 축하해주었다. 어린 날의 마지막 순수한 행동으로, 나는 아버지를 돌아보며 결혼식 때 들러리를 서달라고 부탁했다.

아버지가 그날처럼 펑펑 우는 모습을 본 적이 없었다. 식당 부스 자리에 앉아 있던 아버지의 모습이 지금도 눈에 선하다. 식탁 위엔 빵이 놓여 있고, 아버지의 빵 접시 주변에는 약간의 부스러기가 흩어져 있었다. 허공에 멈춰 있는 샐러드 포크. 빠르게 왔다가는 종업원. **통후추는 없습니다. 감사합니다.** 그리고 내가 아버지에게 부탁하는 바로 그 순간, 아버지 얼굴에 스치는 변화가, 예상치 못한 감정에 사로잡힌 아버지의 표정이 보인다. 우리 아버지는 평생 한결같이 낙관적인 걸로 정평이 난 사람이었고, 할 수 있다는 믿음만 가지면 충분히 자기 운명을 개척할 수 있다고 믿는 사람이었다. 사업에 성공하고, 일찌감치 소매업계로 독립하고, 주 방위군 공군에서 날개 달린 모든 탈것을 조종하는 조종사로서 성공적인 두 번째 인생을 살면서도, 자녀를 향한 아버지의 사랑은 단 한 번도 흔들림이 없었다. 많은 부모 자식 사이가 그러하듯, 나도 아버지에 대해 모르는 면이 많이 있었다. 그러나 결혼을 발표했던 그 순간, 얼마 전까지만 해도 아버지로부터 배우며 성장했지만 이제 어두컴컴한 사춘기를 거쳐 성인기를 향해 중요한 걸음을 내딛는 내 모습이 보였다. 훗날 중년에 접어들어 나이 들었을 때 아들의 지난 삶과 사랑하는 가족을 돌아보며 아들을 자랑스러워하는 아버지의 모습이 보였다.

글썽거리는 눈물과 함께한 '그러마'라는 대답, 대견함과 기쁨이 가득했던 식사를 마친 뒤, 각자 차를 타고 집에 가기 위해 우리 식구들 모두 식당에서 걸어 나오고 있었다. 그때 나누었던 짤막한 대화가 잊히지 않는다. 아버지가 내 옆으로 다가오더니 최근 들어 오른손에 힘이 잘 안 들어간다고 대수롭지 않게 말했다. 며칠 전 냉장고 맨 위 선반에 있는 원두 통을 꺼내려다가 그때 처음 증상을 알게 됐다고 했다. 아귀힘이 빠져서 원두 통을 놓쳤고,

원두 통이 바닥에 떨어지면서 터지듯이 뚜껑이 열렸다고 했다. 아직 그날의 즐거움에 취해 있던 나는 그때 아버지의 그 말이 얼마나 중요한지 깨닫지 못했다. 아버지에게 이유를 한번 찾아보겠다고, 월요일에 교수님들에게 물어보든 하겠다고 서둘러 대답하고 넘어갔다.

이후 수개월에 걸쳐 아버지는 수많은 병원을 찾아가 영상 촬영을 하고 혈액 검사를 받았고, 나는 대체 진단을 위해 의학 서적과 논문을 셀 수 없이 검토했지만, 아무리 뒤져봐도 근위축성 측색 경화증의 초기 증상이었다. 루게릭병이라고 불리는 ALS는 진행성에 치료가 불가능한 신경 퇴행성 질환이다. 끝이 보이지 않았던 날들은 이제 끝났다. 그때는 생각할 수 없었지만, 나는 곧 아버지가 비행, 운전, 일과 같은 삶의 측면을 하나하나 내려놓는 모습을 보게 될 것이었다. 그렇게 아버지에게는 자신의 숨결, 가족, 추억만 남겨질 것이었다.

아버지의 죽음이 우리를 찾아온 건 그로부터 18개월이 흐른 뒤였다. 우리 부모님은 아버지의 투병 사실을 누구에게도 알리고 싶어 하지 않았다. 친구들에게도, 친척들에게도, 두 누나들에게조차. 처음에는 기민한 속임수로 숨기는 게 가능했다. 아버지는 생동감 있는 대화를 나눌 때도 손을 쓰지 않고, 재킷 아래에 숨겼다. 그러나 시간이 흐를수록 증상이 뚜렷해졌다. 글씨를 쓰거나 밥을 먹는 일조차 아버지가 점점 더 힘들어한다는 걸 사람들은 눈치챘지만, 파티의 불청객을 무시하기로 약속이라도 한 듯 가족들의 샤레이드는 계속되었다. 이 모든 상황을 가장 걱정한 건 누나들이었다. 누나들은 걱정스러운 눈으로 아버지를 바라보며 "다음 주에 같이 병원에 가봐요", "간단한 물리치료만 받으면 바로 해결될 거예요"라고 말했다. 우리 가족은 현재에 남아 있기를 선택했지만, 이는 시간이 흐르면 알아보지도 못할 만큼 미묘한 파편처럼 나와 누나들의 사이를 가르는 일이 되었다. 아빠가 돌아가시자 우리 집에는 비난할 사람 없이 슬픔만 남았고, 그런 우리 남매가 상처를 치유하고 관계를 회복하기까지는 상당한 시간이 걸렸다.

결혼식을 앞둔 날들이 기억난다. 그 무렵 나는 친구들과 가족들에게 둘러싸여 곧 새롭게 시작될 우리의 삶에 대해 기뻐하고 있었고, 일부러 아버지의 질병을 인정하지 않으려 하고 있었다. 교회에서 내 옆자리에 서 있던 아버지의 모습이 자주 생각난다. 그때 아버지는 간신히 움직이는 손가락으로 주머니에서 반지를 꺼낸 다음, 내 얼굴을 빤히 쳐다보았다. 대견해하는 듯한 표정이었다. 그리고 하늘을 나느라 함께하지 못했던 지난날들, 그리고 앞으로 함께하지 못할 날들에 대해 미리 용서를 구하는 듯한 표정이었다. 아버지와 나는 이제 부자로서 함께 늙어갈 수 없었다. 아버지가 돌아가시는 순간부터 그건 바꿀 수 없는 사실이 되었다. 그 무렵, 갓 성인이 되었던 나는 내 눈앞에 드러나는 아버지의 아리송한 삶과 선택들을 이해할 수 없었다. 그때 내가 아는 것이라고는 우리에게 닥치는 미래를 바꿀 수 없다는 내 무능을 향한 분노뿐이었다.

　오랜 시간이 흐르고 삶이 잘 풀리지 않거나 일이 힘들 때면 그 시절 멈춰버린 아버지와의 관계가 떠올랐고, 그제야 내게 아버지의 지혜가 절실히 필요하다는 걸 깨달았다. 그러나 내게 남은 건 그의 부재에 대한 공허함과 분노뿐이었다.

　그로부터 10년도 더 지나고 태어난 내 아들과 딸에게 우리 아버지는, 휴가지인 미시시피 가족 별장의 식탁에 둘러앉을 때 주고받는 이야기 속에나 등장하는 존재가 될 터였다. 남자가 된 이제는 사라져버린, 소년 시절의 눈으로 봤을 때의 활기차고 이상적인 삶을 살았던 아버지, 용기와 행복의 화신이었던 우리 아버지는 그렇게 이야기 속에서만 존재하게 될 것이다. 내게는 그야말로 다른 차원과도 같은 그 집으로 나는 몇 년간 아이들을 데려갔다. 누나들이 대학으로 떠나고 한동안 유년 시절의 나와 부모님만 살았던 그곳. 우리 세 사람이 시간 밖에서 공존했던 그곳. 나중에 그곳은 내가 어린 시절의 이야기를 수집하고 유지할 수 있는 곳이자 영원히 끝나지 않는 아버지와의 삶을 헤치고 나아갈 수 있는 곳이 되었다.

　내 이야기 속에서, 훗날 아버지의 병상, 드문드문 이어지던 중얼거림, 느려지는 호흡은 삭제되었다. 대신 아버지는 새로운 삶에 첫발을 내딛는 나와 함께 교회의 단상 앞에 서서 가슴 주머니에서 결혼반지를 꺼내어 자랑스러워하는 표정으로 내게 건네준다. 고개를 들고 내 얼굴을 바라보면서 아버지는 강인한 손을 들어 슬픔을 닦아낸다. 그리고 나를 안아준 뒤, 아버지는 아내의 손에 내 손을 얹어놓고 물러난다. 아내를 향해 고개를 돌리면서 나는 기쁨에 찬 얼굴로 활짝 웃으며 멀어져가는 아버지를, 저세상으로 영영 멀어져가는 아버지를 마지막으로 바라본다.

8장

고무줄

"저게 고무줄이라고?"

믿기지 않아 혼잣말이 나왔다. 한창 분주한 시간, 나는 병동 한가운데서, 컴퓨터 화면에 눈높이를 맞추고 서서 3D로 재구성된 이미지를 뚫어질 듯 쳐다보고 있었다. 틀림없이 희미한 윤곽선 두 개가 자그마한 뫼비우스의 띠처럼 고리 모양으로 돌고 있었다. 고무줄. 지금 내가 보고 있는 게 고무줄일 리가 없었다.

하도 오래돼서 이유는 잘 기억나질 않지만, 나는 수술할 때 가능하면 더 저렴한 대안을 사용한다는 사실에 약간의 자부심이 있다. 분명히 말씀드리지만, 신경외과 수술은 전반적으로 비용이 많이 든다. 수술 현미경 하나만 해도 가격이 50만 달러는 족히 되고, 수술용 GPS라고 볼 수 있는 수술용 내비게이션intraoperative image-based navigation도 그 정도 비용이 든다. 두 가지 다 요즘 대부분의 뇌종양 절제술에서 표준으로 쓰이다시피 하는 기구들이다.

그러나 이 두 기구의 경우, 복잡한 수술을 더욱 안전하게 집도할 수 있도록 병원이나 의료 시스템에서 구매 비용을 부담하며, 지출 역시 일회성으로 끝난다. (2세대 전에, 어느 소아신경외과 의사가 집게손가락을 살짝 구부려서 종양과 정상 소뇌 사이의 경계면에 집어넣고, 종양을 위로 들어 머리 밖으로 꺼냈다는 이야기가 있다. 현미경도 없이. 값비싼 도구 하나 없이. 자기 손가락 하나로. 신경학적 예후 및 종양 제거 정도에 대한 예측 수준이 발전함에 따라 틀림없는 진전을 이루었다.) 수술 현미경, 내비게이션 플랫폼, 초음파 프로브 등 이러한 유형의 '자본 지출'은 매일, 매 수술 드는 비용과는 성격이 다르다.

거의 모든 수술에는 가운, 장갑, 봉합사 꾸러미처럼 일회용 물품이 필요하고, 멸균 도구가 담긴 트레이를 포함하여 갖가지 트레이가 필요하다. 코로나19 이전에 수술실에서 일했던 우리 의사들 대부분은 하루에도 몇 장씩 수술 모자와 수술용 마스크를 썼고, 몇 분이라도 쓴 것이라면 돌돌 말아 쓰레기통에 던져 버리는 걸 당연하게 여겼다. 어릴 때 봤던 옛날 만화영화에서, 뚱뚱한 고양이들이 100달러 지폐들을 돌돌 말아 그걸로 시가에 불을 붙이는 장면이 생각나는 대목이다. (1980년대에 화면을 장악했던 MTV 영상들 사이에서 내 뇌리에 박힌 장면이다.) 분명히, 이런 행동은 달라졌다.

　자, 주요 장비도, 수술실 트레이도, 심지어 마스크에 관한 것
도 아니라면, 내가 무슨 얘기를 하고 있느냐고? 음, 그러니까 나
는, 이를테면 뼈 플랩을 두개골에 다시 붙일 때 값이 더 나가는
흡수성 판이나 금속판 대신 일반적인 실크 봉합사를 주로 사용
한다. 특히 두개골이 얇은 유아를 수술할 때라면 더욱 그렇다. 봉
합사를 사용하면 효과가 좋고, 뼈도 잘 붙는 데다 추가 비용도 수
백 배 절약된다. 채 1달러도 들지 않으니 말이다. 다른 예를 하나
더 소개하자면, 빈틈없이 최대한 꼼꼼하게 경막을 덮을 때도 나
는 값비싼 콜라겐 경막 대체재를 쓰지 않는다. 콜라겐 패치 대신
환자의 두개골 표면을 둘러싸고 있는 두개골막을 살살 벗겨낸 뒤
종이처럼 편평하게 펴서 결손 부위에 대고 꿰매면 된다. 환자가
가지고 있는 조직을 패치로 활용하는 것이다. 상황에 따라서는
이 방법이 더 우수하다는 데이터가 꽤 많다. 그러나 오해는 금물.
내가 고안한 방법은 아니고, 나 역시 윗세대 외과 의사들에게 배
운 것이다.

　하나 더. 두피를 절개하면 나는 두피 플랩을 돌돌 말린 스펀지
위에 젖혀 놓는다. 플랩에 날카로운 각이 생기면 혈액순환이 안
되어 괴사할 수 있기에 그렇다. 이건 거의 모든 의사가 똑같이 하
는 일이다. 그러나 나는, 두피 플랩을 뒤로 젖혀 놓을 때 일회용
후크 대신 바이크릴Vicryl 봉합사와 5센티미터 길이의 멸균 고무
줄을 써서 고정한다. 쉬운 방법이다. 그동안 이 방식으로 수백 건

의 개두술을 집도했지만, 내가 기억하는 한 두피에 문제가 생긴 적은 단 한 번도 없다. 수련의 시절 혹은 다른 의사의 수술에서(절대 내 수술에서 말고, 에헴) 서툰 솜씨가 만들어낸 참사를 보게 된다면 그 이미지를 평생 떨쳐내기 어려울 것이다.

최소한의 수술 도구를 갖춘 마이너 트레이minor surgical tray만 가지고 (스크럽 간호사와 눈짓으로 신호를 주고받으면서) 경막하 혈종을 제거한 적도 있다. 아, 물론, 아닐 수도 있다. 마이너 트레이만 있어도 **경막하 혈종을 제거할 수 있다**는 말을 20년간 하도 말버릇처럼 하고 다닌 탓에 진짜로 그런 적이 있다고 착각하는 건지도 모른다. 자원이 제한된 국가에서 수술하는 동료 의사들의 노고에 비하면 내 노력은 번데기 앞에서 주름 잡는 격이라는 걸 잘 안다. 그들은 지혈할 때 사용하는 플라스틱 레이니 클립raney clips이며 두개골을 열 때 사용하는 재래식 수동 드릴, 톱 등 가능한 한 모든 수술 도구를 재사용한다.

내가 '마이너 트레이만 있어도 경막하 혈종을 제거할 수 있다'라고 말하는 건, 소아신경외과 의사로서 내게 어떤 상황이 펼쳐지든 수술을 맡을 준비가 되어 있다는 의미로 하는 말이다. 〈야전병원 매쉬M.A.S.H〉(한국전쟁을 배경으로 종군 의료인들의 애환을 코믹하게 그린 작품이다. 1968년 발표된 소설을 기반으로 이후 영화와 드라마로 각색되었다 - 옮긴이 주)에서 소아신경외과 군의관으로 나오는 호크아이 피어스Hawkeye Pierce 대위 캐릭터처럼 어떤 환자가 오든 간에 직접 문제를 해결할 준비가, 아니면 다른 전문의가 도착할 때까지 환자의 상태를 안정시킬 준비가 되어 있다는 말이다. 나는 여러 상황에서 활용할 수 있는 간단한 해결책을 꽤 많이 아는 편이다. '내 화살통에 화살을 잔뜩 가지고 있다'라고 표현하고 싶다. 이건 내 정체성에서 매우 중요한 부분이기도 하다. 내가 생각하기에 의사로서 나는 제법 다양한 상황의 문제를 해결하고 환자들을 돌보는 데에 탁월한 기량을 발휘하며, 꽤 많은 경우 환자의 생명을 살려내는 아름다운 결과를 낼 정도의 능력을 갖추고 있다.

어쨌든 그렇게 수술이 끝나면, 사용한 수술 도구와 일회용품의 개수를 세어보고 수술 시작 전에 세었던 것과 숫자가 같은지 확인하는 과정을 거친다. 물론 병원에서 하는 많은 일이 그렇듯이 과정도 매번 완벽할 수는 없다. 얼마나 긴급한 수술인가? 자전거 사고를 당한 여덟 살 아이가 실려 왔고, 의사가 손에 무얼 잡고 있든 우선 출혈을 멈추고 봐야 할 수술 중인가? 아니면, 다양한 신경근을 잘라내는 방법을 활용해 뇌성마비 환아를 안정적으로 걷게 해주는 놀라운 수술이지만, 시간적인 압박을 받지 않는 선택적 신경근 절제술인가? 이 두 수술이 진행되는 분위기는 전혀 다르다. 여기에 강도 높은 피로, 바뀌는 인력, 게다가 아침밥을 걸렀을지 모를, 안경까지 쓴 이족 포유류가 수술을 집도한다는 사실까지 더하면 오류가 발생할 여지를 대수롭지 않다고 보긴 힘들다.

자, 이제 세팅이 끝났다. 이 정도면 내가 원래 그런 사람이 아니라는 배경 설명을 꽤 그럴듯하게 해둔 것 같으니, 내 경력에

'체내 이물질 잔류 사고'라는 수치스러운 오점이 있다는 사실을, 그러니까 그동안 수천 건의 어린이 수술을 집도하는 과정에서 부주의하게 환자 몸속에 이물질을 남기고 나온 적이 있다는 수치스러운 과거를 끄집어내는 게 조금은 더 쉬워졌다. 그날, 진료실에서 이 사실을 깨닫자마자 머릿속에 오만 생각이 밀려들었다. 컴퓨터 화면 속 3D 렌더링 이미지를 들여다보면서 두개골을 위아래로, 사방으로 돌려보던 중이었다. 그런데 고무줄 두 개가 보름달만큼이나 또렷하게 내 눈에 들어왔고, 그 순간 심장이 가슴 밖으로 튀어나와 바닥으로 툭 떨어지고 말았다.

옆 칸 진찰실에는 샤이엔이 있었다. 앞에 걸려 있는 CT 사진의 주인이자 얼마 전 행복한 열한 살 생일을 보낸 샤이엔. 샤이엔의 어머니는 샤이엔이 응급수술을 받기 전까지만 해도 늘 "아무도 바라보지 않는 것처럼" 춤추기를 좋아하는 자유로운 영혼이었다고 얘기한 적 있었다. 몇 달 전 발표회 때까지만 해도 샤이엔은 약간 툴툴댈 때가 있지만 전반적으로 삶을 행복해하는, 평범하고 건강하고 쾌활한 빨간 머리 소녀였다.

샤이엔을 처음 만난 곳은 우리 병원 소아 병동이었다. 그날 샤이엔은 병원 침대에 누워 팔다리를 마구 흔들어 대고 있었다. 열은 39도에 육박했고, 의식이 없었다. 내가 병실에 들어가기 직전에 대발작을 일으켰다고 했다. 두 눈은 감겨 있었다. 날숨에 갇혀 빠져나오지 못하기라도 하는 듯 호흡이 길고, 요란하고, 거칠었다. 샤이엔의 엄마는 침대 옆을 서성거리고 있었다. 얼굴은 30대 초반쯤으로 보였으나 머리 가장자리가 희끗희끗했다. 며칠이나 잠을 못 잔 사람 같았고, 그보다 훨씬 더 오랫동안 걱정하고 있는 사람 같았다.

"이제 뭘 어떻게 해야 하죠?"

내가 인사를 건네자마자 샤이엔의 엄마가 물었다. 내가 뭐라고 대답하기도 전에, 샤이엔의 엄마가 한 번 더, 더욱 힘주어 물었다.

"이제 뭘 어떻게 해야 하죠?"

여러 명의 환자를 돌보는 병동 간호사가 최대한 많은 일을 해결하려고 애쓰며 병실을 드나들고 있었다. 간호사가 샤이엔의 코에 산소를 주입하자마자 샤이엔이 정신없는 틈에 얼굴에서 비강 캐뉼러nasal cannula(코를 통해 낮은 농도의 산소를 주입할 때 사용하는 얇은 관으로, 코에 꽂아 귀에 거는 형태다 - 옮긴이 주)를 잡아당겨버렸다. 간호사 역시 나를 쳐다보며 이제 어떻게 해야 하느냐고 물었다. 간호사는 다른 선생님들도 오는 중이라고 덧붙였다.

병동팀의 호출을 먼저 받은 건 내 레지던트였다. 밤새 열이 오르고 정신이 오락가락하자 병동에서 정밀 검사를 진행했고, CT 촬영 결과, 어떤 압력으로 인해 뇌 표면을 따라 감염이 일어난 상태, 즉 경막하 축농subdural empyema이 발견되어 신경외과 레지던트를 호출한 것이다. 레지던트는 최대한 빨리 수술실로 가야 한다고 판단했다. 100퍼센트 옳은 판단이었다.

그때 나는 회의 중이었다. 그날 연달아 있었던 회의에 참석해 있다가 호출받은 내용이 심상치 않자 자리에서 일어나 병실로 향하며 레지던트에게 말했다.

"수술실 잡아요. 당장 들어가야 합니다."

간호사에게는 "중환자실팀에 연락해주세요. 바로 삽관해야 할 겁니다"라고, 그리고 보호자에게는 "잠시 나가 계십시다. 간호사와 레지던트가 따님 곁에 있을 거예요"라고 말했다. 눈을 올려 보니, 산소 포화도는 92퍼센트를 맴돌고 있었고, 모니터상 맥박은 정상보다 낮았다.

명철한 간호사가 이미 중환자실에 연락해놓은 상태였다. 다급히 계단을 뛰어 올라온 전임의, 레지던트, 호흡치료사, 중환자실 간호사, 의대생이 복도로 쏟아져 나와 서둘러 병실 쪽으로 방향을 틀었다. 이들은 나를 발견하자 다양한 약물이 들어 있는 의료용 태클박스tackle box(낚시용 소품을 보관 및 휴대하기 편하게 만든 수납용 상자 – 옮긴이 주)를 든 손을 앞뒤로 세차게 흔들며, 모니터 여러 대를 힘차게 밀면서 빠른 걸음으로 복도를 걸었다.

"수술실로 데려갑니다."

내가 말했다. 신경외과 레지던트가 병실 밖으로 고개를 내밀고는 "수술팀이 오고 있답니다"라고 말했다. 고개를 돌려 샤이엔의 어머니를 쳐다보았다. 겁에 질린 모습이었지만 어딘가 안도하는 기색이 비쳤다.

"아이가 아프다고 줄곧 얘기했어요, 선생님. 며칠 내내. 계속 아프다고."

어머니의 입에서 말이 쏟아져 나오고 있었다.

"두통도 그렇고, 행동도 그렇고. 그러더니 이제는, 발작까지. 우리 딸 괜찮을까요?"

"경막하 축농이라는 질환입니다."

빠르게 대답했다.

"뇌 표면에 감염이 생겨서 좌측 상단에 농양이 고여 있습니다. 지금 매우 아플 겁니다. 서둘러 빼내야 해요."

"어떻게요?"

"두개골 일부를 사각형으로 잘라내서 머리를 열 거고요, 정확히 무엇인지 확인할 수 있도록 고름을 일부 채취할 겁니다. 그런 다음 살살 농양을 씻어내서 압력을 떨어뜨립니다. 그리고 항생제를 투여할 겁니다."

"지금 바로 하나요?"

"그렇습니다, 어머님. 지금 수술실로 들어갑니다."

샤이엔의 어머니가 순간을 짓누르는 중압감을 떨쳐내려는 것처럼 잠시 말을 멈추었다.

"그렇군요."

그러고는 아무렇지 않다는 듯 말을 이었다.

"우리 딸, 잘 부탁드립니다."

수술실에 들어간 나는, 샤이엔의 헤어라인 뒤쪽을 따라 정수리를 가로질러 절개했다. 개두술을 할 수 있을 만큼 두개골을 충분히 노출시키기 위해서 나는 늘 그래 왔듯이 두피 플랩 바깥 면에 둘둘 만 스펀지를 대어놓은 다음, 중간 크기의 멸균 고무줄을 플랩 안쪽에 임시로 봉합해 침대 양쪽에 고정된 금속 막대에 걸었다. 쉽고. 빠르게. 5분 만에 우리는 드릴링 단계에 들어갔다.

CT 사진으로 봤던 것보다 감염이 더 심했다. 경막을 열자 고름이 수술 영역 위로 흘러나와 수술포를 타고 바닥으로 쏟아졌다. 일주일 동안 마취과에 실습을 나와 있던 의대생이 하필 그 타이밍에 수술포 위를 올려다보는 바람에 그대로 쪼그려 앉은 상태로 무릎 사이에 머리를 집어넣고 기절하지 않으려고 용을 쓰며 버텼다. 석션으로 고름 대부분을 제거한 뒤 보니, 그 아래의 뇌가 염증으로 자극을 받아 붉어져 있었고, 틈새를 오르내리는 작은 혈관들은 충혈된 눈처럼 팽창되어 있었다. 작은 염증 조각들이 뇌 표면과 연막에 들러붙어 있었다. 흡인을 시도할 때마다, 물로 살살 씻어내려고 할 때마다 팽창되고 약해진 혈관에서 출혈이 생겼다. 우리가 오퍼레이션Operation ('수술'이라는 의미의 보드게임으로, 사람 모양의 보드에 뚫린 여러 개의 작은 구멍에 다양한 플라스틱 물품을 넣은 뒤 집게를 사용해 꺼내는 게임이다. 구멍의 테두리에 집게가 닿으면 몸에 진동이 일어나면서 코에 달린 전구에 불이 들어온다 - 옮긴이 주) 게임 중이었더라면, 진동이 계속 울려대고 코에 달린 전구는 폭발해버렸을 것이다.

설상가상으로, 경막을 연 지 1분도 안 되어서 뇌가 아주 천천히 부어오르기 시작했다.

"pCO_2 partial pressure of carbon dioxide (이산화탄소 분압) 낮춰주세요." 마취팀에게 호흡수를 높여 이산화탄소를 내보내라고 신호를 보

147

냈다. 부기를 가라앉히려는 시도였다.

"머리를 위로 들어주세요."

이렇게 하면 부기가 어느 정도 가라앉기 때문에 서둘러 할 일을 마치고 수술 영역 밖으로 빠져나갈 수 있다.

우리는 근처에 있는 두개골막 조각을 채취한 다음, 뇌가 팽창할 수 있는 공간을 주기 위해 단속 봉합 몇 땀으로 신속하게 꿰맸다. 감염이 많이 발생한 뇌 옆에 작은 플라스틱 관을 대어 배수 역할을 하도록 조치했다. 뇌가 부풀어 오를 공간이 부족하면 두개 내 압력이 너무 높아질 수 있어서 두개골 뼈 플랩을 빼놓기로 결정했다. pCO_2를 낮추고, 머리를 높이 올리고, 봉합까지 하고 나니 상황이 괜찮아 보였다. 이제 두피만 꿰매면 끝이었다. 모든 상황이 안정적이었다. 여전히 진행 중일 회의가 끝나기 전에 다시 갈 수 있을 것 같다는 생각이 들기 시작했다. 어떤 회의였는지 지금은 기억조차 나지 않지만.

"괜찮아요?"

레지던트에게 물었다.

"두피 봉합하고 마무리할 수 있겠어요?"

"네, 선생님."

레지던트는 분주하게 움직이며 두개골을 자를 때 생긴 뼛가루를 씻어내고 있었다. 나는 계획대로 수술을 잘 마쳤다고 확신하며 수술실을 나왔다. 이제 가족들과 함께 기다리고 있던 아이 엄마에게 다가가 소식을 전했다.

"다음 주가 무척 힘들 겁니다. 이틀 정도 부기가 있을 거고요, 기관 내 삽관을 해야 할 겁니다."

두개 내 압력을 계속 확인할 수 있도록, 그리고 필요한 경우 약물치료를 할 수 있도록 뇌와 모니터를 얇은 선으로 연결해두었다고 샤이엔의 어머니에게 말했다.

이후 사흘간은 예상만큼이나 힘들었다. 샤이엔의 뇌압이 오르락내리락했다. 그러나 항생제가 점진적으로 감염을 잡았고, 며칠 후에는 기관 삽관을 제거했으며, 그로부터 일주일이 지나자 샤이엔이 문장으로 말하기 시작하면서 점차 좋아하는 음식을 사다달라고 부탁했다.

몇 주간의 항생제 투여와 몇 달간의 회복기를 거치고 나면, 개두술 결손 부위에 3D 프린터로 제작한 임플란트를 삽입하는 수술을 받을 상태가 돼 있을 터였다. 감염이 워낙 심했기 때문에 기존의 뼈 플랩을 쓰기는 어려울 거라고 판단했다. 대신 3D로 제작한 플라스틱 복합체를 멸균하여 사용하기로 하고 CT를 찍었다. 그리고 그 CT 결과를 스캔하다가 내가 수술 중에 무얼 남기고 왔는지 보게 된 것이다.

어찌된 일인지 우리는 봉합할 때 고무줄 두 개를 빼지 못했고, 어찌된 일인지 이전 영상 촬영에서 아무런 흔적도 발견하지 못했으며, 어찌된 일인지 고맙게도 몸에 이물질이 들어왔음에도 환자의 몸은 감염을 말끔하게 제거한 상태였다.

보면서도 믿기지 않았다. 나는 분주한 병동 한복판에 서서 내

실수를 보여주는 컴퓨터 화면을 들여다보고 있었고, 간호사들과 학생들은 내 주변의 병실과 사람들이 가득한 진찰실을 드나들고 있었다.

지금 이게 말이 돼? 속으로 혼잣말을 했다.

신경외과 수술팀 팀장에게 전화를 걸었다. 나는 봉합 전 고무줄의 개수를 세지는 않는다고 했다. 그건 프로토콜이 아니라고 했다.

진료실에 있는 보호자에게 솔직하게 사실대로 말하는 것 외에는 방법이 없었다. 다시 두개골을 열고 고무줄을 꺼내야 한다고. 정말 다행스럽게도, 두개골 이식 수술을 할 때 고무줄을 제거할 수 있었다. 추가 수술이 필요한 건 아니었다.

진료실로 들어갔다. 예쁘게 옷을 차려입은 샤이엔이 어머니 옆에 앉아 있었다. 몇 달 전 짧게 깎았던 붉은 머리카락 위에는 베레모가 얹혀 있었다. 모자 아래로는 뼈는 일부 없으나 뇌압은 이제 정상인 뇌가 움푹하게 패여 있었다. 둘은 일어나서 활짝 웃었다.

잠시 깜짝 놀란 나머지 전해야 할 소식이 있다는 걸 잊어버렸다. 샤이엔을 마지막으로 봤던 건 퇴원하기 직전 물리치료를 받는 모습이었다. 그때 샤이엔은 숟가락으로 떠주는 사과 소스를 받아먹으면서 색연필을 집기 위해 느리게 손을 뻗고 있었다. 왼편이 여전히 약하긴 했지만 이제 막 왼손을 움직이기 시작한 때였다. 의료진 대다수가 다른 주에 있는 재활 전문 병원에 입원할 것을 추천했지만 샤이엔의 엄마는 그러지 않겠다고 했다.

"선생님들이 생각하시는 것만큼 큰 도움이 필요하지 않을 거예요. 우리 샤이엔이 얼마나 의지가 강한 아이인데요."

그때 했던 어머니의 말이 전적으로 옳았다는 게 똑똑히 보였다. 아주 건강해 보이는 10대 소녀가 (내가 만들어준 약간 기우뚱한 머리를 하고서) 활짝 웃으며 내게 감사 인사를 건넸다. 그 옆에 서 있는 샤이엔의 어머니도 매우 밝게 웃고 있었다. 샤이엔의 어머니는 내가 뭐라고 입을 열기도 전에 같이 사진 한 장 찍자며 우리 둘을 끌어당겼다.

어서 말해야 한다.

"자, '**치이즈**' 하세요!"

어서 말해야 한다.

"아주 잘 나왔어요."

샤이엔의 어머니가 말을 이었다.

"샤이엔, 네 생명을 구해주신 선생님이셔."

딸을 보며 말하는 어머니의 눈시울이 붉어졌다.

그 순간에 조금만 더 오래 머물러 있고 싶었다. 굳이 지금 사실대로 말하지 않아도 됐다. 어차피 다음 수술이 잡혀 있으니 그때 고무줄을 꺼내도 될 일이었다. 그렇게 한다고 한들 알 사람은 없었다. 정신을 차리고 마음을 가다듬었다.

"드려야 할 말씀이 있습니다."

준비했던 말을 다 전하자, 샤이엔의 엄마가 고개를 떨구며 의자에 앉았다. 지난번 병원에서 봤던 것과 매우 다른 옷차림이 눈에 띄었다. 오늘은 카디건 스웨터를 입고 있었고, 겉은 검은색에 가장자리는 주황색인 머리핀으로 조금 더 길어진 머리카락을 하나로 모아 고정해둔 모습이었다. 머릿속에 차오르는 이런저런 생각이 적막한 진료실을 가득 메웠다. 옛날에 아버지가 일본 비행을 다녀오시면서 어머니 선물로 묵직한 화덕 오븐과 아름다운 유리볼 부표glass fishing buoy를 사다 준 적이 있었다. 어머니는 그 유리볼을 우리 집 뒷문 옆에 장식품으로 놓아두었다. 그때 아버지가 같이 사 왔던 다른 어떤 선물과 샤이엔 어머니가 하고 있는 머리핀의 생김새가 굉장히 비슷하다는 생각을 하는 중이었다.

샤이엔의 어머니가 다시 고개를 들고서 날 쳐다보고 있다는 걸 한참이나 눈치채지 못했다. 정신을 차리고 어머니의 얼굴을 보니 웬일인지 아까보다 더 밝은 표정이었다. 샤이엔의 어머니가 다시 의자에서 일어나 딸을 자기 품으로 끌어당겼다. 눈물방울이 뺨을 타고 흘러내리고 있었다.

"선생님이 우리 딸을 살려주셨어요. 그날 선생님이 하셨던 일 덕분에 우리 딸이 지금 여기에 있는 거잖아요."

"그렇지만 제가 그날……."

대답하려는 내 말을 샤이엔의 어머니가 가로챘다.

"선생님이 그 안에 자동차 키를 두고 나왔다고 해도 저는 개의치 않아요. 선생님, 샤이엔 좀 보세요."

샤이엔이 깜짝 놀란 척 연기하며 머리에 손을 얹었다.

"여기에 차 키가 들어 있는 것 같진 않은데."

샤이엔이 웃으면서 머리를 좌우로 흔들었다.

"이 안에 있었으면 고개를 돌릴 때마다 짤랑거리지 않았을까요?"

마지막 수술에서 우리는 이전 수술 때 남기고 나온 고무줄을 사용해 두피를 다시 걸고, 뇌 바닥까지 들어가지 않고서 두개골 결손부를 노출시킨 뒤 (지난번 수술 때 패치만 대고 나온 덕분이라고 생각하고 싶다) 결손부에 골이식재를 완벽하게 맞춰 넣은 다음, 고무줄 두 개를 잘랐다. 수술을 마치고 스크럽 간호사와 서큘레이팅 간호사circulating nurse (수술 전후의 환경을 점검하고, 수술실 입구나 처치실 등의 비멸균 영역에서 수술을 지원하는 간호사. '순회 간호사' 또는 '순환 간호사'라는 명칭으로도 불린다 - 옮긴이 주)가 바늘 및 스펀지 개수는 물론이고 새로운 프로토콜의 일부로 고무줄의 개수를 세었다.

"고무줄 개수가 두 개 늘었습니다."

확인을 마친 간호사들이 자랑스럽게 결과를 발표했다.

샤이엔은 병원에서 딱 하룻밤을 보내고, 다음 날 집으로 돌아갔다. 이후 1년 동안 나는 샤이엔을 추적 관찰했고, 올 때마다 CT 촬영 결과가 점점 더 좋아져서 점진적으로 진료 간격을 넓혔다. 네 번째 진료를 보고 나니, 이제 외래 진료에서도 놓아줄 때가 되어 있었다. 샤이엔은 더 이상 정기적으로 날 보러 올 필요가 없었다.

이때는 환자와 보호자, 외과 의사 모두에게 중요한 시기다. 환자와 보호자는, 마침내 이들의 인생에서 이 이야기를 다루는 장이 끝났다고 분명하게 말할 수 있다. 의사는, 그동안 돌보았던 환자가 이전 상태를 회복했음을 확인했으면 그걸로 됐다. 이제 다음으로 넘어갈 차례다. 참으로 의미 있는 관계라는 건 두말할 필요도 없는 사실이다. 들려오던 소식이 그리워진다. 학교생활은 어떤지, 요즘은 어떤 책을 읽고 있는지 궁금하다. 아이들이 어떻게 성장하고 있는지 보고 싶어질 것이고, 내가 배우고 실천한 의술이 아이들의 현재 삶에 어떤 영향을 주고 있는지도 궁금해질 것이다. 그러나 원래 그렇다. 지금 마음속에 차오르는 기쁨과 은혜는 어느덧 과거의 이야기로 스며든다. 그리고 우리의 첫 만남, 우리의 지난 이야기, 응급 소아신경외과에서 일어날 법한 온갖 심각하고 긴급한 상황은 다시 내 현실이 된다. 여기서부터는 모든 소아신경외과 의사가 똑같이 생각하지는 않을 것이다(그러나 왠지 그럴 것 같다). 환자를 살리려면 수술을 해야 하고, 그 수술이 내 손에 달려 있다는 현실을 생각하는 순간, 그때의 기쁨과 은혜가 다시 모습을 드러낸다. 내게 수술받은 아이가 앞으로 어떤 삶을 살아갈지 나는 아주 흐릿하게나마 짐작할 뿐이고, 회복하는 아이를 바라보는 보호자의 눈에 비친 안도의 기색을, 아이에게 두 번째 삶이 주어졌다는 기쁨의 기색을 아주 조금 엿볼 뿐이다. 어떻게 더 잘 설명할 수 있을지 모르겠다. 미래가 과거에 영향을 미친다니. 과거에 영향을 준다니. 얼토당토않은 소리로 들릴 수 있다는 걸 잘 안다. 그러나 내 머릿속에는 분명 그러한 사이클이 존재하며, 그게 아니면 설명할 수 없는 미지의 세계로 나를 이끈다.

마지막 진료가 끝나갈 무렵, 자리에서 일어난 샤이엔이 내게 한 번 더 감사 인사를 건넸다. 나를 향해 두 팔을 뻗었다. 병원에 처음 왔던 날 마구 휘저어댔던 바로 그 팔이었다. 샤이엔은 내 두 손을 포개어 잡고서 우리 앞으로 가져갔다. 바로 그때였다. 수개월 전, 진료실에서 나 자신을 용서하고 앞으로 나아갈 수 있도록 허락해주었던 보호자의 목소리가 마치 새로운 목소리처럼 내 귀에 들렸다.

선생님이 우리 딸을 살려주셨어요.

지금 내 책상 위에는 샤이엔과 함께 찍은 사진이 놓여 있다. 수년 전 샤이엔의 어머니가 찍어준 것이다. 그리고 그 사진 옆에다 고무줄을 하나 올려놓았다. 이 평범한 고무줄을 볼 때마다 나는 사랑과 은혜와 용서를 주고받을 때 생기는 힘은 시간을 초월할 만큼 거대하다는 사실을, 그것이야말로 우리를 이 땅에서 단단하게 엮어준다는 사실을 다시금 생각하게 된다.

9장

꼴찌

주간州間 고속도로의 길다란 언덕에 올라섰을 때 시간은 새벽 다섯 시 사십오 분쯤이었다. 일을 시작한 지 얼마 되지 않았을 무렵 즐겨 하던 취미가 있었다. 병원에서 정신없는 한 주를 보내고 집에 오자마자 시작되었던 내 취미는, 금요일 밤이 지나 토요일의 태양이 밝아올 무렵에 트라이애슬론 '스프린트' 코스에 도전하는 것이었다. 금요일 저녁 식사를 하고 나서 밤이 되면 하나둘 장비를 챙기고 내 스바루Subaru 자동차에 사이클을 장착하며 다음 날 눈 뜨자마자 집을 나설 수 있도록 채비를 했다. 매번 달라지는 장소에 제시간에 도착해 선수 등록을 마치고 바꿈터transition area (트라이애슬론 경기 중에 사용할 장비 등 관련 물품을 보관하도록 지정한 장소 - 옮긴이 주)에 가서 내 장비를 내려놓아야 했기에 어떨 때는 새벽 세 시에 나가는 날도 있었다. 병원이라는 굴레에서 벗어나 스트레스를 풀 수 있는 멋진 취미 생활이었다.

보통은 세 경기 모두에서 중위권 이상의 성적만 거두면 그걸로 만족했다. 어릴 때부터 나는 어느 한 가지 스포츠를 특출나게 잘하지는 않았지만, 다양한 스포츠에 능하다는 자부심이 있었다. 스키, 서핑, 펜싱을 할 줄 알았고, 탁구로는 사촌 브래드 형을 이기기도 했다. 트라이애슬론을 즐기게 된 것도 이런 이유 때문인 것 같다. 세 가지 운동이 하나로 합쳐진 스포츠. 운동이라는 측면에서 보더라도 아주 훌륭한 스포츠다. 그러나 그날은 조금 달랐다. 왠지 내 연령대 상위권에 들고 싶다는 욕심이 강하게 들었다. 솔직히 말하면, 사전 등록까지 해놓고 경기 날까지 훈련도 열심히 했다. 그날은 꼭 개인 신기록을 세우고 싶었다. 운전하는 동안에도 머릿속에는 어떻게든 두 곳의 바꿈터에 최대한 빠르게 진입하고 최대한 빠르게 벗어나야겠다는 생각뿐이었다.

텅 비다시피 한 도로를 타고 서쪽을 향해 달리는 내 차 뒤로 태양이 떠오르던 장면이 기억난다. 언덕 꼭대기를 지날 무렵 갑자기 중앙분리대에 흙먼지가 뿌옇게 일었다. 높이 오른 흙먼지가 공중에서 회오리치더니 꼭대기에서 여자를 내동댕이치듯 뱉어내고는 땅바닥에 철퍼덕 부딪히듯 내려앉았다. 흙먼지와 연기가 걷히자 여기저기 뒤틀린 미니밴이 모습을 드러냈다. 옆으로 쓰러진 미니밴의 밑바닥이 나를 쳐다보고 있었다.

몇 초 지난 뒤에야 내가 방금 사고 현장을 목격했다는 사실을 깨달았다. 핸들을 홱 틀어 소방도로에 차를 세우고, 차 문을 열고 나가 미니밴을 향해 달렸다. 도로와 중앙분리대에 미니밴 탑승자들의 삶의 일부가 조각조각 흩어져 있었다. (자동차 뒷좌석에서 볼 수 있도록 설치하는) 금이 간 DVD 플레이어, 낡은 공룡 인형, 도로 위 널찍하게 웅덩이진 뿌연 흙탕물에 반쯤 잠겨버린 분홍색 베개, 뜯지 않은 통조림 햄 한 보따리. 이 모든 것을 지나치며 계속 달렸다.

　반대 차선에서 오는 차들이 속도를 늦추고 멈춰 서기 시작했다. 대여섯 사람이 너른 중앙분리대를 가로질러 달려오고 있었다. 그들 앞에 놓인 잔디며 나무, 배수로를 통과해 여기까지 오려면 적어도 30초는 더 걸릴 터였다.

　나는 다른 사람들보다 훨씬 먼저 도착해 있었다. 자동차 앞좌석에 남자가 가로누워 있었다. 한눈에 봐도 아주 위태로운 상태였다. 목에 난 상처에서 선홍빛 피가 쏟아져 나와 얼굴 옆면을 타고 줄줄 흘러내렸다. 누군가의 도움으로 남자를 차 밖으로 꺼내어 몇 미터 떨어진 잔디에 눕혔다. 그 남자를 차에서 어떻게 끄집어냈는지는 기억나지 않지만, 내 한쪽 뺨에 묻은 피의 온기는 여전히 기억난다. 우선 남자의 목에 난 상처 부위를 압박했다. 경동맥이 찢어진 것 같았다. 현장에 도착한 다른 사람들이 차에서 두 명을 더 꺼내 남자 옆에 눕혔다. 나는 남자의 몸통을 올라타고 앉아 상처 부위를 강하게 압박했다. 남자는 고통스러워하며 소리쳤다. 금세 내 손가락에는 정맥혈만 묻어나오기 시작했다. 그는 숨을 쉬고 있었고, 닫힌 눈꺼풀 아래에서 눈동자가 사방으로 움직이고 있었다.

그제야 고개를 들었다. 이번엔 긴 금발을 늘어뜨린 아기가 보였다. 얼굴에 찰과상이 있었지만, 의식이 있는 상태로 중년 여성의 품에 기대어 울고 있었다.

"아기 괜찮습니까?"

나를 지켜보고 있던 여자를 향해 크게 외쳐 물었다.

"카시트에 있었어요."

여자는 소리쳐 대답한 뒤, 품에 안은 아이를 얼렀다.

나는 본능적으로 손을 뻗어 아이의 목에 갖다 댔다. 정렬이 맞는지 확인하기 위해서였다. 틀어졌다면 척추가 골절됐다는 의미였다. 아기는 잘 움직였고 의식도 있었다. 촉진할 필요가 없을 것 같았다. 역시나 특별한 문제는 느껴지지 않았고, 아이 목덜미에 큼직하게 피 묻은 손자국만 남겼다.

"아이는 제가 안고 있을게요. 다른 사람들 챙겨주세요."

아이를 안은 여자는 현장에서 벗어나 해가 떠오르는 방향으로 몇 걸음 걸어갔다. 수술복에 명찰을 달고 있는 차림으로 보아 오늘 아침 지역 병원으로 출근하거나 또는 병원에서 퇴근하는 중인 의료인 같았다. 체크무늬 반소매 셔츠를 입고 있는 남자를 불렀다.

"**이봐요!** 이쪽으로 와서 여기를 꽉 눌러주십시오."

남자의 손을 누워 있는 남자의 목에 갖다 대었다.

"이 정도로."

어느 정도로 압박해야 할지 내 손으로 직접 보여주었다.

"그리고 무슨 일이 있더라도 목을 일자로 유지해주셔야 합니다."

그와 함께 온 여자에게도 말했다.

"이 사람 다리를 최대한 똑바로 잡고 여기를 압박해주세요."

이렇게 말하면서 90도로 부자연스럽게 접힌 그의 무릎을 반대쪽으로 꺾었다. 환자는 짧게 소리를 질렀지만 금세 다시 조용해졌다.

"이분이 깨어나면 계속 말을 걸어주세요. 진정시켜주시고요."

남자 옆에 누워 있는 10대 여자아이가 자기를 얌전히 눕혀놓으려는 두 명의 사람에게 거세게 저항하고 있었다. 악까지 쓰며 울고 있었다.

소녀의 얼굴 옆으로 바짝 다가가 앉아 소리쳤다.

"괜찮은지 볼 테니 잠시 가만히 있어 봐요!"

안색이 괜찮았고, 몸의 모든 부위를 움직이고 있었으며, 호흡도 뚜렷했다. 만져보니 목도 이상이 없는 것 같았다. 통증을 호소하는 곳도 없었다.

"일으켜주세요."

내가 말했다.

"저러다가 더 다치겠네요."

사람들이 소녀를 놓아주자 소녀가 울면서 몸을 일으켜 앉았다.

"저기요."

타이다이tie-dyed(염색하기 전에 원단을 실로 묶은 뒤 침염법으로 염색하는 홀치기염색 방법. 마지막에 실을 풀면 묶은 모양에 따라 다른 무늬가 나타난다 – 옮긴이 주) 티셔츠 차림의 20대로 보이는 남자를 불렀다.

"이 친구 옆을 지키면서 계속 말을 좀 걸어주세요."

마지막 남은 사람은 얘기가 달랐다. 남자의 아내이자 아이들의 어머니인 것 같았다. 차가 구를 때 밖으로 튕겨 나온 사람이었다. 피부와 입술이 점점 더 푸르스름해졌고, 얕은 숨을 끊어 쉬고 있었다. 호흡한다기보다 공기를 삼키고 있는 것 같은 모습이었다. **출혈 부위를 압박한다고 될 일이 아니다**, 싶었다. 기도 확보, 호흡, 지혈 걱정을 할 필요 없는 수술실과는 차원이 다른 환경이었다. 이곳엔 마취과 전문의도, 마취 전문 간호사도 없다. 현미경에서 눈을 떼지 못하는 심각한 상황에서나 음악을 들으며 마무리 봉합을 하는 차분한 상황에서나 우리 옆을 지키며 부지런히 수술을 돕는 사람들, 완벽에 가깝게 정확한 타이밍에 필요한 도구를 건네주는 간호사도, 스크럽 테크도 없다. 이곳의 혼란은 응급실과도 비교할 수 없었다. 아무리 응급실이어도 우리는 이미 삽관된 상태로 도착한 환자를 CT 촬영실이나 수술실로 데려가면 되니까.

"뭐 하는 거예요! 우리 엄마 좀 어떻게 해달라고요!"

옆에서 들리는 10대 소녀의 비명에 생각의 고리가 툭 끊겼다.

그녀의 가슴에 귀를 갖다 대봤지만, 가슴 오른쪽에서는 아무런 소리가 들리지 않았다. 긴장성 기흉 또는 혈흉일 가능성이 컸다. 폐가 손상되어 폐와 흉벽 사이의 공간으로 공기가 새어 나간 상태 혹은 가슴의 큰 혈관 중 하나가 절단되어 거기서 나온 거대한 핏덩이가 폐를 밀어내는 상태다. 바늘처럼 뾰족한 도구로 흉벽에 구멍을 뚫으면 폐와 심장에 찬 압력이 빠지면서 우선 일시적으로라도 여자를 살려둘 수 있을 것이다. 기흉일 경우, 갇혀 있는 공기만 빼내고 나면 산소화된 혈액이 다시 순환하면서 호흡이 돌아올 것이다. 대동맥 파열로 피가 고여 있는 상황이라면, 과다 출혈로 곧 죽을 것이다. 이런 상황에서 시도해야 할 처치법은 감압이다. 바른 판단이라면 환자를 살릴 수 있고, 그른 판단이라면 환자는 목숨을 잃겠지만, 어차피 이 정도로 심각한 부상이라면 살아남기 힘들다.

문제는 수중에 의료용 키트가 없다는 것, 맨투맨 셔츠나 바지 주머니에도 감압을 시도할 만한 도구가 아무것도 없다는 것이었다. 외상 전문의 중에 이런 상황에 대비해 자동차 안에다가 굵은 사이즈의 IV 주삿바늘을 챙겨 다니는 친구들이 있던데. 아, 자동차에 장착된 트라이애슬론 사이클 안장 밑에 접이식 육각 렌치 세트가 붙어 있다는 게 떠올랐다. 근처에 있는 사람에게 육각 렌치를 가져다 달라고 부탁하며 나는 잠시 뒤 여자의 겨드랑이 아래 한 뼘 정도를 절개해 흉벽에 구멍을 뚫어야 한다는 생각에 잠긴다. 자, 집중, 외상팀 사람들이 흉관을 어디에 삽입했더라? 병원의 최전방이라고 할 수 있는 응급실에서 인턴 생활을 한 지 10년도 넘은 때였다. **아무래도 이게 잘될 리가 없는데……**.

　바로 그때 멀리서 구급차가 다가오는 소리가 들렸다. 여기서 이것 하나만큼 꼭 말씀드리고 싶다. 사고 현장에서 날 도와주러 달려오는 구급차를 보고 있으면, 그 사이렌 소리가 얼마나 반갑고 듣기 좋은지 모른다. 특히, 내가 운동복 바지 차림이라면, 내게는 사이클에 달린 다목적 공구 하나가 전부인데 눈앞에서 두 사람이나 죽음을 향해 가파르게 달려가고 있다면 더더욱 그렇다. 어머니의 심장박동이 너무 빨랐다. 10초 동안의 맥박 수를 세어서 6을 곱하면 되는데, 그 시도조차 하기 어려울 정도였다. 나는 땀에 흠뻑 젖어 있었다. 안경알에 김이 잔뜩 서려 있었지만, 찰과상으로 생긴 출혈은 미미하다는 사실은 뚜렷이 알 수 있었다. 서둘러 감압하지 않으면 여자가 곧 죽으리란 건 의심할 여지없는 사실이었다.

　구급차가 멈추자마자 나는 벌떡 일어나 누워 있는 환자들 옆으로 달려갔다. 환자들 곁에는 이제 두세 사람씩 붙어 있었다. 여전히 모든 상황이 혼란스러웠다. 근처에서 아기를 안고 서 있던 여자가 차분하게 구급차를 향해 걸어갔다. 나는 가장 먼저 보이는 구급대원을 향해 소리쳤다.

　"저는 외과 의사입니다. 중년 여성, 차에서 튕겨 나왔고 호흡이 얕고 빠릅니다. 오른쪽 가슴에서 숨소리가 들리지 않습니다. 긴장성 기흉이 의심되어 감압이나 흉관 삽관이 필요하다고 생각합니다. 부상이 가장 심한 환자입니다."

구급대원이 몸을 수그리고 여자의 가슴에 청진기를 대었다. 이내 구급차 뒤에서 막 내린 다른 구급대원에게 들것을 가져오라는 손짓과 함께 소리쳤다.

"긴장성 기흉입니다! 오른쪽. 입술 청색. 당장 구급차에 싣고 바늘 감압 시행하세요! 감압 후 삽관하세요."

구급대원이 다시 내게로 고개를 돌렸다.

"중년 남성입니다."

나는 곧장 말을 이었다.

"목에 깊은 열상이 있습니다. 아마 경동맥 같습니다. 지금 출혈 부위 압박 중입니다. 제가 본 것만 해도 최소 1리터의 출혈이 있었고 귀가 찢어졌습니다. 오른쪽 경골과 비골이 90도로 골절됐습니다. 정렬된 상태이나 견인력은 없습니다. 맥박은 모르겠습니다."

"10대 소녀입니다."

나는 계속해서 말했다.

"찰과상과 멍이 있습니다만, 가만히 잡아둘 수 없었습니다. 현장을 돌아다니는 중입니다."

타이다이 티셔츠 차림의 20대 청년을 손으로 가리켰다. 청년은 여전히 소녀 옆에서 함께 걸어 다니며 최선을 다해 진정시키고 있었다. 구급대 팀장이 들것과 함께 두 팀을 더 보낸 뒤, 나를 쳐다보며 오른쪽 눈썹을 올렸다. 멀리서 의무후송용 헬리콥터가 접근해 오는 소리가 들렸다.

"한 사람 더 있습니다."

내가 말했다.

"여자 아기. 카시트에서 발견되었습니다. 목뼈는 다 만져집니다. 조금 전까지 모든 부위를 다 움직이고 있었습니다."

구급차 근처의 구급대원에게 아기를 막 넘겨주고 있는 여자를 손끝으로 가리켰다.

"사고는 순식간이네요. 눈 깜짝할 사이였어요. 이런 일을 대체 어떻게 하시는 거죠?"

구급대원에게 물었다. 구급대 팀장은 잠시 멈춰 살짝 웃었고, 그 사이에 헬리콥터가 다가와 근처에 착륙하느라 내는 소음 때문에 목청을 높였다.

"선생님, 헬기도 띄우시지요, 왜?"

구급차에 실린 뒤 여자의 폐는 빠르게 감압됐고, 현장에서 헬기를 통해 가장 가까이에 있는 레벨 1 외상센터로 이송됐다. 구급대원이 아버지의 목덜미와 머리 측면에 큼지막하게 압박 드레싱을 감아 머리를 제 위치에 고정한 뒤 다른 헬리콥터에 실어 보냈다. 아이들은 신속한 진단을 받기 위해 경추 보호대가 장착된 들것과 척추교정판에 실린 채 구급차에 실려 근처 병원으로 이송되었고, 이후 45분 거리에 있는 어린이 전문 병원으로 전원되었다.

구급차를 비롯한 응급 차량들이 각자 기지로 돌아가기 위해 소방도로를 달리기 시작했다. 그제야 고개를 들어보니 도로의 양 방향 모두에 차들이 길게 늘어서 있었다. 서쪽으로 향하는 차 중에는 루프에 사이클이 거치된 차들도 보였다. 나를 지나쳐 가는 이들 중에는 나와 같은 경기장으로 향하는 사람이 꽤 많았다.

　내 차로 가려고 도로 위를 걷다가 트라이애슬론 복장으로 운전 중인 두 사람과 마주쳤다. 후미에 사이클을 거치한 트럭을 타고 있던 이들은 한 줄로 늘어선 긴 줄을 따라 느릿느릿 앞으로 움직이고 있었다. 나와 마주친 이들은 약간 주저하며 창문을 내렸다. 그제야 내가 피투성이라는 걸 깨달았다. 양손과 양팔, 셔츠 그리고 바지 앞자락까지 온통 피로 범벅이 되어 있었다.

　"아침부터 혼이 쏙 빠지셨겠습니다."

　운전자가 내게 말을 걸었다.

　"아무래도 경기에 늦게 생겼네요."

　나는 피 묻은 손을 운동복 바지에 비벼 닦으며 대답했다.

　"길이 막히기 시작할 무렵에 주최 측에 연락했어요."

　조수석에 앉은 사람이 내게 보이게끔 앞으로 몸을 숙였다.

　"사고 난 걸 알고 있더라고요. 경기 시작을 45분 연기하겠다고 그랬습니다."

　"도착하시면, 15분만 더 미뤄달라고 말씀해주시겠습니까?"

　그들에게 부탁했다.

　"딱 15분만 더요."

　경기 출발선에 도착했을 때 그들은 정말로 내가 도착할 때까지 출발 신호를 주지 않고 기다리고 있었다. 나는 서둘러 사이클을 타고 바꿈터로 달려가 피 묻은 옷을 벗고, 경주용 가방을 뒤집어 쏟고 손으로 그러모아 내 구역에 쌓아놓았다. 시험 운행을 하기 위해 줄지어 있던 경주자들 사이에서 드문드문 박수가 터져나왔다. 나는 고글과 수모를 챙겨 출발점으로 달려갔다. 타이어 공기압까지 확인하진 못했다. 왼쪽 신발에 겔gel 깔창을 넣지도 못했고, 사이클 헬멧에 선글라스를 넣지도 못했다. 그래도 물속에서 꽤 괜찮게 출발했고, 따라잡히지 않고 오히려 몇 사람을 제치며 마지막 부표까지 도달했다. 사이클 경주를 할 때 힘이 빠지기 시작하더니 금세 모든 아드레날린이 고갈되었다. 바꿈터에 갔을 때부터 내 자리를 찾지 못해 거의 1분을 통째로 날렸다. 비슷하게 생긴 수백 개의 물품 더미 사이에서 내 러닝화와 장비를 찾으러 통로를 이리저리 뛰어다니고 있으니 처음에 출발선에서 내게 박수를 보냈던 사람들이 나를 안내해주었다.

경주 내내, 사고 현장과 병원의 전혀 다른 상황이 머릿속을 떠나지 않았다. 너무나도 거칠고 혼란스러운 환경, 피비린내 그리고 사람들. 비명, 침, 자갈, 풀잎이 한데 뒤엉킨 현장. 현장에서 이루어지는 찰나의 결정은 규칙이지 수술실에서처럼 예외가 아니었다. **아니, 세상에.** 머릿속에 이런 생각이 들었다. **아이들 뇌 속에서 종양을 꺼내는 사람인데, 여기서 왜 이렇게 정신을 못 차리는 거지?** 외상을 바라보는 내 시각은 그날을 기점으로 크게 달라졌다. **모든 게 혼란스러운 상황 그 한복판에 있었던 구급대원에**

게 어째서 경추 고정을 제대로 하지 않았느냐고, 어째서 다리에 부목을 대지 않았느냐고, 어떻게 급성 복증acute abdomen (갑작스럽고 심각한 복통을 의미하는 용어로, 대부분 응급 상황이므로 긴급한 진단이 필요하다 – 옮긴이 주)을 놓칠 수가 있느냐고 비난할 수 있겠는가? 나는 얼어 죽을 신경학적 진찰조차 제대로 못한 채 짜깁기하듯 진찰해놓고서. 아침 일을 돌아볼수록 생각은 꼬리를 물었고, 의문은 파도가 되어 나를 덮쳤다. **내가 일을 제대로 한 걸까? 사고당한 가족들은 모두 살았을까?** 부디 해피엔딩이기를 바라고 또 바랐다.

마라톤 출발점에서 물을 너무 많이 마신 탓에 배에 경련이 일었고, 5킬로미터 반환점을 돌면서 발목을 삐었다. 급수대에서 누군가에게 받은 덕트 테이프duct tape (천으로 만든 접착테이프 – 옮긴이 주)를 들고 길섶에 앉아 대충 테이핑했다. 다시 일어나 비틀대며 조깅을 시작했고 마지막으로 결승선을 통과했다. 완전히 꼴등이었다. 실제 기록이 어땠는지 기억조차 나지 않는다. 아마도 결승점의 기록 측정용 매트를 일부 걷어가기까지 했던 것 같다. 그날 기록은 해당 거리 마라톤에서 단연코 내 역대 최악의 성적이었다.

시상식이 끝난 뒤, 마련된 음식을 먹고 바꿈터로 가서 널브러져 있는 내 장비를 마저 챙겼다. 그런 다음, 사이클에 기댄 채 절뚝거리며 자동차로 느릿느릿 걷기 시작했다. 경기 주최자들은 오렌지색 플라스틱 임시 울타리와 결승선의 깃발들을 걷고 있었다.

일찌감치 결승선을 통과한 사람들은 이미 주차장을 빠져나간 뒤였다. 근처에 있던 구급대원들이 사용하지 않은 의료 장비를 트럭에 싣고 있었다. 경주 프로토콜상, 경기 중에 누군가가 다치거나 너무 무리하여 심장에 문제가 생길 경우를 대비해 경기당 최소 구급차 한 대 또는 소방관 의료팀을 배치해야 한다. 그들이 짐을 꾸리고 있는 쪽으로 걸어갔다. 힐끗 보니, 깨끗한 상태로 비어 있는 들것이 구급차에 실리고 있었다.

"오늘 새벽에 주간 고속도로에서 났던 사고 말입니다. 혹시 새로 들어온 소식이 있습니까?"

가장 가까이에 있는 구급대원에게 물었다.

"넵."

그가 고개를 끄덕이며 대답했다.

"4인 가족. 모두 살았답니다. 전부 다요."

귓속이 광광 울리는 것 같았다. 진동이 가라앉을 때까지 잠시 사이클에 기대어 서 있었다. 태양은 이제 호수 꼭대기, 거의 중천에 걸려 있었고, 낮의 열기가 우리를 덮쳤다.

"오늘 경기 잘하셨나요?"

구급대원이 구급차의 뒷문을 닫으며 내게 물었다.

"네, 굉장했죠."

나는 활짝 웃어 보인 뒤, 내 차가 있는 방향으로 몸을 돌리며 대꾸했다.

"제가 꼴찌로 들어왔거든요."

10장

관찰하고, 집도하고, 가르치라

2016년 가을, 나는 호주 브리즈번의 수술실에서 수술용 루페 surgical loupe(수술할 때 사용하는 소형 확대경으로, 안경처럼 귀에 거는 형식이나 머리에 쓰는 형식 등으로 제작된다 – 옮긴이 주)와 헤드라이트를 장착하고 무균실 옆에 서서 자궁 내 태아 수술을 기다리고 있다. 대단한 수술이지만 위험 부담도 큰, 자궁 내 태아 수술이 호주에서 처음으로 시행되는 날이다. 내 옆에 서 있는 사람은 호주의 소아 신경외과 의사 마틴 우드Martin Wood다. 나와는 36시간 전에 만난 사이다. 우리 둘 다 팔짱을 끼고 서 있다. 계속해서 반짝이는 자궁 표면만 나오는 모니터에 마틴의 시선이 고정되어 있다. 나는 바닥을 응시한 채 곧 시작될 수술 과정을 생각하며 마음을 가다 듣는다.

어떤 수술이든 들어가기 직전에 기다리는 시간이 내게는 가장 견디기 힘든 것 같다. 수술 단계를 하나하나 여러 차례 점검하고 나면, 수술을 시작하는 것 말고는 더는 할 일도 없다. 이 정도로 초집중하여 준비된 상태가 되면, 마치 벼랑 위를 맴돌면서 심연으로 뛰어들 용기를 짜내는 사람처럼 불안이 최고조에 이른다. 그런데 그 상태로 더 기다려야 한다. 그러다 수술이 시작되면, 마침내 시작되면 그 순간, 불안은 그저…… 사라져버린다. 한 단계에 집중하고, 다음 단계로 넘어가고, 예상치 못했던 문제가 생기면 생기는 대로 하나씩 차근차근 해결해나가면 된다. 오늘은, 호주 최초로 시행되는 수술을 앞두고 있기에 이런 불안과 긴장이 한층 극심하다. 그러나 오늘도, 어김없이 수술용 스테이플러 소리가 우리의 신호탄이 될 것이다. 모체태아의학과 전문의들이 자궁벽을 열어 태아의 모습을 드러내고 노출된 척수를 잘 보이도록 돌려놓으면 그때 우리의 일이 시작된다.

그 어느 때보다 많은 사람이 수술실 안에 있다. 솔직히 나는 수술할 때 다른 사람들이 지켜보는 상황이 못마땅하다. 수술 훈련이라고 해도 싫다. 평가받고 있다는 느낌이 들어서다. 날 보면서 자기들보다 못한다고 생각할 것만 같다. 그러나 모든 걸 마치고 수술실을 나서기 전에 수술이 얼마나 잘되었는지 돌아보면, 또는 예기치 못한 문제를 그들 덕분에 잘 해결하고 나면, 내가 얼마나 바보 같은 생각을 했는지 깨닫는다. 나만큼이나 최소 인원으로 수술실에 들어가고 싶어 하는 의사, 수술이 끝나면 환자의 가족하고만 축하한 뒤 조용히 사라지고 싶어 하는 의사도 없을 것 같다. 그러나 연차가 쌓이면 쌓일수록 이런 상황이 생길 가능성은 점점 더 적어진다.

오늘, 지구 반대편의 두 팀이 척수 수막류myelomeningocele(척수 수막 탈출증) 자궁 내 수술을 집도하기 위해 만났다. 조금 더 쉽게 풀어서 설명하자면, 추골궁이 완전히 닫히지 않아 척수가 노출된 상태를 이분 척추증이라고 하는데, 이를 교정하는 수술을 태아 상태에서 진행하겠다는 것이다. 수술실에 있는 모두에게서 긴장과 흥분의 기운이 감돈다. 100명이 넘는 사람들의 노력이 이 수술을 가능하게 만들었다. 대규모 수술팀에 우리가 합류할 수 있도록 모금을 진행해준 사람들, 위험을 감수해야 하는 수술에 동의해준 용감한 호주인 부부는 말할 것도 없다. 모든 의료진이 이 수술에 온전히 집중할 수 있도록 병원이 비교적 덜 분주한 일요일로 수술 스케줄을 잡았다. 병원 직원, 의사, 간호사 등 호주 의료 역사의 현장에 함께하고 싶은 이들이 참관할 수 있도록 인접한 여러 수술실에 CCTV 화면이 설치되었고 의자도 잔뜩 깔렸다.

자궁벽의 구멍이 확장하는 순간, 스테이플러 심이 발사되는 소리가 난다. 나는 마틴을 쳐다보며 고개를 끄덕인다. 우리 둘은 말없이 스크럽 싱크로 걸어가 손을 씻는다.

내가 이곳에 온 건 밴더빌트 태아 센터 수술팀의 요청 때문이다. 호주 최초로 태아의 이분 척추증을 교정하게 된 브리즈번 의료진을 도와달라는 요청이었다. 이분 척추증은 오래된 대사 문제로, 태아의 척수 발달에 영향을 미치는 영양소인 엽산이 부족한 일부 경우에 발생한다. 수년 전부터 빵에 엽산을 첨가하기 시작한 이유이기도 하다. 임신 초기에 (임신 사실을 인지하지 못한 초기의 짧은 기간이라고 하더라도) 엽산이 충분히 공급되지 않으면, 태아의 발달 과정 중에 척추관이 완전하게 닫히지 않아 마미 신경이 척추관 밖으로 노출될 수 있다. 게다가 영향을 받은 부위의 신경은 전혀 기능하지 않는다. 다리와 근육이 생기고 정상처럼 보이는 신경이 형성된다 한들 척수가 기능하지 않으면 아무 소용이 없다. 태아 수술의 효과가 확인되기 전까지 이분 척추증 교정은 분만 직후 며칠 이내에 신생아의 노출된 척수를 주변 피부와 분리한 다음 맨 위의 근육, 지방 및 피부층을 닫는 수술을 통해 이루어졌다. 이 경우, 수술받은 아이들 대부분에게서 수두증이 발생한다. 행여 걷게 되더라도 보행에 어려움이 생기고, 배뇨 및 배변 조절 능력이 부족해지며 교정 수술이 필요할 정도의 현저한 척추 기형이 발생할 뿐만 아니라 기타 여러 가지 발달 문제를 겪게 된다. 이런 아이들이 수두증이나 신부전으로 사망하지 않고 성인으로 자랄 수 있을 만큼 의학이 발달한 것도 겨우 20세기 중반의 일이다.

이런 환자들에게 수두증이 어떤 영향을 미치고 션트 배치가 어떤 역할을 하는지 이쯤에서 더 깊게 알아볼 필요가 있겠다. 션트 수술을 간단하게 말하자면, 압력 등을 조절하는 밸브가 달린 얇은 관을 피부 밑에 삽입하는 것이다. 뇌실이 확장될 정도로 고여 있는 뇌척수액을 이 관을 통해 복강으로 흘려보내 궁극적으로 다시 체내로 흡수되도록 한다. 션트는 이처럼 끝내주는 기능을 하지만, 환자의 부모나 소아신경외과 의사(그리고 응급실 의사)라면 잘 알듯이 매우 까다롭기도 하다. 션트 때문에 뭉근한 두통이 생겨서 지역 응급 센터를 거쳐 수술실로 가는 경우도 있고, 극히 드문 일이라 그나마 다행이지만, 한밤중에 급성 션트 기능 부전이 일어나면 영영 깨어나지 못하는 상황도 생긴다. 이러한 고통, 참사의 가능성을 염두에 두는 게 일상이 되면, 외출하는 횟수가 줄어들 수밖에 없다. 이는 건강에 부정적인 영향을 미치고 결국 환자의 기대 수명을 단축시킨다.

새천년이 다가올 무렵, 소수의 외과 전문의와 태아 전문가들이 이런 아이들을 돕기 위해 뭔가 해야 한다고, 아이들이 **태어나기 훨씬 이전에** 우리가 할 수 있는 일이 있을지도 모른다는 생각을 하기 시작했다. 그리고 얼마 뒤, 필라델피아 아동 병원과 밴더빌트대학교에서 동물 및 실제 인간의 태아를 대상으로 한 연구가 수행되었다. 개별적으로 연구를 진행한 센터 두 군데에서 출생 이전에, 그러니까 여전히 중요한 발달이 일어나고 있는 자궁 **내**에서 태아의 척수를 교정해보자는 의견을 제시했다. 척수가 노출된 채로 태아가 머물기에 자궁의 환경은 유독하다. 메코니움 meconium(태변)을 비롯한 태아의 노폐물이 축적해 있는 데다, 상처나 신경 손상을 입어 훗날 신체 기능이 악화할 가능성도 있다. 그러나 결손부 주변의 척수액 누출을 방지할 수 있다면 수두증 발병 확률도 줄어드는 것으로 나타났다. 기형이 발생하는 임신 초기에 곧바로 개입하는 것이 (현재로서는) 불가능하더라도, 노출 부위의 손상을 막고 양수로 새어나가는 척수액의 손실을 줄인다면 기능적 개선을 기대할 수 있을 것이다.

초기의 연구 결과는 유망했다. 그러나 만삭에 이르기 전에 태아를 분만해야 하는 상황, 즉 조산의 위험을 배제할 수 없다는 게 큰 문제였다. 조산은 신생아의 폐, 위장계, 뇌를 비롯한 여러 문제를 포함해 다양한 기관계에 위험한 상황을 초래할 수 있다. 그렇다면 발달 중인 태아를 수술하는 이점이 조산의 위험을 능가하는 시점은 언제부터일까? 조산의 위험보다 태아 수술의 이점이 더 크다는 명확한 데이터가 없는 탓에 북미 전역에 태아 수술 센터가 문 열기 직전에 미국 국립보건원이 개입했다. 태아 수술을 시행하는 새로운 센터들에는 모라토리엄moratorium(국가 공권력에 의해 일정 기간 이행을 연기 또는 유예하는 일 – 옮긴이 주)이 적용되었다. 이미 문을 연 필라델피아 아동 병원과 밴더빌트대학교 그리고 캘리포니아대학교 샌프란시스코 캠퍼스 이 세 곳만 태아 수술이 허용되었다. 여기서도 잘 설계된 연구의 범위 내에서만 수술을 진행할 수 있었다. 또 기존의 방법인 분만 후 수술과 태아 수술이 함께 시행되어야 했고, 대상자 선정, 무작위 배정, 수술 과정 및 결과 등에 관한 엄격한 지침을 준수해야 했다. 그렇게 시간이 흐르고 데이터가 쌓이면, 집계된 결과를 공유한다는 계획이었다.

밴더빌트 병원 소아신경외과 의사인 노엘 튤리판Noel Tulipan 교수님은 말수가 적고 겸손하면서도 굉장히 집요한 면이 있는 성격이었다. 수술 초기에 실현 가능한 수술 방법을 연구했던 밴더빌트팀 소속 두 사람 중 한 명이기도 한 노엘 선생님은 모체태아의학 전문가인 조셉 브루너Joseph Bruner와 함께 전임상 연구에 큰 노력을 기울였고, 밴더빌트에서 시행된 모든 수술에 참여했다. 해당 수술의 통일성을 위해 다른 센터 두 곳은 수술 절차뿐만 아니라 팀 구성까지도 밴더빌트의 방식을 따라 이를 표준화했다. 실험은 여러 해에 걸쳐 진행되었다. 자궁 내 태아 수술을 희망하는 부모가 많았지만, 명확한 데이터가 없는 상황 탓에 태아 수술을 받기는 쉽지 않았다. 피수술자의 자격을 얻는 방법은 '척수 수막류 연구 관리the Management of Myelomeningocele Study, MOMS' 실험에 지원자로 등록하고 결과를 기다리는 것뿐이었다. MOMS에 등록한 모든 지원자는 동등한 확률의 무작위 추첨을 통해 어떤 수술을 받게 될지 배정받았다.

MOMS는 내가 밴더빌트로 오기 한참 전에 완료되었다. 사실 완료라기보다 중단되었다고 봐야 하는데, 연구 절차에 문제가 있어서가 아니라 태아 수술의 이점이 매우 크다고 판단했기 때문이다. 등록 절차가 마무리 단계에 접어들 무렵, 연구를 지속하는 것이 비윤리적임을 뒷받침하는 증거가 충분하게 나왔다. 이런 결과가 나온 이상, 자격을 갖춘 모든 산모-태아는 태아 수술을 받을 수 있어야 했다. 이제는 어느 누구도 무작위 배정을 통해 분만

후 수술을 받게 할 수 없었다. MOMS의 결과가 『뉴잉글랜드 저널 오브 메디슨*The New England Journal of Medicine*』(미국 매사추세츠의학협회에서 발간하는 의학 잡지 – 옮긴이 주)에 게재되자 사람들은 이 소식을 매우 반겼고, 태아 수술을 시행하는 다른 센터들에 적용되었던 모라토리엄도 해제되었다. 곧 북미 지역의 수십 개 팀이 수술법을 배우기 위해 밴더빌트를 포함한 두 센터를 찾았다. 내가 이 수술에 관여하게 된 것도 밴더빌트의 이러한 배경 때문이었다. 나는 소아신경외과 부서를 꾸리기 위해 차출된 인력이었다. 나중에 알고 보니, 은퇴가 가까워진 노엘 선생님이 담당하는 태아 수술 프로그램을 내게 인계하기 위한 작업이기도 했다. 물론 내 수술 레퍼토리에 추가하기에도 흥미로운 분야였다. 노엘 선생님이 이미 암 재발을 진단받았고, 실험적 치료를 받는 중이며, 안타깝게도 그에게 주어진 시간이 길지 않다는 사실을, 당시의 나는 알지 못했다.

내가 참여했던 첫 번째 케이스에서 맡은 역할은 노엘 선생님을 보조해 수술실 스크럽을 하는 것이었다. 외과 의사는 '**관찰하고, 집도하고, 가르치라**'라는 말을 귀에 못이 박이도록 들으며 성장한다. 분만 후 수술이라면 수백 건을 집도해봤지만, 태아 수술은 그동안의 경험과 전혀 달랐다. 모체태아의학과 전문의 켈리 베넷Kelly Bennett이 이끄는 밴더빌트의 팀은 상당히 끈끈한 집단이었고, 나는 아직 그 팀에 녹아들지 못한 상태였다. 나를 경계하는 기색이 역력했다. 당시 노엘 선생님은 태아의 이분 척추증 수술을 그 누구보다도 많이 집도한 의사였고, 나는 그런 그와 허물없이 농담을 주고받는 사이였으며 **은하계에 존재하는 누구보다도 말이 많은** 사람이었다. 그러나 분명한 건 나는 그분이 아니었다. 이 집단에 섞이기까지는 시간이 걸릴 터였다.

그리고 얼마 지나지 않아서 노엘 선생님과 함께 들어가는 케이스가 하나 더 있었다. '집도하라.' 이번에는 선생님이 나를 보조했다. 임신 23주 차 태아의 조직은 너무나도 달랐다. 마치 물티슈를 봉합하는 느낌이었다. 조금만 잘못 움직였다가는 연약한 피부가 찢어지고 말 것이었다. 수술하는 동안 나도 모르게 계속 노엘 선생님을 찾고 있었다. "이렇게요, 선생님?", "선생님, 여기 꿰맨 데는 어떤 것 같습니까?" 엄청난 규모의 수술을 집도하다 보니 외과 의사로서의 내 자아는 초창기로 되돌아가고 말았다. 자신감이 떨어져서 내가 하는 모든 행동에 검증이 필요하다고 생각했던 것 같다. 그러나 이전 수술과 마찬가지로, 모든 게 잘 진행되었다.

또 얼마 뒤에 있었던 다음 케이스에서는 노엘 선생님이 지켜보는 가운데 레지던트가 스크럽하며 날 보조했고, (가르치라) 그 수술을 끝으로 노엘 선생님은 갑작스럽게 수술실을 떠났다. 얼마 후 은퇴 파티에서 노엘 선생님은 태아 수술을 발전시킨 공로로 찬사를 받았다. 방방곡곡의 센터에서 파트너, 간호사, 동료들이 참석해 그의 수술 능력과 혁신적인 경력에 경의를 표했다. 그리고 몇 달 뒤, 65세를 1년 앞두고 선생님은 세상을 떠났다. 선생님은 가족들이 지켜보는 가운데 조용하게 묘지에 안장되었다. 선생님은 마지막 순간까지 투병 사실을 비밀로 했고, 그런 그의 죽음에 팀원들 모두 슬픔에 잠겼다. 그리고 나는 선생님이 떠난 자리를 그대로 이어받아야 했다. 그는, 이 세상 누구보다도 이 수술을 더 많이 해본 사람이었다. 그 당시 나는, 한 손에 꼽을 만큼밖에 경험이 없는 사람이었다.

몇 달이 지나서야 마침내 팀의 신뢰를 얻었다. 우리는 태아 수술 분야의 주요 논문 몇 편을 함께 발표했고, 시간이 흐를수록 이들은 수술실에서 내 판단력과 수술 능력을 신뢰하기 시작했다. 중단되었던 일들을 순조롭게 해나가고 있는 것 같았다. 내가 아는 소아신경외과 의사들을 다수 포함한 여러 의료팀이 꾸준히 우리 병원을 방문하여 새로운 수술 기술을 보고 배웠다. 시간이 지나면서 노엘 선생님은 실제 수술 단계를 MOMS 실험 때보다 더 간소화된 버전으로 발전시켰고, 노출된 척수를 제자리에 놓고 경막을 복원하는 부분에서도 시간을 단축하는 성과를 올렸다. 나도 이제 이전만큼 삼엄한 감시를 받고 있다고 느끼지 않았다. 센터를 찾는 소아신경외과 의사 대다수는 분만 이후에 척수 수막류를 수술하는 기술을 이미 가지고 있는 사람들이라 기술을 빠르게 습득했다. 더 작고 연약한 조직에 익숙해지기만 하면 됐다. 센터에 오는 팀들은 대개 산과 마취 전문의와 모체태아의학과 전문의를 포함하고 있었고, 자궁을 노출하는 방법을 배우기 위해 오는 경우가 많았다. 임신한 환자의 온전한 자궁을 여는 것은 레지던트 프로그램에서 일반적으로 가르치는 일이 아니다. 우리가 초기에 발표했던 논문 결과에 따르면, 밴더빌트 병원의 팀장 켈리 베넷이 개발한 기술이 조산의 위험을 줄였다. 켈리도 수년 전 조셉 브루너가 다른 기관으로 옮겨갈 때 그의 자리를 이어받은 의사였다. 그렇게 우리 새 팀에도 일상이 자리 잡기 시작했다. 전국에서, 심지어 전 세계에서 우리를 찾아오는 팀이 줄을 이었다.

그러던 중에 호주에서 연락을 해왔다. 브리즈번에 있는 기관이었는데, 우리 팀 전원이 호주로 와서 그들 팀과 함께(몇 달 전 우리 센터에 방문했던 이들이었다) 수술을 해주면 좋겠다고 했다. 분명 일반적인 요청은 아니었다. 게다가 브리즈번팀이 환자를 리퍼refer (환자를 다른 병원에 진료 의뢰하는 시스템 - 옮긴이 주) 받은 날짜 때문에 수술이 3주 뒤로 잡혀 있었다. 그 사이 우리 팀원들은 모두 비자를 발급받아야 했다. 임시 의사 면허 발급에 필요한 서류도 준비해야 했고, 근무 스케줄도 비워야 했고, 출장을 결정할 땐 미처 생각하지 못했던 일들도 처리해야 했다. 말도 안 되게 많은 품이 드는 일이었지만, 행정 직원들의 노고 덕분에 우리 팀은 의료 목적의 호주 방문을 위해 필요한 서류들을 늦지 않게 갖출 수 있었다.

일행은 나를 포함해 일곱 사람으로 구성되었다. 모체태아의학과 전문의 켈리 베넷, 여러 단계에서 필요한 일을 담당하기 위해 온 성형외과 전문의 스테판 브라운Stephane Braun, '가스를 주입'하기 위해(태아가 태반 장벽 너머에 꽁꽁 숨어 있다는 걸 생각하면 전혀 쉬운 일이 아니다) 함께한 마취과 전문의 레이 파샬Ray Paschall. 레이는

MOMS 이전부터 이분 척추증 태아 수술에 참여했던 의사로, 원래 팀의 두 사람 중 남아 있는 한 사람이었다. 그리고 실시간으로 작동하는 심초음파를 통해 수술하는 동안 태아의 심장을 모니터하기 위해 소아심장외과 전문의 앤 캐버노–맥휴Ann Kavanaugh-McHugh도 합류했다. 이렇게 모인 우리는 숙련된 눈으로 태아 곤란증fetal distress(산소가 부족해 태아가 가사 상태에 빠진 상황으로, 보통 심박동수가 분당 30~40회 정도로 감소하면 저산소증으로 인한 태아 곤란증을 의심할 수 있다 – 옮긴이 주)의 징후를 초기에 알아차리고, 필요한 경우 마취 및 수술팀이 신속하게 대응할 수 있는 여건을 갖추었다. 마지막 두 사람은 얼리샤 크럼Alicia Crum과 멀리사 브로일스Melissa Broyles로, 의사는 아니지만 아주 중요한 역할을 담당할 의료인들이었다. 얼리샤는 그동안 병원에서 촬영한 태아 초음파를 대부분 담당했고, 특히 수술실 내 심장 초음파 검사를 뛰어나게 해냈다. 그녀는 내 왼쪽에 서서 멸균 초음파 완드wand를 자궁벽에 문질렀는데, 그럴 때면 각자 임무를 수행하던 우리의 팔꿈치가 서로 부딪히거나 팔이 엉키곤 했다. 밴더빌트 대학 병원 메인 수술실에서 근무하며 주로 일반외과와 비뇨기과 수술을 담당하는 스크럽 간호사 멀리사는 누구보다도 태아 수술에 열정적이다. 둘은 대체 불가한 중요한 인력이라 우리가 테네시주에서든 지구 반대편에서든 태아 수술을 해야 한다면 반드시 두 사람 다 함께해야 한다.

홍콩행 비행기를 타고 가는 중에, 왠지 사기꾼이 된 것 같은 느낌이 들었다. 내게는 이 분야의 발전에 기여한 업적이랄 게 없었다. 잔칫집에 다 늦게, 숟가락만 들고 나타난 사람이 된 것 같았다. 우주 관련 프로그램의 오랜 팬이었던 나는 별 생각 없이 〈아폴로 13*Apollo 13*〉(아폴로 13호에 관한 영화로 1995년에 개봉했다 – 옮긴이 주)을 골라 재생했다. 그러자 아폴로 13호 발사 직전 정규 팀원이었던 켄 매팅리*Ken Mattingly*가 제외되고 그 자리에 투입되었던 우주비행사 잭 스와이거트*Jack Swigert*가 된 것 같은 기분이 들었다.

비행기가 연착된 탓에 우리는 시드니를 거쳐 거기서 다시 브리즈번으로 향했다. 우리에게 임시 의사 면허를 발급해주기 위해 특별 소집된 호주 의료인 관리 기관(호주 내 보건-의료 부문 인력을 등록, 인증하고 해당 면허를 관리하는 기관 – 옮긴이 주)의 직원들이 회의실에서 우리를 기다리고 있었다. 서른 시간의 강행군 끝에 수하물을 찾자마자 우리는 곧장 본사로 출발했다. 우리는 사전에 전해 들은 지시 사항대로 모든 학위, 면허증, 의료 위원회 회원증의 원본이나 공증받은 사본을 챙겨 갔다. 회의실에 도착했을 때 노련한 소아심장외과 의사이자 (성인이 된 네 자녀의 어머니인) 앤이 처음 받은 상태 그대로 돌돌 말려 있는 졸업장과 대학원 학위 증명서를 꺼내 관계자들에게 보여주는 모습이 무척 인상 깊었다.

직원이 놀란 표정으로 돌돌 말린 문서를 한 장 한 장 펼치고 있을 때 앤이 옛날 관청의 관리처럼 문서를 쥔 두 손을 어깨 앞으로 쭉 뻗으며 말했다. "하, 사무실에 이런 답답한 것들 말고 가족사진이나 있으면 얼마나 좋을까요. 이런 것들 쌓아놓으라고 다락방이 있는 게 아니겠어요?" 앤의 말을 듣자마자 내 사무실 벽에 붙어 있는 온갖 답답한 것들을 재평가하게 되었고, 그게 나 말고는 누구에게도 감동을 주지 못한다는 걸 그제야 깨달았다.

곧 우리는 승인을 받고 길을 나섰다. 지친 상태였지만 아직 잠자리에 들긴 일렀다. 우리를 위해 마련했다는 식사 자리로 가서 우리를 초대한 사람들과 만나 짝을 지어 식탁에 앉았다. 식전 음료로 커피를 한 잔 마신 뒤, 이 지역의 소아신경외과 의사인 마틴의 맞은편에 앉았다. 마틴도 나처럼 결혼한 지 얼마 안 된 새신랑이었고, 아내도 의사였다. 또 우리 둘 다 엇비슷한 시기에 수련 과정을 마쳤다는 걸 알게 되었다. 알면 알수록 공통점이 매우 많았다. 졸지 않으려고 최선의 노력을 하면서 최대한 열심히 마틴의 말을 들었다. 마틴은 꽤 재미있는 사람이었고 금세 호감이 갔다. 미시시피에서 있었던 어릴 적 이야기를 마틴에게 들려줘야겠다는 생각을 하고 있었다. 분명히, '**나도 상당히 재밌는 편이거든요**'라고 생각하고 있었는데, 의자에 앉아 디저트를 기다리다가 잠이 들고 말았다.

다음 날 오전 여덟 시, 수술 시뮬레이션으로 하루가 시작됐다. 수술실에는 서른 명이 넘는 사람들이 모여 있었고, 거기서 우리 두 팀은 모든 상황에 대비한 시뮬레이션을 한 단계씩 실행했다. 네 시간이 넘도록 우리는 그간의 지식과 경험을 상대팀에 전수했다. 그에 대한 보답으로 그들은 우리에게 호주 수술실의 문화에 대해 알려주었다. 호주에서는 일부 수술 도구들을 우리와 다른 이름으로 불렀다. 간호사를 칭하는 용어도 달랐다. 서큘레이팅 간호사를 호주에서는 '스카우트scout'라는 호칭으로 부르고 있었다. (미국으로 돌아온 뒤 나도 이렇게 불러본 적이 있었다. 딱 한 번 불러보고 두 번 다시 그러지 않았다) 돌이켜보면, 수술 시뮬레이션은 비행 시뮬레이터로 조종사 훈련을 하는 것과 비슷했다. 표준 시나리오와 응급 시나리오 모두 대단히 중요하다는 점에서 특히 그렇다. 예기치 않은 태반 조기 박리와 분만 상황까지 대비하여 몇 차례의 리허설을 하고 나자 우리는 할 수 있는 최대한의 준비를 마쳤다고 느꼈다. 이제 중요한 일을 할 차례였다. 다음 단계는, 수술을 받게 될 환자와 그 보호자인 남편을 만나는 것이었다.

자리에 나온 사람은 부부 한 쌍이 다였다. 미국에서 봐오던 장면과는 매우 달랐다. 미국에서와 달리 회의 테이블에는 뭔가를 묻거나 상담에 관여하는 다른 가족들이 없었다. 부부는 가까이 붙어 앉아 있었다. 여자는 머리에 느슨하게 스카프를 두르고 있었고, 알록달록한 롱 원피스 차림이었지만, 임신 중기를 지나고 있다는 게 뚜렷하게 보였다. 우리가 회의실 안으로 들어갈 때 남편은 아내의 손을 잡은 채 아내에게 물을 권하고 있었다. 두 사람 모두에게서 이날 이 자리에 오게 만든 이들의 결정에 자신감이 느껴졌다. 테이블 위에 휴지 곽이 보이지 않았다. 눈물을 흘리며 힘든 결정을 내릴 시간은 이미 지났다는 의미였다. 우리가 제안한 방법을 뒷받침하는 상당량의 자료를 부부는 이미 검토한 뒤였고, 진행하자는 우리의 최종 제안에 만족하며 안심하고 있었다. 우리는 30분 정도 대화를 나누었다. 대화를 마치고 우리가 자리에서 일어나 회의실을 나서려는 찰나, 남편이 고개를 돌려 아내를 바라보는 모습이 눈에 들어왔다. 두 사람은 눈을 감고 손을 맞잡았다. 우리 등 뒤로 회의실 문이 닫혔다.

다음 날은 모두 일찌감치 하루를 시작했다. 수술은 오전 일곱시에 시작될 예정이었다. 수술실 스태프, 마취팀, 환자는 이보다몇 시간 더 앞서 하루를 시작했다는 의미였다. 마틴과 나는 내가이곳에 도착한 지 36시간 만에 빠르게 우정을 쌓았다. 호주에 온미국인들이 모든 걸 자기들 손으로 해버리고 돌아가는 건 안 됐다. 이 수술은 양 팀 모두에게 매우 중요한 일이었다. 단순히 우리 손으로 하고 가려고 이 먼 길을 온 게 아니었다. 우리가 떠난뒤에도 마틴과 그의 팀이 이 수술을 스스로 할 수 있어야 했고 이나라의 다른 팀들에게도 가르쳐줄 수 있어야 했다.

자리에 앉아 커피를 마시면서도, 화이트보드에 글을 끄적거리면서도, 시뮬레이션을 실행하면서도, 수술을 참관하면서도 서로 방대한 정보를 주고받는 게 가능하다. 한 건의 수술을 위해 두팀이 만나고 완전히 하나가 되어 시작부터 끝까지 함께하는 이런 방식으로 참여해본 적은 한 번도 없었다. 확실하게 말해두자면, 이 수술엔 상당한 위험이 따랐다. 이분 척추증의 자궁 내 교정은 치명적이지 않은 문제에 시행되는 유일한 태아 수술이다. 실제로 태아 수술의 적응증(어떤 약이나 수술로 치료 효과가 기대되는 병이나 증세 - 옮긴이 주)은 거의 없다고 봐도 무방할 정도다. 다른 태아의 결함에 대한 다른 시술법이 나오고 사라지기를 반복했지만, 매번 그 이점보다 위험성이 더 컸다. 그러나 미국 국립보건원과 MOMS에 참여했던 모든 이들 덕분에 아이의 미래라는 이점을 위해 조산의 위험을 감당할 가치가 생긴 것이다. 그러나 이 수술이 실패한다면, 그 영향은 이 태아와 이 산모에게만 미치는 게 아니었다. 부득이한 태아 사망 또는 합병증이라는 결과가 생기면 비난은 물론이고 엄중한 조사가 이루어지기 때문에 이 수술로 혜택을 받을 수 있었을 이 나라의 모든 아이에게 재앙이 될 것이었다.

다행히 연습했던 대로 짝을 이루어 진행한 이 수술의 모든 단계가 매우 순조로웠다. 멀리사는 새벽 네 시 반부터 병원에 나와 두 명의 현지 간호사와 함께 복잡한 수술 도구 트레이를 준비했고, 미국에서 하던 것처럼 열정적으로 백 테이블의 멸균 도구를 꼼꼼히 살폈다. 레이는 호주 마취과 전문의와 함께 IV 라인을 확보했고, 수술 중에 자궁을 충분히 편안하게 유지하는 마취 유도, 유지 및 관리하기 위한 자기만의 방법을 전수했다. 자궁이 점점 노출되자 얼리샤는 능숙하게 멸균된 초음파 프로브를 분홍빛 돔 위에 미끄러뜨리듯 움직이며 건강한 태아와 심장 이미지를 구석 자리에 있는 앤에게 전송했다. 앤은 화면 모퉁이에 시선을 고정하고 있었다. 켈리는 모체태아의학과 동료이자 호주팀 리더인 글렌에게 근육 손상을 최소화하면서 자궁 개구부로 진입하는 방법을 섬세하게 알려줬다.

마틴과 내가 한쪽에 비켜 서 있는 동안, 중요한 몇 분의 시간이 펼쳐졌다. 태아의 어머니에게, 아버지에게, 태아에게, 우리 팀과 글렌의 팀에게 그리고 지구 반대편에서 하는 이 수술을 통해 언젠가 혜택을 받게 될 모든 아기에게 중요한 몇 분. 마지막으로 마음을 가다듬고 있을 때 이제 우리의 시간이 시작됐음을 알리는 스테이플러 소리가 났다.

스크럽을 마친 우리 두 사람이 양손을 얼굴 높이로 들고, 손바닥을 안쪽으로 향하게, 손가락을 길게 뻗고 들어갔을 때 수술실은 조용했다. 우리는 수술할 부위를 크고 환하게 볼 수 있도록 수술용 루페와 헤드라이트를 착용하고 있었다. 같은 이유로 신경외과 의사들이 수술용 현미경을 사용하는 일이 흔하고, 수술 현미경은 실로 굉장한 장치이지만 부피가 너무 크고 다루기 힘들어서 오늘은 쓸 수가 없다. 손을 말리고 가운을 걸친 뒤 수술대로 다가가자 모니터를 타고 리듬감 있게 울리는 산모의 심장박동 소리가 들렸다. 분홍빛 자궁이 드러나 보인다. 대략 농구공 정도의 크기다. 한때 자궁 아래 팽팽했던 복부 피부는 이제 자궁 아래에 뭉쳐져 있었고, 열려 있는 복부의 나머지 부분에는 하얀 수술용 멸균 스펀지 주변으로 노란 지방이 보인다. 옆에서 우리를 지켜보고 있는 사람이 너무 많다는 사실이 잠시 머리를 스쳤지만, 나는 재빨리 그 생각을 떨쳐냈다.

수술대 앞으로 다가갔을 때 나는 고개를 끄덕이며 주변의 다른 의사들과 인사를 나누었다. 눈에 보일 만큼 감도는 극심한 긴장을 잠시나마 풀어보고 싶었다. 고개를 숙이자 노출된 척수가 보였다. 기껏해야 쌀알 세 톨 크기의 노출된 척수가 척수액과 함께 얇고 반투명한 주머니 형태로 튀어나와 있었다. 마틴과 나는 비정상적으로 붙어 있는 주변 피부에서 작은 척수와 신경 뿌리를 서둘러 분리하기 시작했다. 그런 다음, 다시 피부로 시야를 돌렸다. 결손부 양쪽의 정상 피부 아래를 절개하면 보통은 정중선이 모이면서 정상 피부가 신경 조직을 덮는다. 그러나 이 경우에는 병변의 기저부가 너무 멀리 떨어져 있었다. 전날 얼리샤와 둘이 초음파 검사를 하면서 최대한 많은 상황을 예측해봤지만, 역시나 직접 눈으로 보기 전까지는 알 수 없다. 이 또한 우리가 여기까지 와 있는 이유였다. 탄산음료 캔의 4분의 1에도 못 미치는 혈액량을 가진 24주 태아의 등에 생긴 결함을, 일반적인 경우보다 더 큰 결함을 교정하는 데 필요한 경험을 전수해주기 위해서. 그러기 위해서는 태아의 옆구리를 추가로 절개해야 했다. 태아의 피부가 병변을 가로질러 늘어날 만큼 정중선 조직이 적당히 느슨해지도록. 그러나 지나치게 장력을 가해서는 안 된다. 그랬다가는 교정한 부분이 분만 전에 떨어져버릴 것이다.

"스테판 선생님."

나는 우리 팀 성형외과 전문의를 불렀다.

"이쪽으로 와주셔야겠습니다."

스테판이 사이에 들어올 수 있도록 마틴이 살짝 옆으로 이동했다. 스테판과 나는 이 수술을 여러 번 함께한 사이였다. 우리 세 사람은 태아 옆구리의 추가 절개를 빠르게 진행했다.

켈리가 살짝 몸을 기울이고는 우리가 촌각을 다투는 수술 중이라는 사실을 부드럽게 상기시켰다.

"자자, 시간이 별로 없습니다."

우리가 수술하는 부위는 숟가락 정도의 크기다. 앤의 목소리가 울린다.

"추가 절개로 평시보다 출혈이 조금 더 많이 발생해 심장 혈액이 부족합니다. 심박수가 상승하면서 심박출량이 약간 떨어집니다. 태아 스트레스의 초기 징후입니다."

우리 일곱 사람에게만 익숙한 위험이 닥치면서 수술실이 얼어붙지만, 그래도 숟가락 크기의 공간에서 우리는 계속 나아간다. 시간과 함께 이 또한 지나가리라. 피부 플랩 작업이 완료되었다. 스테판이 옆으로 비켜나자 마틴이 다시 내 맞은편 위치로 돌아온다. 양쪽 정중선을 가로지르는 피부가 이제 낭창낭창 유연해져서 수술을 마무리하기에 안성맞춤이다. 콜라겐 재질의 작은 이식편을 피부 밑에 삽입한다. 시간이 흐르면서 이 이식편은 이제 제자리를 찾은 척수 주변의 경막으로 흡수될 것이다. 스크럽 간호사가 내게 니들 드라이버needle driver(봉합할 때 바늘이 움직이지 않도록 고정하기 위해 사용하는 수술 도구. '니들 홀더'라고도 불린다－옮긴이 주)를 건넨다. 나는 마틴에게 받으라고 손짓한다. 마틴은 등의 수술 부위를 처음부터 끝까지 3밀리미터 간격으로 꼼꼼하게 봉합한다.

"자, 확실하게 해두죠."

마틴이 신중하게 매듭을 짓는 걸 보자마자 내가 말한다.

"호주 땅에서 최초의 태아 척수 수막류 봉합이 호주 외과 의사에 의해 이루어졌습니다."

숨죽여 작게 치는 박수 소리와 안도의 숨소리가 주변에 들린다. 켈리가 끼어들어 나직한 목소리로 재치 있는 농담을 던진다.

"다들 고생했어요. 이제 누구든 저희 좀 집에 보내주세요. 우선 얼른 가서 커피 좀 마십시다."

몇 시간 뒤 환자가 깨어나서 남편에게 말을 건넸다. 우리가 얼마나 대단한 일을 했는지 조금씩 실감 났다. 복잡한 수술을 성공적으로 마친 뒤의 감정은 거의 모든 강렬한 감정을 압도한다. 수술실 밖 가족 상담실에서 안도하는 보호자들에게 결과를 공유할 때 또는 늦은 시간 조용한 탈의실에서 가만히 있노라면 안도와 경이로움이 한꺼번에 밀려든다. 이곳, 지구 반대편에서, 불과 며칠 전까지만 해도 모르는 사이였던 사람들과 함께, 이 일이 이루어진 환경에서 (그리고 완전히 엉망이 된 수면 스케줄로 멍한 상태에서) 느끼는 감정은 놀라웠다.

그날 늦게, 끝내 규칙을 이해하진 못했지만 훌륭한 프로 오스트레일리안 풋볼Australian Rules football(18명이 한 팀을 이루어 뛰는 럭비의 변형으로, 1859년 멜버른에서 시작됐다 – 옮긴이 주) 경기를 보러 갔고, 편안하게 저녁 식사를 즐겼다. 안정적인 밤을 보내고 다음 날 아침이 되자 기자회견이 소집되었고, 그 자리에는 주요 언론사들 모두 자리해 있었다. 많은 사람들이 호주에서 처음으로 집도된 수술이라는 점과 수술의 위험성에 초점을 맞추었다. 나는 피곤했고, 우리 모두가 피곤했다. 심지어 호주 의사들조차도 지난 며칠간의 일정으로 중압감을 느낄 정도였다. 수술의 위험성에 대한 질문을 받았을 때 나는 연단에서 말실수를 하고 말았다. 수술이 '위험의 끝'에 있었다고 말할 생각이었는데 실수로 '죽음의 끝'에 있었다고 말해버린 것이다. 한 시간도 채 되지 않아 내 말실수가 호주 뉴스 웹사이트들의 헤드라인을 장식했다 (미국 동료들은 즐거워했고 나는 매우 유감스러웠지만). 시간이 흐르고 날이 넘어가며 이 이야기가 널리 퍼졌다. 그러면서 다행히 기자들도 이 이야기에 담긴 진정한 의미를 깨달은 듯 선정적인 내용에 집중하지 않고 원래의 의미를 되찾아 기사를 작성했다. 제자리를 찾은 기사들은 이분 척추증 환자와 두 팀의 협력을 중점적으로 다루었고, 환자와 가족들의 짐을 덜기 위해 우리가 할 수 있는 일이 무엇인지에 초점을 맞추어 작성되었다.

모든 태아 수술은 놀랍다. 자궁 안에서 성장하는 생명을 수술이라는 창을 통해 엿본다는 것, 그것만으로도 충분히 놀라운 일이다. 한 걸음 더 나아가 변화를 이끄는 방식으로 개입한다는 사실 그리고 그 **창을 조금 더 오래도록 닫아두는** 일은 극소수의 사람에게만 허용된 것이라는 사실에 나는 경외감을 느낀다. 수술대 앞에 서서 마지막 한 땀을 봉합할 때마다 경외감에 사로잡힌다. 이 일이 가능하다는 사실이, 그리고 이 일에 내가 일조할 수 있다는 사실이 경외롭다. 물론 이 일에 나보다 더 실력 있는 사람들이 분명히 존재한다. 외과 의사로 살다 보면 나보다 실력이 더 나은 사람, 손이 더 빠른 사람, 자기선전에 조금 더 능숙한 사람을 항상 보게 된다. 실제로, 우리가 이 수술을 더 많은 센터에 전수할수록 우리 센터의 케이스는 점점 줄어든다. 이건 MOMS의 초기 목적이기도 했다. 세 곳을 제외한 모든 센터에서의 수술을 중단한 뒤, MOMS가 성공 사례를 증명해야만 (물론 확실한 성공을 거두었다) 다른 센터들도 수술법을 배워 그들만의 프로그램을 시작할 수 있었다. 센터에서 매년 집도해야 하는 이분 척추증 태아 수술의 최소 건수는 얼마인가? 수술받을 자격을 확대할 방법은? 수술 절차를 개선할 방법은 있는가? 전국 회의에 참석해 '전문 패널'로 연단에 서 있을 때나 동료들과 일대일로 있을 때 나는 이런 질문들을 받는다. 그러나 혼자서 대답할 수 있는 질문이 아니다. 혼자서는 아무것도 하지 못한다. 지금은 경이로움에 집중하고 싶다. 논쟁을 벌이고 답을 찾고 이 분야를 발전시켜나가는 건 차세대 외과 의사들에게 맡기고 싶다. 이 여정에서 맡은 내 역할에 나는 충분히 만족한다. **관찰하고, 집도하고, 가르칠 것.**

11장

대화

소아신경외과 의사들이 보호자와 처음 만나서 나누는 대화는 부모들이 생전 들을 일 없었던 힘든 내용일 때가 많다. **그치만 우리 아들은 항상 건강했는데……. 우리 딸은 평생 하루도 아팠던 날이 없어요……. 어떻게 이런 일이 일어날 수 있죠?** 응급실, 소아중환자실만큼 이런 대화가 많이 오가는 곳도 없다. 소아신경외과 의사라고 인사를 건네자마자 감정이 격해지는 보호자들도 많다. 내 입에서 나오는 말 대부분이 상대방을 아주 괴롭게 만든다는 걸 알면, 할 말을 제대로 전하기가 어려워진다. '이번 동료 평가가 썩 좋지 않습니다' 정도의 괴로움이 아니라 '이 끔찍한 악몽에서 제발 누가 나를 좀 깨워주세요' 수준의 괴로움이다.

몇 년 전, 소아중환자실에서 만난 두 살배기 알리가 생각난다. 알리는 중환자실 침대에 꼼짝도 하지 않고 가만히 누워 있었다. 인공호흡기가 알리를 대신해 쉬쉬거리며 숨을 쉬어주고 있었다. 더할 나위 없이 건강한 아이였던 알리의 다리가 어딘가 이상하다는 걸 눈치챈 건 알리의 어머니였다. 뒷마당에서 놀고 있는 딸의 왼쪽 다리가 오른쪽 다리에 비해 약해 보였다. 그로부터 얼마 지나지 않아 알리는 그 다리를 전혀 쓸 수 없게 되었다. 가족은 곧장 응급실로 향했고, 의료진은 응급 뇌 영상을 촬영했다. 일순간 그렇게, 이 가족은 새로운 악몽 속으로 빨려 들어갔다.

간호사들이 알리의 침대 주변으로 빠르게 돌아다니며 수액의 주입 속도를 조절하고 이따금 울리는 모니터를 잠재웠다. 알리는 혼수상태였고, 가장 깊은 자극을 줄 때 외에는 아무런 반응도 보이지 않았다. 아이의 부모님은 침대 머리 바로 옆에 서서 딸의 손을 붙잡고서 한 번도 본 적 없는 거의 죽은 듯한 딸의 모습을 넋 놓은 표정으로 바라보고 있었다. 알리 가족을 만나기 직전에 전담 간호사 헤일리 밴스Haley Vance 그리고 레지던트와 함께 환아의 뇌 MRI를 보았다. 헤일리와 나는 15년째 함께 일하고 있는 파트너로, 그는 우리 팀이 성장하는 데 없어서는 안 될 매우 큰 역할을 해온 간호사다. 나는 병실로 들어가기 전에 두 사람에게 이건 잘 회복될 아이의 MRI가 아니라고, 생존 가능성은 기껏해야 5퍼센트 안팎이라고 말했다. 그러고 싶지 않았지만, 곧 어려운 대화를 해야 한다는 생각을 하지 않을 수 없었다.

알리의 뇌 MRI를 봤을 때 뇌간, 특히 교뇌에 큰 출혈이 있었다. 정상 뇌는 안에서 바깥쪽으로 눌려 있었고, 혈전 때문에 교뇌 조직은 얇은 테두리만 보였다. 출혈성 해면상 혈관 기형일 가능성이 컸다. 작은 부위라는 걸 고려하면 엄청난 크기였다. 그맘때 내 경력으로는 살아 있는 환자의 교뇌에서 그 정도로 큰 출혈을 본 게 처음이었다. 그 큰 혈전이 하필이면 한가운데에 있었다.

알리가 여전히 MRI 스캐너 안에 있을 때 방사선과 전문의는 곧장 부모를 불러 영상에서 보이는 내용을 전달했다. MRI 촬영실에서 나온 알리는 곧바로 소아중환자실로 옮겨졌고, 거기서 보호자를 만난 우리 팀원들이 환아의 병력을 전해 듣고 환아를 진찰한 뒤 나를 불렀다.

"안녕하세요, 소아신경외과 의사 웰론스입니다."

나는 환아를 보기 위해 침대로 걸어가며 인사를 건넸다.

"이런 말씀을 드리게 돼서 정말 유감입니다. 따님은 지금 매우 아픈 상황입니다. 물론 알고 계실 겁니다. 뇌에서 출혈이 있었습니다. 일종의 뇌졸중인데, 아주 중요한 위치에서 출혈이 났습니다."

"수술이 가능합니까?"

아이의 아빠가 물었다. 지친 기색이 역력했다. 둘 다 그래 보였다. 며칠째 잠도 제대로 못 잤을 터였다.

"뇌졸중이라고요? 겨우 두 살인데. 확실합니까?"

아빠의 입에서 봇물 터지듯 질문이 쏟아져 나오기 시작했다.

보호자가 알고 있는 사실, 또는 의심하는 사실, 그러니까 당신들의 아이가 죽음에 가까워졌다는 사실을 부모에게 확인시켜줘야 하는 순간이 되면 나는 잠시 말을 멈춘다. 입술 사이로 말이 나오기 몇 초 전, 이들의 삶을 영원히 바꾸어놓을 말을 내 입으로 해야 한다는 사실을 생각한다. 상대방이 받게 될 고통을 조금이라도 줄이면서 그런 말을 전달할 방법 같은 건 없다. 이들이 이 아이의 부모라는 사실을 나는 다시 한번 머릿속에 떠올린다. 딸을 사랑으로 돌본 이들은 지금 딸에게 무슨 일이 일어나고 있는지 알아야 한다. 내가 이들에게 말하고 싶지 않다는 건 중요하지 않다. 누가 내게 이런 소식을 전한다고 생각하면 나는 도저히 견디지 못할 거라고, 내가 지금 그런 생각을 하고 있다는 건 조금도 중요하지 않다. 이들은 알아야 한다. 그게 내 일이다.

　"그게……."

　내가 대답했다.

　"혈류량이 감소하면서 뇌졸중이 생기기도 합니다. 너무 증가해서 생기는 뇌졸중도 있고요."

　"살릴 수 있나요?"

　환아의 엄마가 물었다.

　"상태가 매우 위독합니다. 고비를 넘기기 어려울 수도 있을 것 같습니다."

　나는 말을 하다 말고 또 말을 멈추었다.

　"그래도 어쩌면."

알리의 어머니가 나를 쳐다보며 말했다.

"이겨낼 수도……."

어머니는 말끝을 흐렸다.

"그럴 수도 있습니다. 언제나 가능성은 있습니다."

내 말은 여기까지였다.

"그러니까, 지금 뇌졸중이라는 말씀이시죠? 저는 뇌종양이라고 생각했는데."

아이 아버지가 양 손가락으로 관자놀이를 문지르며 말했다.

"다른 데선 뇌종양이라고 그래서."

"글쎄요, 제가 보기엔 그렇지 않습니다."

나는 부드럽게 대답했다.

"제가 판단하기에는 혈관 기형 같습니다."

이걸 사람들에게 설명할 방법을 찾는 건 너무나도 어렵다. '기형'은 '엑스레이상 비정상 소견이 있다'라거나 '당신의 가족이 방금 세상을 하직했습니다'라는 말들처럼 너무 냉담하고 쓸쓸한 단어다.

"'기형'이라니, 그게 무슨 말씀이시죠?"

"약간 비정상적인(이 빌어먹을 단어) 혈액 주머니들, 그러니까 혈관 같은 것들의 집합체인데요. 거기서 출혈이 발생할 수 있고, 그러면 뇌에 큰 문제를 일으킬 수 있습니다. 지금 따님이 겪고 있는 그런 문제들을요."

"그러면 암은 아니라는 거죠?"

"네, 암은 아닌 것 같습니다."

내가 이 말을 하는 순간, 부부는 서로를 끌어당기며 더 가까이 붙는다.

"선생님, 고맙습니다."

"저는 아무것도 한 게 없는걸요. 사실, 지금 제가 할 수 있는 일은 아무것도 없습니다. 수술실로 데려갈 수 없을 만큼 지금 상황이 안 좋기도 하고, 뇌 깊은 곳이기도 하고, 우선 따님이 수술을 버텨낼 수 있을지 봐야……."

이번에는 내가 속사포처럼 말을 쏟아낼 차례였다. 한 번으로는 내 말이 가닿지 않기라도 하는 것처럼 횡설수설 소식을 전하고 있었다. 분명하고 명확하게 전달해야 했다.

아이 엄마가 끼어들었다.

"우리 알리는 전사 같은 아이예요, 선생님. 분명 나아질 거예요."

그런 다음 그녀는 딸을 향해 돌아섰다. 나와의 대화는 끝이라는 의미였다. 남편이 고개를 끄덕였다. 이제 내가 나가야 할 시간이었다.

정말로, 그 후 몇 달 동안 알리는 모든 고비를 이겨내며 안정을 찾아갔다. 서서히 상태가 나아지기 시작했다. 몇 주간의 입원 재활 치료 후 외래 재활 치료가 이어졌다. 그러는 동안 기형 주변의 혈액이 흡수되었고, 약간 줄어들었다. 그 시점에서는 아마도 수술이 전혀 필요하지 않을 수도 있었다. 나조차도 그렇게 믿기 시작했다.

그때 갑자기 다른 출혈이 발생했다. 지난번처럼 심각하지는 않았지만, 병변이 다시 확장된 것이다. 지난번만큼 신경학적 영향을 받지는 않았지만, 이건 앞으로 일어날 일의 전조일 가능성이 컸다. 처음과 같은 출혈이 한 번 더 발생하면 환아는 생존하기 힘들 것이었다. 방사선 치료도 항암 치료도 먹히지 않을 것이다. 방사선은 이러한 유형의 혈관 병변을 치료하기에 효과적이지 않다고 이미 밝혀졌고, 화학요법은 뇌종양에만 적용된다. 그때는 수술을 받거나 자연의 순리를 따르는 수밖에 없었다. 자연의 순리를 따른다는 건 알리가 지금 같은 상태로 살아야 한다는 의미였고, 언제든 땅이 꺼질 수 있다는 걸 부모가 알고 있어야 한다는 의미였다.

이제는 수술실에 가느냐 마느냐를 결정할 시기였다. 이렇게 뇌간 깊숙이 자리 잡은 혈관 기형은 제거하기 어렵다. 교뇌 한가운데라면 특히 그렇다. 병변에 도달하려면 우리는 뇌의 뒤쪽을 통해 들어가야 한다. 그렇게 할 수 있는 유일한 방법은 제4뇌실 바닥을 가로지르는 것인데, 이 부위는 중요한 뇌각핵과 뇌간막의 지뢰밭이라 신경외과 수술의 '노맨스랜드noman's-land(테니스에서 베이스라인과 서비스라인 사이의 코트 부분을 칭하는 용어. 그곳에 떨어지는 볼을 받기 어렵다는 비유로 사용된다 – 옮긴이 주)'나 다름없다. 이런 경우 해면상 혈관 기형의 일부가 뇌간의 측면이나 전면에 더 가깝게 자라기 때문에, 그 방향으로 접근하려면 두개골 밑부분을 드릴로 뚫어야 한다. 전에도 해본 적 있는 방법이다. 드릴을 쓰면 절제하는 것보다 시간이 더 오래 걸리긴 하는데, 이번에는 이 방법도 소용이 없다. 병변이 두개 바닥 바로 밑에서 올라와 있었고, 거긴 테두리가 가장 얇은 곳이었다. 또 다른 질문이 떠올랐다. 세 번째 출혈이 나도록 내버려둬야 하는가? 아니면, 비용이 많이 들걸 알면서도 절제술을 진행해야 하는가? 출혈이 한 번 더 생기면 그때는 살아남기 어려울 것 같았다. 아무래도 이제 꺼내야 했다. 보호자는 동의했고, 수술을 진행하기 위한 계획이 세워졌다.

제4뇌실은 가오리연처럼 다이아몬드 모양으로 생겼다. 상부는 점점 더 좁아지는 형태로, 상소뇌각superior cerebellar peduncle (위소뇌다리)이 상부의 외측을 이루며, 그 위로는 신체 전반의 협응을 관장하는 소뇌가 있다. 동서를 가르는 짧은 축인 시상수질선조stria medullaris(시상 섬유줄)를 기준으로 상하로 나뉜다. 가오리연의 중심살 위치에는 정중구median sulcus(정중고랑)가 있고, 하부에는 연하, 호흡, 메스꺼움, 혀 움직임을 담당하는 핵심 핵들이 존재한다. 그 위에 얼굴 신경 둔덕facial colliculus이 있다. 여기서 교뇌 깊숙이에서 나온 안면 신경이 안구를 바깥쪽으로 움직이게 하는 외전 신경핵(갓돌림 신경핵) 주위로 이어진다. 이곳은 수술의 핵심 랜드마크로, 해당 부위에 직접적인 손상이 가해지면 안구의 측면 움직임뿐만 아니라 안면의 측면 움직임 또한 사라진다. 게다가 알리의 경우, 내출혈 때문에 이 지뢰밭이 한쪽으로 눌려 있는 상태다. 병변은 얼굴 신경 둔덕에서 위로 1센티미터, 뇌각 쪽으로 5밀리밀터 떨어진 작은 영역이다. 마치 작은 열쇠 구멍을 통해 큼직한 호두를 꺼내는 것과 같은 일이다. 호두는 피로 범벅이 되어 있고, 호두 주변의 모든 게 알리가 세상과 상호작용 하며 살아가는 데 중요한 것들이라는 점을 제외하면 말이다.

수술실에 들어가 보니 알리는 수술대에 엎드려 누워 있었고, 바이스 같은 도구로 머리가 고정되어 있었다. (이 도구는 환자가 완전히 마취된 이후에 채워진다.) 수술 준비를 마치고 멸균포가 덮여 있는 후두부의 정중선 아래로 두피가 반듯하게 절개되어 있었다. 우리는 상부 목 근육을 나눈 뒤, 해면상 혈관 기형을 제거하기 수월하게끔 두개골을 꽤 크게 잘라낸다. 경막이 열리고 소뇌반구가 양쪽으로 살살 벌어지면, 수술용 현미경을 가져온다. 두피를 절개한 지 90분이나 지난 이제야 '진짜' 수술 부위인 가오리연의 모습이 전체적으로 보인다. 뇌간으로 들어갈 위치를 찾기 위해(아주 예리한 칼로 자른다는 의미다) 얼굴 근육에 있는 작은 바늘들이 경련을 감지할 때까지 제4뇌실 바닥을 미세한 전류로 자극하면, 그들이 측두골로 빠져나가기 위해 교뇌를 통과하면서 얼굴 신경 둔덕과 신경로의 위치를 알려준다.

작은 칼날이 바닥을 통과하자마자 검푸른 피가 쏟아지기 시작하고 액화된 혈전이 구멍을 통해 쏟아져 나온다. 모니터 상황은 안정적이다. 이제 조심스럽게 하나씩 제거해나간다. 심박수가 마구 흔들리기 시작한다. 잠시 손을 멈추고 진정이 되길 기다렸다가 다시 시작한다. 다시 또 다시. 멈추었다가. 다시 시작했다가.

충혈된 주요 정맥이 손상되면 더 심한 뇌졸중을 일으키므로 절대 건드려서는 안 된다. 현미경에 바짝 눈을 댄 채, 그렇게 순식간에 다섯 시간이 흘렀다.

아래를 내려다보니 제4뇌실 바닥에 열쇠 구멍보다는 확연히 큰 틈이 보인다. **더 이상의 대가를 치르지 않고 여기서 끝낼 수 있을까?** 그럴 수 있길 바란다. 슬그머니 의문이 든다. **내가 옳은 결정을 한 걸까?** 소아신경외과 의사는 이러면 안 된다. 지금은 자기 성찰을 할 때가 아니다. 자기 성찰도 중요하지만, 어려운 수술 중에 자기 회의에 빠졌다가는 모든 기능이 마비돼버릴 수 있다. 출혈을 멈춰야 한다. 종양을 꺼내야 한다. 삶의 벼랑에 서 있는 이 아이를 안전하게 데려와야 한다. 나는 다시 정신을 차리고 현미경을 쳐다보며 손을 움직인다. 그렇게 우리는 수술을 마무리하고, 알리는 회복이라는 긴 여정을 시작한다.

7년이라는 세월이 흐른 지금, 알리는 여전히 회복 중이다. 친구들이 있는 학교로 돌아갔지만, 몸은 쇠약하다. 때로는 말이 뚝뚝 끊기고 느리게 나오기도 한다. 움직임이 부자연스럽고 걸을 땐 보행기의 도움을 받는다. 그러나 혼수상태에서 인공호흡기를 달고 누워 있던 때와는 전혀 다르다. 7년 사이에 알리는 해면상 혈관 기형이 작게 재발해 비슷한 수술을 또 한 차례 받았다. 이번에는 첫 수술 때 우리가 건드리지 않으려고 무던히도 애썼던 정상 정맥 뒤편이었다. 두 번째 수술을 받았을 때도 회복하는 데 수개월이 걸렸지만 결국 알리는 이겨냈고 이번에도 내 진료실에 혼자 힘으로 걸어 들어와 진찰 의자에 앉았다. 그 뒤에는, 뼈 플랩을 고정할 때 사용했던 작은 플레이트가 두피를 관통했다. 우리는 30분의 시술을 통해 플레이트를 제거했고, 알리는 당일 퇴원해 집으로 돌아갔다. 알리는 당일 퇴원이 가능하다는 사실에 **놀라워했다.** 추적 진료를 보러 와서는 왜 다른 수술을 할 때는 당일 퇴원을 시켜주지 않았느냐고 물었다. 그로부터 몇 달 뒤, 알리의 몸이 서서히 약해지기 시작했다. 걸음걸이가 전보다 힘이 빠졌고, 말할 때도 더 부자연스러웠다. MRI를 찍어 보니, 수두증이었다. 우리는 션트술 대신 내부적으로 뇌척수액 차단을 우회하는 시술인 제3뇌실 개통술endoscopic third ventriculostomy을 시행했다. 알리는 회복할 때의 상태로 다시 돌아왔다. 그러다 얼마 전, 회복 속도가 더뎌지기에 확인해보니 수두증이 재발해 있었다. 우리는 시술을 반복했고, 그러자 알리는 곧장 그 전의 상태로 돌아왔다.

최근 진료를 보러 왔을 때 나는 알리의 어머니인 캐롤린에게 딸의 회복력이 정말 대단하다고 얘기했다. 반복되는 수술과 회복 과정을 모두 견뎌내는 알리의 강인함에 나는 번번이 감동했다. 내 허벅지와 골반에 생긴 근육종을 제거하고 회복하면서 그동안 내가 수술했던 아이들 생각이 많이 났다. 특히 **알리와 알리의 회복력**을 떠올리며 **마음**을 다잡을 때가 많았다. 종양이라는 실존적 위협 앞에서 속수무책이었던 나와 달리 이 작은 꼬마는 정면으로 맞섰다. 우리 대부분은 평생 한 번도 겪을 일 없는 곤경을 알리는 수도 없이 마주하며 살아왔다. 그리고 그럴 때마다 다시 보행기를 잡고 일어서고, 다시 언어 치료를 받고, 다시 학교로 돌아갔다.

"어떻게 이 모든 걸 할 수 있는 걸까요?"

캐롤린에게 물었다. 아홉 살짜리 딸이 이토록 많은 일을 겪으면서도 모든 걸 이겨내는 모습을 보고 있으면 어떤 마음일까?

"알리가 아는 삶은 이게 전부니까요. 아프기 전에 알리는 걸음마도 빨랐고, 말도 빠른 아이였어요. 자기가 하고 싶은 말을 우리가 못 알아들으면 안달복달이었죠. 그 어린 애가요. 모든 게 빨랐어요. 그러다 처음 출혈이 생겼을 때, 그게 두 살 때였어요. 그러니 알리가 아는 평범한 삶은 지금인 거죠. 거의 평생 수술과 회복을 거듭하고 있으니까요."

알리가 혼자 일어서려다 약간 비틀거렸다. 알리의 엄마가 잡아주려고 손을 뻗었지만, 알리는 그 손을 밀어냈다.

"어-엄-마아."

알리는 느리게 그러나 분명하게 **도와주지 말라**는 자신의 의사를 전달했다.

"선생님."

당황한 캐롤린이 말을 이었다.

"예전에, 그러니까 맨 처음 만나서 선생님이 어떤 상황인지 설명해주셨을 때 저희가 알리더러 전사라고 했던 거 기억하세요?"

"그럼요. 알리는 혼수상태였고 회복의 기미가 전혀 보이지 않았습니다. 사실, 모두에게 더 힘든 시간이 기다리고 있었죠. 그 상황을 어느 정도나 실제로 전달해야 할지 전혀 가늠이 되지 않았습니다. 그래서 어찌 보면 전하지 않은 거죠."

"맞아요. 그러지 않으셨죠. 전혀요."

캐롤린이 웃으며 대답했다.

나도 캐롤린을 따라 웃었다. 나는 알리의 가족이 가장 힘들었던 시기에만 함께 있었지만 어쩐지 이들과 함께 여정을 걸어온 듯한 기분이 들었다. 알리가 진료실 문까지 걸어가서 복도로 나가, 간호사들에게서 만화 스티커를 하나 받아오는 모습을 우리는 지켜봤다. 알리는 진료실을 나서면서 다른 곳에 가고 싶다는 의도를 분명히 밝히려는 듯이 문틈 사이로 보행기를 밀어 문을 쾅 닫았다. 캐롤린과 나는 또 한 번 웃음을 터뜨렸다. 그때 캐롤린이 갑자기 심각한 표정으로 나를 올려다봤다. 곧장 몇 년 전 알리의 침상 옆에 서서 딸의 손을 붙잡고 있었던 그날, 그녀의 세상이 무너져 내렸던 그날의 그 표정이 보였다.

"그날 선생님이 무슨 일을 하셨는지 모르시죠? 저희가 말씀드린 적도 없고요."

캐롤린이 잠시 말을 멈추고는 한때 죽음의 문턱에 있었던 딸이 복도를 돌아다니며 스티커를 모으고 다니는 모습을 지켜봤다. 나는 고개를 돌려 캐롤린을 쳐다봤다. 지난 몇 년간 캐롤린과 이들의 가족을 매우 존경하게 되었다. 캐롤린이 무슨 말을 꺼내려고 하는지 알 수 없어 약간 마음을 가다듬었다.

"아마 선생님은 저희 가족에게 최악의 소식을 전해주고 있다고 생각하셨을 거예요. 하지만, 그날 밤 선생님이 들어오셨을 때 우리는 최악의 삶을 살고 있었어요. 그때 선생님이 저희 가족에게 주신 건 희망이었어요. 절대, 절대 포기해서는 안 될 희망."

12장

노벰버-5411-양키

의대 2학년을 마치고 시작된 방학 때, 우리 가족은 미시시피 남부에 있는 가족 별장에서 보내는 편안하고 익숙한 전통의 휴가를 뿌리치고, 아버지 친구의 후한 제안을 받아들여 크리스마스 연휴 동안 리틀케이맨 섬Little Cayman Island(카리브해의 영국령 케이맨 제도에 속하는 작은 섬 - 옮긴이 주)에서 일주일간 휴가를 보내기로 했다. 당시 우리 식구는 부모님과 누나 둘이 전부였고, 시간이 흐르면서 누나의 남편, 남자 친구 그리고 내 약혼녀가 될 멀리사가 우리 가족이 되어 가족 여행에 함께하게 되었다. 거기엔 겨울에 없는 따사로운 햇살, 바람, 파도가 있다고 했다. 햇볕이 그리웠던 우리가 듣기엔 파라다이스가 따로 없었다. 실제로 리틀케이맨에서 보낸 일주일은 우리가 들었던 그 모든 것 이상이었다. 그러나 누구도 기대하지 않았던 일이 하나 더 있었다. 섬까지 가는 길에 그런 일이 생기리라고는 누구도 상상조차 하지 못했다.

우리 아버지는 내가 태어나기 전에 25년 동안 조종사로 일했고, 열다섯 살 때 미시시피주의 운전면허증을 따고 이후 조종사 면허증까지 땄다. 내가 지겹도록 들었던 아버지의 이야기는 이랬다. 아버지는 어릴 때 할아버지의 세탁소에서 일하며 돈을 모았다. 조종사 면허증을 따고 얼마 뒤, 그 돈으로 중고 파이퍼컵Piper Cub(미국 항공기 제작사 파이퍼에서 제조한 경비행기 – 옮긴이 주)을 샀다. 경비행기가 생기면서 아버지의 끔찍한 하늘 사랑은 평생 지속되었다. 비행기를 조종하는 아버지를 볼 때면 자식들은 평생 헤아릴 수 없겠다는 생각을 할 만큼 아버지는 하늘을 날 때 굉장한 성취감을 느끼는 것 같았고, 또 행복해했다. 대학 때 아버지는 비행학교에 입학했고 나중엔 주 방위군 공군에 입대해 40년 이상 복무하고 대령으로 은퇴했다. 은퇴 전까지 아버지는 고성능 전투기를 몰고 최전방으로 나갔고, 수송 요원들을 이끌고 주말 임무를 나갔고, 2주짜리 장거리 임무를 수행했다. 장거리 비행을 다녀올 때면 아버지는 일본의 유리볼 부표나 인도의 화려한 접이식 병풍, 에콰도르의 아름다운 연처럼 먼 나라에서 이국적인 선물을 사 오기도 했다.

군용기가 아니어도 아버지는 주말이면 일을 나갈 때, 서재에 있을 때를 제외하고는 어떤 식으로든 비행기를 몰았다. 가끔은 자식들 중 한 명(보통 나)을 공유 세스나 172Cessna 172(유명 항공기 제작사인 세스나에서 개발한 4인승 경비행기. 세스나 172는 경비행기의 대명사라고 할 만큼 인기 있는 기종이다−옮긴이 주)의 우측 좌석에 태우고 펜사콜라Pensacola 근교의 할머니 댁으로 놀러 갔다. 초등학생 시절, 이륙 전까지 구구단표를 외우지 않으면 데려가지 않겠다고 으름장을 놓으시던 아버지의 모습이 기억난다. 11단, 12단을 끝까지 외우지 못하고 있으면 아버지는 프로펠러가 돌아가는 활주로 위에서 내가 구구단표를 완벽하게 다 외울 때까지 옆자리에서 문제를 내주었다. 우리는 동네의 무인 비행장 격납고를 돌아다니며 비행기들을 구경하기도 했고, 옆 동네의 소형 공항으로 가서 아버지가 좋아하는 회사 소유의 쌍발 엔진 비행기를 구경하기도 했다. 아버지는 업무로 출장을 가야 할 때도 따로 조종사를 고용하는 법이 없었다. 회사의 사장으로 일하는 동시에 조종 시간을 채울 수 있는 일거양득의 기회라고 생각했던 것이다.

리틀케이맨 섬으로 비행하던 당시에 나는 4.3시간의 세스나 152기 공식 조종 시간(우리 아버지가 아닌 다른 강사와 함께 조종한 시간이라는 의미)을 보유하고 있었다. 어릴 때부터 많은 시간을 아버지와 함께 하늘에서 보낸 덕분에 그해 여름 수업 과정인 이륙, 무선 통신, 내비게이션 설정(GPS 이전 세대라)을 꽤 빠르게 익혔고, 이제는 잔디밭이 아니라 다른 비행기가 있는 활주로에 착륙하는 방법처럼 더 정식적인 것들을 배우기 시작한 때였다. 아, 어쨌든 우리 아버지는 멀리사를 포함한 우리 식구들을 데리고 비행기로 리틀케이맨까지 날아갈 계획이었다. 그렇게 우리는 파이퍼 아즈텍Aztec(미국 항공기 제작사 파이퍼에서 만든 6인승 쌍발기로, 정식 명칭은 Piper PA-23이나 처음에는 '아파치Apache' 나중에는 '아즈텍'이라는 별칭으로 불렸다-옮긴이 주)이라는 쌍발기에 올라탔다. 엄청난 적재량에 비해 기본 구조만 갖춘 비행기로 악명이 높아 '아즈트럭'이라는 별명이 붙은 비행기였다. (마리화나를 미국으로 밀반입할 때 이 비행기가 쓰였다는 악명이 자자하다고, 나중에 아버지에게 들은 얘기다) 나는 부기장석에 앉아서 언제나처럼 '체크'라고 말하는 임무를 수행했다.

"플랩flaps(이륙에 필요한 보조 양력 장치. 부기장이 플랩이 이륙 위치에 있는 것을 확인한다-옮긴이 주)."

……"체크."

"조종간 중립."

……"체크."

"연료 혼합 리치fuel mixture rich(공기/연료 혼합물에서 연료가 훨씬 많은 상태-옮긴이 주)."

……"체크."

한 번 비행을 나갈 때마다 나는 비행 전 점검에만 일흔다섯 번쯤 '체크'를 외쳤다. 어렸을 때는 내가 집중하고 있는지 확인하기 위해 아니면 어떤 가르침을 주기 위해서 아버지가 일부러 체크리스트를 더 추가했다고 확신했다(그 당시에는 전혀 이해할 수 없었지만, 외과 의사가 된 지금은 그게 사실이라고 해도 충분히 이해가 된다).

마이애미를 벗어나면, 거의 정남쪽을 향하는 세 시간 여정의 하이라이트는 쿠바 상공을 안전하게 통과하기 위해 8,000피트까지 올라가는 것이었다. 쿠바 상공을 지나려면 반드시 미리 설정된 특정 경로를 따라야 한다. '고속도로'라는 좋은 단어가 하늘길에는 왜 없는지 모르겠는데, 어쨌든 여러 대의 비행기가 500피트 또는 1,000피트를 사이에 두고 다양한 고도에서 비행한다. 1990년대에 쿠바 상공을 비행하기 위해서는, 우선 하늘의 이 모든 '고속도로'들이 지도의 한 지점, 카요 라르고Cayo Largo 건너편 섬의 북쪽에 모여야 했다. 여기서 쿠바행이 아닌 항공기가 쿠바 영공으로부터 벗어나려면 최소 8,000피트 이상 올라간 뒤 라디오에서 나오는 격렬한 쿠바 방송을 계속해서 들으며 정남쪽으로 쭉 날아가다가 남부 해안의 먼 지점인 카요 라르고 상공에 도달했을 때 미리 설정된 경로로 방향을 틀어야 했다. 안전하게 섬나라를 지난 우리는 아즈텍의 방향을 그랜드케이맨Grand Cayman으로 조종한 뒤 오토파일럿을 작동시켰다.

쿠바의 마지막 마커marker(항공기가 특정 지점의 상공을 통과할 때 전파를 보냄으로써 위치 정보를 제공하는 시설 – 옮긴이 주)와 그랜드케이맨의 정확한 중간 지점에 거의 다다랐을 때 아버지가 배터리 잔량 게이지를 손으로 두드리기 시작했다. 자동차의 연료 게이지가 이상하다 싶을 때 계기판을 두드려보는 것처럼 말이다. 배터리 게이지를 보면 배터리가 충전 중인지 방전되는 중인지 알 수 있다. 엔진을 끈 상태로 지상에서 기체를 데우고 있거나 낮은 고도에서 저속 비행을 하고 있다면 배터리는 떨어지는 중이어야 한다. 그리고 그 외의 모든 상황에서는 충전 중이어야 한다. 최소한 방전되고 있지는 않아야 한다. 배터리가 정말로 방전 중이라는 걸 알아차린 건 오토파일럿 모드가 꺼졌을 때였다. 아버지가 라디오에 대고 아바나Havana에 우리 문제를 알리려던 그 순간, 내비게이션이 꺼지고 라디오가 꺼지면서 완전히 정전이 되고 말았다.

굳이 말할 필요가 있을까 싶지만, 이보다 더 끔찍할 수 있을까 싶은 상황이었다. 세 명의 다른 탑승객이었던 멀리사, 큰누나 이브, 누나의 당시 남자 친구 스티브는 조종석 계기판에 숫자가 사라졌다는 사실과 아버지와 내가 주고받는 말이 급격하게 많아졌다는 사실을 눈치채고서 주변을 두리번거리기 시작했다. 보통 쌍발기에는 구비되어 있지 않은 구명조끼를 찾고 있었다. 아버지는 내게 구름을 피하지 말라고, 현재 나침반 방향에서 10분의 1이라도 각도를 벗어나지 말라고 지시하며 비행기 조종을 맡기고는 뭔가를 찾아 가방을 뒤지기 시작했다. 그때까지 나는 가끔 말 안 듣는 아들이 되고 싶다는 생각을, 아버지의 의견에 맞서서 내 뜻대로 살고 싶다는 생각을 할 때가 있었다. 의대에 간 것도 내 선택이 아닌 것 같았다. 마치 어린 시절 아버지가 밤마다 자는 내 귀에 대고 나는 의대에 가야 한다고 주입하기라도 한 것처럼. 성인이 되고 학부를 졸업한 뒤 의대생으로서 새 삶을 살고 있었던 그때까지도 여전히 나는 내 현실을 받아들이려고 애쓰고 있었다.

그러나 그 순간만큼은 이상적인 아들로 돌변했다. 속도위반 딱

지가 날아올 때마다, 직업윤리에 관한 훈계가 시작될 때마다 의무적으로 뱉었던 "네, 알겠습니다"보다 훨씬 더 많은 "네, 알겠습니다"가 내 입에서 나왔다. 가방을 뒤지던 아버지는 배터리로 작동하는 휴대용 양방향 라디오를 꺼냈다. 겨우 비행 3주 전에 사둔 것이었다. 인조 가죽 케이스에는 여전히 가격표가 매달려 있었다. 아즈텍의 글로브 박스라고 할 수 있는 칸에서 아버지가 안테나선을 하나 꺼내더니 그 선을 헤드셋과 마이크에 사용하는 입력 단자에 꽂았다. 그런 다음, 아바나에 연락을 시도했으나 소용이 없었다. 배터리의 전력이 부족했거나 상대방이 응답을 거절했거나 둘 중 하나였다.

4.3시간의 정규 교육에서 배운 내용을 지금까지 머릿속에서 400번 가까이 복습한 나는, 이제 내게 주어진 임무에 온 정신을 집중하며 배운 내용을 적용하고 있었다. 구름이 약 3,000피트 아래에 있으므로 우리는 심각한 난기류로부터 상대적으로 자유로운 고도에 진입해 있다. 마지막으로 계기판에 표시된 방향으로 추정할 뿐 현재 위치를 정확히 파악할 수 없다. 올바른 항로에서 2도 벗어나면, 항공기 유도용 무전 장치의 범위 내에서 우리는 빠르게 사라져버릴 것이다. 우리가 동쪽이나 서쪽으로 훨씬 더 멀리 통과한다면, 아주 급격하게 방향을 튼다면 그랜드케이맨 공항의 레이더 범위를 벗어날 수도 있다. 우리가 정말로 길을 잃었다면 지금 연료로는 어떤 상황에서도 공중에 그리 오랫동안 머물 수 없을 것이다. 낮게 깔린 구름 때문에 시야가 한 번 더 차단되

었지만, 너무 낮게 떨어져서 추가 오작동이 발생할 경우 활공 거리에 제한이 걸릴 수 있다.

마침내, 3만 5,000피트 상공에서 마이애미로 향하던 아메리칸항공American Airlines DC-10이 응답했다. 아버지의 목소리를 들은 기장이 자신의 신분을 밝히며 무전을 보냈다.

"노벰버-5411-양키(우리 비행기의 식별 번호다), 문제가 생긴 것 같은데, 괜찮으십니까?"

기장이 말했다. 기장은 아바나에 우리 비행기의 상태를 알렸지만, 그들은 우리를 그랜드케이맨의 주파수로 옮겨주었을 뿐 아무 조치도 하지 않았다.

"절박한 상황입니다."

기장이 쿠바 항공 관제사에게 하는 말이 들렸다.

"무선 주파수 120.2에 연결하십시오."

"레이더 위치가 필요합니다."

"120.2에 연결하세요."

기장은 그랜드케이맨에 우리의 대략적인 위치와 상황을 다시 알렸다고 우리를 안심시켰다(그렇게 말을 한 건 아니었지만, 우리가 바다에 불시착하게 될 경우를 대비해서 전한 말이라는 걸 나는 알아들었다).

잡음 사이로 기장의 목소리가 뚝뚝 끊기자 아빠는 라디오로 SOS 자동 리듬을 틀었다. 점과 선이 선실을 가득 메웠다. 고개를 돌려 멀리사를 바라보았다. 멀리사는 눈을 동그랗게 뜨고 입 모양으로 내게 이렇게 말했다.

"너네 가족은 항상 이런 식이니?"

그때 아빠의 목소리가 들렸다. 4분 내에 섬 위치를 파악하지 못하면 회항해서 쿠바에 착륙해야 한다고 말했다. 받아 마땅한 의대 방학의 일부를 쿠바에 억류된 채 보내야 한다는 생각은 조금도 매력적이지 않았다. 그러자 쏟아지는 총알과 미국인의 조롱이 담긴 화면이 내 머릿속을 가득 채웠다. HBO 방송국이 내게 주입한 장면이었다.

2주 전에, 뉴스거리가 될 만한 사건이 있었다. 한 중년 남성이 세스나 150을 빌려 타고 혼잡한 고속도로에 착륙해 가족들을 태우고 도주해 쿠바 공군이 출격했다는 소식이었다. 양국 간의 사이가 좋을 리 없었다. 미국 소유의 해군 기지인 관타나모 만 Guantánamo Bay으로 향하겠다는 계획도 쿠바로 돌아간다는 계획만큼이나 달갑지 않았는데, 나를 안심시킨답시고 아버지는 상대방이 총격을 가하기 전에 분명 우리에게 대화를 시도할 거라고 말했다. (아무렴, 라디오가 작동되어야 말이죠.) 나는 잡념을 떨치고 집중하기 위해 고개를 한 번 털어낸 뒤 비행기를 조종하는 동시에 육지를 찾아 열심히 주변을 살폈다.

쿠바 남부의 카리브해 어딘가에서 연료가 급격히 고갈된 상태로 착륙 장소를 찾는 내가 조종하는 비행기의 별명이 마리화나 운반으로 유명한 '아즈트럭'이라는 사실이 참 아이러니했다.

전기가 나가면서 계기판의 시계도 꺼졌지만, 손목시계를 보니 정전이 일어난 지 한 시간이 지난 뒤였다. 시간이 별로 없었다.

구름 아래를 내려다보며 구름이 걷히길 기다렸다.

"아빠, 뭔가 보이는 것 같아요."

내가 말했다.

"음, 아들……."

무덤덤한 말투였다.

"만약 지금 보이는 게 땅이라면, 무슨 수를 써서라도 그쪽으로 가야 한다."

"아, 아니에요, 그냥 범선이네요……."

나는 시선을 돌리다가 퍼뜩 멈추었다. **'범선이다, 범선들이 있는 곳에는 보통…….'**

"땅이다."

나는 황홀한 목소리로 외쳤고, 그때 구름 사이로 큰 구멍이 열리더니 초록이 무성한 땅이 보였다. 조금의 망설임도 없이 땅을 향해 뛰어들었다.

나중에 친구들에게 이 이야기를 들려줄 때면 나는 제2차 세계대전 당시 적군의 낌새를 차리지 못한 일본의 제로센Japanese Zeros (제2차 세계대전 당시 일본 해군의 주력 전투기로 가미카제에 이용됐다. 정식 명칭은 '0식 함상전투기'이나 숫자 0의 영어 표기인 '제로'와 전투기를 의미하는 일본어인 '센토키'의 첫 글자를 합쳐서 '제로센'이라고도 부른다 – 옮긴이 주) 비행대를 격추한 패피 보잉턴Pappy Boyington (미 해병대에서 장교로 복무해 중일 전쟁과 제2차 세계대전에서 전투기 조종사로 참전하고 명예 훈장과 해군 십자장을 받았다. 본명은 그레고리이지만, 1943년 제214

해병전투비행대대장이 되었을 때 보잉턴보다 10살 정도 어린 대대원들이 보잉턴을 할아버지라는 의미의 '그랜드 패피Grand Pappy'라는 별명으로 불렀고, 이후 종군기자들에게 보도되면서 이름처럼 굳었다 - 옮긴이 주)의 코세어Corsair(미국 항공기 제작사 보우트가 개발한 단발 프로펠러 함재전폭기로, 제2차 세계대전과 한국전쟁에서 활약했다. 수많은 일본기를 격추한 보잉턴이 조종한 전투기 기종이다 - 옮긴이 주)처럼 한 손을 높이 들고서 빙글빙글 돌리면서 아래로 내려가며 설명했다. 급강하를 시작하자 이미 제정신이 아니었던 그랜드케이맨의 항공 교통 관제사와 무선 교신이 닿았다.

"나와라, 노벰버-5411-양키……. 나와라, 노벰버-5411-양키……."

"여기는 노벰버-5411-양키."

우리가 대답했다.

"말씀하십시오."

"이런, 세상에. 이거 때문에 섬 전체가 떠들썩합니다. 지금 상황이 어떻습니까? 여전히 전력이 없나요?" 목소리 너머로 레게 음악이 희미하게 들렸다. 솔직히 말하면, 나는 이 사람들이 우리 교신을 듣고 마리화나 연기를 손짓으로 날리며 자리에서 일어나는 모습을 상상했다.

"로저roger(수신 완료를 의미하는 교신 용어 - 옮긴이 주), 관제탑. 전력 없습니다."

아버지가 단호한 얼굴로 응답했다.

"하지만 엔진 두 개는 정상 작동합니다. 랜딩 기어landing gear(이 착륙 장치 – 옮긴이 주) 작동 여부 확인 위해 근접 비행flyby(관제탑 가까이에서 저공 고속 비행하는 것 – 옮긴이 주) 승인 요청합니다."

"물론이죠, 물론입니다. 천만다행이네요! 탑승객은 몇 명입니까?"

마침내 아버지의 얼굴에 옅은 웃음기가 퍼지는 걸 보고 나는 키득거렸다.

"다섯 명입니다……. 반복합니다. 승객 다섯 명입니다."

이제 거의 방전된 라디오의 한가운데에 대고 아버지가 말했다.

조종간을 너무 세게 쥐고 있던 탓에 손이 붙은 것처럼 잘 떨어지지 않았지만, 나는 내 임무를 기꺼이 아버지에게 넘겼다. 관제탑에서 우리 비행기의 랜딩 기어 상태를 확인할 수 있도록 아버지가 비행기 하부를 관제탑 가까이에 붙여 근접 비행을 실행했다. 랜딩 기어는 내려가 있지 않았다. 아버지는 내게 발 옆에 있는 레버로 랜딩 기어를 내리는 방법을 가르쳐주었고, 그 레버로 랜딩 기어를 내려본 건 그때가 처음이자 마지막이었다. 얼마 지나지 않아 아버지는 완벽하게 착륙했고, 착륙하는 동안 다행히도 랜딩 기어는 잘 유지되었다. 우리 비행기는 터미널로 천천히 향했고, 지상 요원의 유도를 받고 멈춰 섰다. 지상 요원은 아무 일도 없었다는 듯, 우리가 방금 전까지만 해도 카리브해에 비상착륙을 고려하고 있었다는 걸 전혀 모르는 사람처럼 태연하게 바퀴에 초크를 괴었다.

무슨 일이 있었는지 궁금해하는 그랜드케이맨 공항 관계자들에게 우리 이야기를 들려주고 비행기를 고치면서 나머지 오후 시간을 보냈다. 교류발전기 고장이 문제의 원인이었다. 문제는 새 와이어와 웃는 얼굴의 정비사 덕분에 다음 날 아침에 말끔히 해결되었다. 그날 밤 우리 가족은 먹고 마시고 웃으면서 낮에 겪은 일을 받아들이려고 애썼다. 밤에 식탁에 앉아 아버지와 함께 맥주를 마시던 게 기억난다. 그날 밤, 우리는 술병을 부딪쳐 건배하고 맥주를 깊이 들이마셨다. 아빠는 비행 중에 겪었던 다른 모험담을 들려주며 크게 웃었다. 당시엔 몰랐지만, 그때 나는 중압감이 엄청난 집중력을 준다는 사실을 알게 되었다. 그날 이후 아버지를 이전과 같은 눈으로 바라볼 수 없을 것 같았다. 그리고 정말로 그랬다. 나로서는 상상도 하기 힘든 경험을 아버지는 몸으로 살아낸, 큰 사람이었다. 이번에는, 위기가 생겼을 때 내가 아버지 옆에 앉아, 아버지와 함께 비행하며 침착하게 해결해갔다. 그날 아버지에겐 내가 필요했다. 진정으로 내가 필요했던 건 그날이 처음이 아니었을까 싶다. 그리고 아버지가 내게 얼마나 필요한 존재인지 그날 나는 절실하게 깨달았다.

다음 날, 일주일간 먹을 식료품과 고마운 가족들을 싣고서 30분을 날아 원래 목적지인 리틀케이맨에 도착했다. 짧은 비행은 즐거웠고, 계기판이 작동하는 익숙한 풍경을 다시 보며 우리는 조종 장치를 잡은 손을 함께 부드럽게 움직였다. 이전 24시간 동안의 경험이 앞으로의 내 인생을 바꿔놓으리라는 걸 알았다. 내가 어떤 사람인지 스스로 더 잘 알기 위해, 내가 어떤 삶을 살고 싶은지 더 잘 알기 위해 조용히 아버지를 밀어냈던 지난날의 내 모습은 이제 없을 것이다. 의대에 진학할 때 품었던 반발심도 버렸다. 이런 모든 게 갑자기 사라졌다. 그날 이후 몇 달간은 아버지와 함께한 최고의 시간이자 가장 의미 있는 시간이 되었다.

바로 그때, 조종석에 나란히 앉아 비행기 아래에 풀과 흙이 깔린 간이 활주로를 찾느라 저공비행 하면서 함께 웃고 있을 때 나는 우리 앞에 우리의 모든 삶이, 끝없는 시간의 저수지가 있다고 확신했다. 우리가 최종 접근final approach (목적지에 가까워졌을 때의 착륙 준비 단계, '착륙 접근landing approach'이라고도 한다 – 옮긴이 주) 하여 활주로에 일직선으로 정대하고 있을 때 밝은 태양이 우리 뒤의 동쪽에서 떠올랐다. 교신할 타워가 없었기에 우리는 주위를 둘러보며 하늘이 맑다는 걸 눈으로 확인한 뒤 우리끼리 혼잣말을 했다. 우리는 엔진을 감속시켜 속도를 줄였다. 속도가 줄면서 코가 살짝 앞으로 쏠렸다. 아래로 보이는 나무들이 삽시간에 관목으로, 관목은 풀로 바뀌었다. 그런 다음에야 낡아빠진 임시 활주로가 보였다. 우리 비행기는 활주로를 향해 활공했고, 이번에는 거의 아무 소리도 나지 않았다. 누구였는지 기억은 안 나는데, 우리가 양쪽으로 펼쳐진 풀밭과 수평을 이루자마자 우리 중에 누군가가 코를 다시 들어 올렸다. 그렇게 눈 깜짝할 사이에 우리는 무사히 착륙해 다시 한번 안전하게 땅을 딛고 있었다.

All That Moves Us

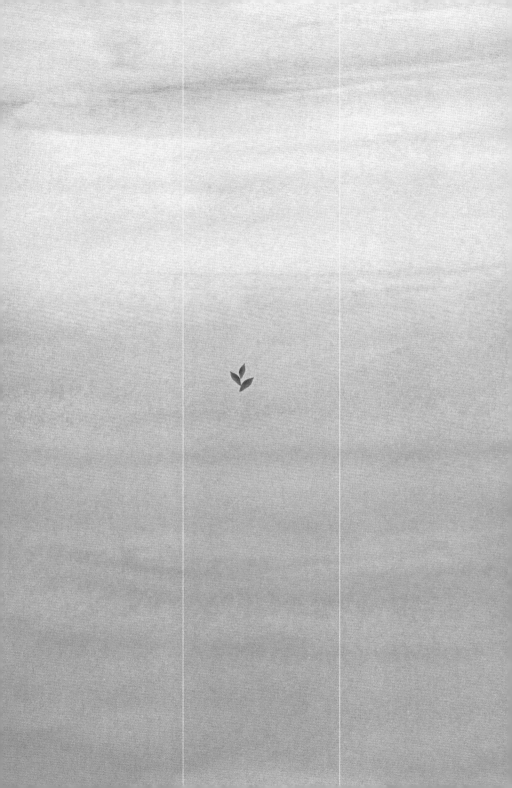

13장

분노

"다시, 300줄! 클리어!"

수술용 멸균포가 군데군데 벗겨졌다. 제세동기 패드를 통해 온몸으로 전기가 들어가자 환자가 경련을 일으킨다. 어떻게 된 일인지 목의 상처 부위를 느슨하게 덮어놓은 수건은 떨어지지도 않고 잘 붙어 있다.

변화가 없다. 여전히 심실세동 상태다. 살 수 있는 심장박동이 아니다. 모니터의 경고음이 다시 울린다.

"당장 360줄로 올려!"

필요 이상으로 크게 외쳤다.

"클리어!"

환자는 또다시 경련을 일으켰다.

여전히 변화가 없다.

"다시! 클리어!"

이번에는, 전기 충격이 환자의 몸을 통과하자 모니터에서 소리가 나기 시작했다. 환자의 심장박동이 돌아왔다.

"동리듬sinus rhythm(심장박동이 일정한 리듬으로 반복되는 상태 – 옮긴이 주)입니다!"

수술대 머리맡에서 외치는 소리가 들린다.

"오, **다행**이다."

내 맞은편에 서 있던 스크럽 테크가 말했다. 둘 다 여전히 수술 가운과 글러브를 착용한 상태다. 벽에 붙어 있는 그의 도구 세트 아래 바닥이 어수선했다. 환자의 심장이 멈추자마자 우리가 처음에 이것저것 해보다가 일부 기구를 떨어뜨린 탓이었다.

수술대를 내려다보니, 환자의 가슴에 패드 모양으로 불그스름하게 화상 자국이 나 있었다. 첫 번째 전기 충격을 줄 때 수술용 멸균포를 찢어버릴 정도로 흥분한 탓에 제세동기 패드에 전도성 젤을 도포하는 걸 깜빡했다. **상대적으로** 경험이 많은 4년 차 전공의가 풋내기 실수를 저지르자 금세 무슨 상황인지 파악한 서큘레이팅 간호사가 전도성 젤을 가져다주었다.

텔레비전에서 보던 거랑 딴판이네. 나는 의학 드라마에서 패드에 젤을 바르고 둥글게 문지른 뒤 전기 충격을 가한 다음, 다시 하던 대화를 이어 하는 의사들의 자신감 넘치는 모습을 담은 장면을 떠올리며 생각했다.

나는 고개를 들고 수술실 모니터에서 이제 안정적으로 흘러나오는 심장박동을 확인했다. 환자의 혈압이 잘 오르고 있었다. 수술실 안에 있는 한 사람 한 사람이 다 나를 쳐다보며 내 말을 기다리고 있었다.

"아, 모두 수고하셨습니다."

더듬거리며 말했다.

"엠제이, 젤 고마워요."

내 눈 아래 수술대에는 방금 막 전기 충격을 받고 되살아난 50대 여성이 누워 있었다. 목에 난 상처를 다급하게 클램프로 잡아둔 채 그 위에 얹어놓았던 수건에 핏자국이 번지기 시작했다. 이제 혈액순환이 회복되면서 응급 상황에 우리가 봉합하지 않았던 모든 곳에서 출혈이 시작되었다. 몇 분 전, 경동맥을 분리하기 위해 측면부에 가죽 띠처럼 연결된 흉쇄유돌근을 절개하면서 경동맥초를 잘 지나가고 있었다. 경동맥을 분리해 준비를 마치고 나면, 전문의 선생님이 돌아와 나와 함께 경동맥 내막 절제술을 시행할 예정이었고, 이건 이전에도 스무 번쯤 호흡을 맞췄던 수술이었다. 내게는 즐거운 수술이었다. 수술 과정이 빠르고 깔끔하며 장기적으로 봤을 때 환자들에게 긍정적인 영향을 주는 수술이라고 생각했다.

30년 이상 행해진 이 수술은 뇌로 가는 적절한 혈류를 회복시키고, 혈액 희석제와 함께 뇌졸중, 특히 첫 번째 뇌졸중을 예방하는 데 도움을 준다. 경동맥 내막 절제술은 그동안 손에 꼽힐 정도로 많이 연구된 수술법이다. 수술을 언제 해야 하는지, 누가 해야 하는지 그리고 이제는 어느 경우에 더 새로운 기술을 사용해 스텐트를 삽입하는 게 좋은지까지 알려주는 데이터가 존재한다. 수술 분야에 따라 수술 방법은 다양하다. 경동맥 벽 내부의 콜레스테롤과 석회화 플라크를 조심스럽게 제거한 뒤 동맥을 확장하기 위해 패치를 꿰매야 할지, 아니면 션트를 배치해서 수술 중에 잡아놓은 혈관을 우회해 막힌 혈관을 우회하여 뇌로 피가 흐르게 해야 할지에 관한 연구 결과도 있다. 수술용 현미경을 사용하느냐 마느냐의 문제도 수술 후 뇌졸중의 가능성에 영향을 미친다. 혈관외과 의사, 신경외과 의사, 심혈관외과 의사, 심장 전문의들이 수년간 학회와 학술지를 통해 열렬히 다투었고, 여전히 그 위세는 여전히 대단하다.

하지만 지금은 그 어떤 것도 소용없었다. 눈앞에 누워 있는 이 환자. 목에 난 상처에 클램프가 집혀 있었고, 곳곳에서 피를 흘리고 있는 환자. 환자는 경동맥 절제술을 받기도 전이었다. 어떻게 해야 할까? 나는 전문의 선생님이 수술실로 돌아올 때까지 이러지도 저러지도 못한 채 지혈만 하고 있었다.

"이게 지금 무슨 난리야?"

전문의 선생님이 숨을 헐떡이며 들어왔다. 우리는 모든 상황을, 적어도 우리가 이해한 것에 한해서는 모든 상황을 설명했다. 수술을 준비하고, 멸균포를 덮고, 목을 절개할 때까지는 모든 과정이 순조롭게 흘러갔다. 환자의 심박수도 정상이었다. 그때 갑자기 T파T wave(심전도의 파형으로 수축한 심장이 이완할 때 생기는 파─옮긴이 주)의 간격이 넓어지더니 이내 완전히 역위되었고(이는 심장으로 가는 혈류가 충분하지 않다는 걸 의미한다), 심실 빈맥ventricular tachycardia, V-tach이 발생한 뒤, 극도의 심실세동이 일어났다. 선생님은 잠시 모니터를 쳐다보며 심박수가 정상화된 것을 확인한 뒤, 우리에게 환자를 봉합해 최대한 빨리 심장 전문의에게 데려가라고 대답했다.

"그럼 경동맥은 어쩌……."

질문을 하려 했다.

"그건 신경 쓰지 말고. 지금 전기 충격을 네 번이나 줘서 심장 박동 돌려놨잖은가. 얼른 심장내과로 가서 환자 심장에 무슨 문제가 있는지부터 파악해."

나는 적절히 봉합을 마친 뒤, 환자를 데리고 심혈관 조영 검사를 받는 '캐스랩cath lab(심혈관 조영술 및 관상동맥 시술 등을 주로 하는 심장내과의 수술실─옮긴이 주)'으로 데리고 갔다. 혈관 조영술은 거의 모든 장기에 시행할 수 있다. 심장에 시행하는 경우가 압도적으로 많았지만, 최근 들어서는 뇌에도 빈번하게 시행된다. 캐스랩에서 환자는 관상동맥의 여러 협착 부위에 스텐트 시술을 받았다. 수술 전 문진했을 때는 증상이 없었기 때문에 관상동맥 협착을 사전에 알 수가 없었다. 지난하고 긴 하루를 보낸 뒤, 환자는 중환자실로 옮겨졌다. 수술받을 준비가 될 때까지 중환자실에 있어야 했다. 간호사 스테이션에 심장 전문의가 앉아 있었다. 그는 옆에 있는 의자 다리에 카우보이 부츠를 신은 발을 기대고 앉아서 수술 후 노트를 작성하고 있었다. 그는 캐스랩에서 무슨 일이 있었는지 말해주면서 환자의 가족을 이미 만나고 왔다고 얘기했다.

환자보다 열 살쯤 많아 보이는 남편과 20대 초반으로 보이는 두 아들은 당연히 이 소식을 달가워하지 않았다. 가족들은 분노하고 있었다. 우리 외과 의사들에게 화가 나 있었고, 마취과 의사들에게 화가 나 있었고, 모든 시스템에 화가 나 있었다. 그날 밤, 보호자들을 진정시키는 데 꽤 오랜 시간이 걸렸지만, 결국 근처 호텔로 가서 눈을 붙이고 오라고 설득하는 데 성공했다. 비용은 병원에서 부담할 거라고 일러주었다. 이후 며칠 동안 환자의 가족들은 마치 다음 행보를 모의하기라도 하듯 우리에게 거리를 두었다. 수술실에서 처음 전기 충격을 가했을 때 그을렸던 부위가 연해지고 있을 때 가족들이 환자의 가슴 사진을 찍었다는 얘기를 들었다. 어쨌든 저들의 어머니와 아내를 벼랑 끝에서 살려낸 입장에서는, 이 모든 일이 유감스럽고 특히 당황스러웠다.

"도대체 왜 고마워하질 않는 걸까요?"

전문의 선생님에게 물었다. 이토록 정제되지 않은 감정을 이렇게나 적나라하게 드러내는 보호자는 처음이었다.

"음, 아직 환자가 회복하지 못했으니까. 잘 회복할 줄 알았는데, 상황이 그렇지 않으면 스트레스가 상당한 법이지. 불확실한 상황에 대처하는 법은 사람마다 다르지 않은가. 의료 체계를 전혀 신뢰하지 않는 사람들도 있다네. 진료실에서 처음 만났을 때 이 가족이 그랬던 것처럼. 너무 기분 나쁘게 생각하진 말게. 여유를 주면서, 환자 가족들을 넓은 마음으로 대해줘야 해."

선생님의 통찰력 깊은 조언을 들은 나는 회진을 마치면 적극적으로 보호자들을 찾아 이것저것 설명하기 시작했다. 그러자 가족들의 마음이 조금씩 누그러지는 것 같았다. 심지어 내 이름이 무엇인지, 이 케이스에서 내가 어떤 일을 하고 있는지 묻기까지 했다. 며칠간 우호적인 대화를 나눈 뒤, 나는 이들 가족과 자리에 앉아 지난번에 중단되었던 수술 이후에 무슨 일이 생겼는지, 왜 다시 수술실로 가야 하는지를 거듭 설명했다. 계획대로라면 수술은 이틀 뒤였다. 우선 경동맥 협착증 치료를 해야 한다는 데에 모든 과의 전문의가 동의했다. 환자는 별말 없이 의료진을 신뢰했다.

"저는 선생님들을 다 믿어요."

그녀는 웃으며 얘기했다.

"이미 저를 한 번 살려주셨잖아요."

다음 날은 전문의 선생님과 함께 다른 환자를 수술하느라 거의 종일을 수술실에서 보냈다. (깊숙이 자리 잡은 뇌종양을 제거하는 개두술이었던) 그 케이스는 정오쯤 시작됐고, 수술을 끝냈다는 사실을 깨달았을 땐 이미 저녁이 되어 있었다. 정신을 집중한 상태에서는 시간의 흐름이 평소와 다르다. 우리끼리 꽤 만족스러워하면서 마무리하려는 찰나였다. 배경음악 사이로 응급 요청 콜이 울렸다. 경동맥 환자가 또다시 심장 발작을 일으켰다고 했다.

나는 수술실을 나서서 병동으로 달려갔다. 중환자실팀이 적극적으로 심폐소생을 시행하고 있었다. 환자는 삽관되어 있었고, 무반응 상태로 침대에 등을 댄 채 누워 있었다. 누군가가 간헐적으로 흉부 압박을 하고 있었다. 이번에는 환자가 돌아오지 않았다. 전기 충격을 가하고 약물을 주입해봐도 모니터에는 어떤 종류의 심장박동도 다시 나타나지 않았다. 저녁밥을 먹을 때까지만 해도 멀쩡했던 환자가 심실세동으로 무의식 상태에 그리고 이내 심장 무수축 상태에 빠져버렸다.

당장 환자의 가족을 찾아야 했다. 중환자실 대기실을 둘러본 뒤 전화를 걸었다. 호텔 방으로 전화를 걸었으나 연결이 되지 않았다. 개두술 마무리를 거들어야 했던 나는 다시 수술실로 돌아갈 수밖에 없었다.

한 시간이 조금 넘어서 우리는 수술을 마쳤다. (분명히 해두자면, 경막을 닫고 뼈를 교체하고 여러 봉합사를 사용해 두피를 봉합하기까지는 시간이 좀 걸린다.) 환자를 중환자실로 옮긴 뒤 가족들에게 수술 경과를 설명한 뒤, 다시 경동맥 환자의 가족을 찾아보았다. 여전히 어디서도 보이지 않았다. 결국, 찾을 만큼 찾아봤다고 생각한 나는 라커룸으로 가서 옷을 갈아입으며 퇴근 준비를 하기 시작했다. 다른 환자들의 상태를 한 번 더 체크하고 추가로 내릴 오더가 없는지 확인하면 일과는 끝이었다. 병원을 나선 건 밤 열 시 무렵

이었다.

바로 그때, 주차장으로 이어지는 기다란 복도 끝에서 날 향해 다가오는 환자 가족들이 보였다. 늦은 밤이라 복도에는 다른 사람도 없을 터였다. **아, 꼼짝없이 갇혔구나,** 하는 생각이 들었다. 복도 끝 붉은색 비상구 표지판이 눈에 들어왔다. 문은 열려 있었고, 어둡고 네모난 그림자가 주차장 바깥으로 향해 있었다. 나를 본 순간, 이들은 날 향해 뛰어오기 시작했다. 무슨 일이 있었는지 환자 가족들이 확실히 알아야 한다고 생각했던 게 언뜻 기억난다.

"이 **개자식아!**"

한 사람이 내 앞으로 다가오면서 소리쳤다.

'**이런, 제기랄.**'

이들은 순식간에 내 앞에 와 있었다.

"정말 유감입니다. 조금 전에 사망하……."

"죽은 거 우리도 안다고, 이 개 같은 놈아."

남편과 그의 아들들이 나를 에워쌌다. 나는 아주 빠르게 말했던 기억이 난다. 수도 없이 사과한 기억이 난다. 그런 다음, 나는 복도 끝 어두운 그림자를 향해 전속력으로 달려간 기억이 난다.

어느 순간 정신을 차려보니, 나는 병원에서 두 블록 떨어진 곳에 주차된 내 차 안에 앉아 있었다. 처음에 그 환자를 우리가 어떻게 해서 살려냈는지 생각했다. 그리고, 그랬는데도, 그 모든 걸 했는데도 그래도 환자는 사망했다. 화가 났다. 환자가 죽어서 화가 났다. 나를 비난한 그 가족들에게 화가 났다. 나를 에워싼 그들에게 화가 났다. **도대체 무슨 계획이었던 걸까?**

주먹을 쥐고 양손으로 자동차 핸들을 쾅쾅 내리쳤다. **빌어먹을 놈들.**

차를 몰고 집으로 와보니 아내는 이미 잠들어 있었다. 레지던트 기간의 다른 천 번의 날들처럼. 가까운 병원에서 순환 근무를 할 때도 밤 아홉 시 전에 퇴근하는 날은 거의 없었다. 침대로 기어들어갔고, 밤잠을 설쳤다. 어느 순간 자동차 문이 닫히는 소리가 쾅 하고 들렸고, 그때 나는 그래, 마음대로 해보라지, 하는 생각이 들었다.

다음 날, 아침 여섯 시쯤 병원에 출근했다. 전날 밤에 있었던 일들이 자꾸 떠오르면서 오늘이 다시 어제 속으로 빨려 들어가고 있는 것만 같았다. 병원에서 가장 먼저 마주친 사람은 카우보이 부츠를 신고 다니는 심장내과 전문의, 여러 개의 스텐트를 배치해 우리 환자를 살리려 했던 그 의사였다.

"어제 무슨 일이 있었는지 들었어요?"

그가 내가 물었다. 나는 그 가족들이 나를 에워싸고 위협했다는 이야기를 하기 시작했다. 큰일 나겠다 싶어 죽기 살기로 도망쳤다는 이야기도 덧붙였다. 이런 일은 처음이라고 말하고 있는데, 그가 내 말을 끊었다.

"아니, 아니, 그거 말고요."

그가 손사래를 쳤다.

"수술 중인 수술실로 들어왔어요."

"네? 뭐라고요?"

어이가 없었다.

"정형외과 수술 중인데 입고 있던 옷 그대로, 마스크도 안 쓰고 걸어 들어왔다니까요. 대퇴골 수술이었으니 망정이지. 경비원한테 끌려 나가면서 뭐라고 악을 써댔는지 아세요?"

나는 말문이 막혔다. 내 앞을 가로막은 직후에 일어난 일이었을 터였다.

"여기가 당신네들이 사람들 죽이는 곳이오?"

수술실 밖으로 끌려 나가면서 그들은 이렇게 소리쳤다고 했다.

인간이 어떻게 죽는지, 그 물리적인 과정을 안다고 하더라도 죽음을 이해할 수는 없다. 죽음은 인간이 풀지 못한 깊은 미스터리다. 죽음을 결코 받아들이지 못하는 사람들이 있다는 건 어찌 보면 당연하다. 나 역시도 죽음을 받아들이기가 쉽지 않다. 그러나 그날 밤 전까지, 나는 그런 분노를 경험해본 적이 없었다. 그리고 그날 이후로 나는 환자의 가족들이 스트레스를 받으면 어디까지 격해질 수 있는지를 절대 과소평가하지 않는다. 그럴 때의 감정이 언제나 슬픔인 건 아니다. 분노로 드러나기도, 증오로 드러나기도 한다. 훗날 나는 사이버 폭력을 당한 적도 있고, 분노한 보호자의 신고로 의사 면허 자격을 조사받은 적도 있다(결국 무죄 판결을 받았다). 심지어 내 진료실을 테러하겠다는 위협을 받은 적도 있었다. 그러나 그런 감정은 그날 그때가 유일했다. 길고 어두운 복도 한복판에서 아내와 어머니의 죽음에 분노하는 가족들이 나를 에워싸고 위협하는 그 상황. 그리고 그때 나는, 내 흰 가운과 내 '지위', 손쓸 수 없는 사람은 없다는 내 잘못된 인식은 격노한 인간으로부터 나를 조금도 보호해주지 못한다는 걸 깨달았다.

14장

버킷 라인

모든 외과 의사에게는 저마다의 멘토가 있다. 그리고 그런 멘토의 따끔하고 지혜로운 조언 몇 마디는 구렁텅이에서 건져주는 구명줄이 된다.

듀크 대학병원에서 레지던트 수련을 할 때 아주 유명한 멘토로 손꼽히는 사람이 있었다. 소아신경외과에 갓 부임해온 팀 조지Tim George 교수님이었다. 그가 수련의 과정을 마치고 교수직으로 처음 온 곳이 듀크 대학병원이었다. 유능한 데다 말까지 잘 통하는 사람이라고 금세 전공의들 사이에 소문이 났다. 팀 선생님은 주변에 있는 모든 사람의 기분을 좋게 만들었다. 환자들은 당연히 선생님을 좋아하게 되었고, 그건 수술실 직원들도 마찬가지였다. 특히 환자를 이송하고, 장비를 소독하고, 병동의 의료 오더를 입력하는 직원들이 선생님에게 유대감을 느꼈다. 팀 선생님은 까만 피부를 자랑스러워하는, 브롱크스Bronx에서 나고 자란 흑인이었고(그는 자신의 출신지를 사람들에게 빨리도 알렸다), 이사 온 노스캐롤라이나의 새 동네와 자기 고향이 전혀 다르다며 무척 재미있어 했다. 뉴욕에서 자란 자신과 미시시피에서 자란 나를 비교하는 것도 매우 좋아했다. (그는 우리가 배꼽 빠지게 웃다가 진정될 즈음이면 '포그혼 레그혼Foghorn Leghorn[미국 만화영화 〈루니 툰Looney Tunes〉에 등장하는 캐릭터로, '아니', '그', '저', '거시기' 같은 의미인 'I say, I say'로 대부분의 말을 시작하는 등 미국 남부 억양을 사용하는 게 특징이다 – 옮긴이 주]' 같은 내 억양을 흉내내곤 했다. **아, 거시기, 거시기, 거 헤모스탓 좀 달랑게. 나는 그 뭣이여 오늘 할 일을 하러 온 시골 마을 신경외과 의사여.**)

팀 선생님은 아침마다 특유의 차분함과 편안함으로 수술실의 긴장을 풀었다. 편안한 에너지가 감도는 그의 수술실과 강도 높은 스트레스가 만연한 다른 수술실의 분위기를 떠올려본다면, 어느 수술실에 들어가고 싶은지는 물어보나 마나 한 문제였다. 예나 지금이나 어린이 수술은 어려운 일이다. 단지 해부학적으로 작아서, 아직 성장하는 과정에 있어서만이 아니라 (충분히 이해되지만) 거의 모든 케이스의 부모 또는 양육자가 받는 스트레스가 손에 만져질 듯이 뚜렷하게 느껴지기 때문이다. 어떻게 그럴 수 있는지 모르겠지만 선생님은 수술실 분위기를 딱 알맞을 정도로 편안하게 만들었다. 애송이 신경외과 의사는 전공의 수련 과정

동안 매일같이 엄청난 스트레스를 받게 되기 때문에 어떤 식으로든 스트레스를 관리할 수 있다면 두 발 벗고 환영할 일이다.

당직을 딱 한 시간만 서고 있어도 그 사이 신경외과 레지던트는 면도 중에 뇌출혈을 일으킨 남편을 데리고 응급실에 내원한 할머니에게 50년을 해로한 남편의 생존 가능성이 희박하다고, 그건 어떤 수술로도 달라지지 않을 거라고 말해야 한다. 그러고서 바로 직후에, 소아중환자실의 호출을 받고 달려가 두개 내압 상승으로 죽어가는 네 살 소녀의 뇌에 배액관을 삽관하고, 몇 분 뒤 눈을 뜨고 부모의 손가락을 꼭 쥐는 아이의 모습을 지켜본다. 딱 한 시간. 한 시간이면 이런 일들이 일어난다. 이런 한 시간은 일주일 내내, 한 달 내내, 그렇게 정규 수련 과정 7년 내내 반복된다. 이런 교육은 끝이 없다. 적어도 우리가 탐색해 들어가는 그 조용한 공간에서 만들어지는 치열하고 소중한 인간의 진실을 받아들이는 일에는 끝이란 게 없다.

결국, 스트레스와 함께 살아가는 방법을 배우는 것 외에는 선택의 여지가 없다. 사흘에 한 번씩 당직을 서다 보면, 매일이 당직 중이거나 당직 직후이거나 당직 준비 중인 것처럼 느껴진다. 사실 7년이라는 긴 세월의 실상이 그렇긴 하다. 호출기가 울릴 때마다 수술의 흐름이 끊긴다. 그 호출이 답신 연락일 때도 있고, 응급실 소생실 혹은 중환자실에 응급 환자가 새로 들어왔음을 알리는 연락일 때도 있고, 간호사의 질문일 때도 있고, 의사의 전달 사항일 때도 있다. 아무튼, 방금 전까지 그토록 절실하게 들여다보고 싶어 했던 이 복잡한 풍경에 몰두해 있었다. 현미경이나 내시경 렌즈에 눈을 바짝 댄 채. 오로지 수술대에 쏟고 있던 정신이 이제 흩어진다. 서큘레이팅 간호사에게 무어라 말한 뒤, 대신 들어주는 수화기 쪽으로 머리를 어색하게 삐죽 내밀고, 멸균 상태를 유지할 수 있도록 상대방의 말소리가 들릴 정도로만 수화기를 향해 귀를 댄다. 가끔은, 수술실을 아예 벗어나야 해결할 수 있는 문제일 때도 있다. 그러면 호출 한 통에 무작정 수술실을 나가야 한다.

레지던트로서 수술실 바깥세상의 혼란을 관리하는 일은 모든 면에서 너무나도 힘들었다. 예닐곱 건이 동시에 발생하면, 심각한 정도에 따라 부상자를 분류하고 관리한다. 쏟아지는 위기 상황 속에서 더 큰 문제가 쌓이지 않게 하려면 신속하게 판단해야 한다. 물론 시간이 흐르면서 이러한 과정은 전보다 간단하고 자연스러운 일이 되었다. 환자들의 임상 양상, 뒤따르는 불안과 슬픔을 마주하는 것도 그저 일의 일부가 되어갔다. 그런 건 항상 있는 일이었다. 이곳을 선택한 건 우리였고, 신경외과 의사가 되고 싶어 한 것도 우리다. 벼랑 끝에 선 환자의 수술이 잦을 때 감수해야 하는 건 내가 다시 데려올 수 없는 환자도 있다는 사실이다. 시간이 흐를수록 이런 고락에 중독되다시피 한 지경에 이른다. 신경외과 의사가 마주해야 하는 슬픔은 단순한 슬픔이 아니다. 그건 오장육부를 쥐어짜는 애통함이다. 찾아드는 좌절감은 나만큼 열심히 노력하지 않은 사람을 향한 경멸이 되고, 찾아드는 기뻠은 정상이라고 볼 수 없을 만큼 고조된다. 친구들과 보내는 몇 시간과 환자의 보호자에게 남편이 곧 깨어나 집으로 함께 돌아갈 거라고 전하는 대화를 비교한다는 건 그야말로 무색하다. **고맙습니다, 선생님. 그동안 고생해주셔서 정말로 감사합니다.**

요즘에는 '번아웃burnout'이나 '도덕적 상처moral injury(개인의 도덕적 신념이나 가치에 반하는 행동을 하거나 그것을 막지 못했을 때 발생할 수 있는 정신적 피해. '도덕적 손상'이라고도 번역한다 – 옮긴이 주)'처럼 환자를 책임져야 하는 의사나 의료 종사자들이 처한 상황을 설명하는 용어가 있다. 위험한 상황이다. 여기에 만성적인 수면 부족과 여유 없는 환경과 비난이 더해지면 주변의 모두를 향한 신뢰가 사라지기 시작한다. 생사를 가르는 결정을 끊임없이 해야 하는 상황이 되면, 사람이 근본적으로 달라진다. 신뢰의 자리에는 의심이, 배려의 자리에는 혐오가 들어선다. 그러나 과거에는 이런 현상을 설명하는 말이 없었다. 그저 분노 그리고 죄책감이 전부였다.

주 150시간의 노동, 끝없이 내려야 하는 결정, 동료들을 향한 연민과 배려를 갉아먹는 대립과 분노. 이제 와 돌아보면, 당시 신경외과 레지던트였던 우리는 모두 틀림없이 그런 상태로 살고 있었다.

그때, 그런 와중에 팀 선생님을 보았다. 그를 통해 나는 자기 인간성을 온전히 유지한 채 우리와는 정반대의 모습으로 살아남은 사람을 보았다. 선생님은 성공한 외과의였고, 병원 밖에는 사랑하는 가족과 친구들이 있었으며, 환자와 함께하는 시간을 진심으로 즐겼다. 레지던트 연차가 쌓일수록 내가 이 과정을 끝까지 마칠 수 있을지, 과연 해낼 수 있을지 확신이 들진 않았지만, 어쨌든 수련 과정을 마치게 된다면 그때의 내게도 일말의 인간성이 온전히 남아 있기를 바랐다. 팀 선생님이 가진 게 무엇이든 나도 그걸 갖고 싶었다.

레지던트 과정이 중반에 접어든 어느 날 아침이었다. 치프 레지던트가 나를 팀 선생님의 수술에 배정했고, 나는 그날 첫 번째 케이스였던 그 수술에 몇 분 늦은 채 들어가고 있었다. 화가 나 있었고 정신도 딴 데 가 있었다. 전날 밤 당직을 마쳤을 때 치프 레지던트에게 정신 똑바로 차리라는 한 소리를 듣기도 했다. 그러나 소용없었다. 어깨에 둘러메고 온 가방을 바닥에 냅다 던져버렸다. 캐비닛 안에 자리가 없어서였다. 신경외과 수술에 들어가기에 이상적인 상태는 아니었다. 수술실에는 팀 선생님을 존경하고 우리 둘과 함께 일하는 걸 좋아하는, 나이 어린 스크럽 테크가 있었다. 나도 꽤 좋아하는 친구였다. 그런데 무엇 때문인지 지금은 기억도 안 나는 사소한 일로 격분한 나머지, 하마터면 그 친구를 때릴 뻔하기까지 했다.

그 친구에게 왜 그랬는지는 기억나지 않지만, 그날 내 상태가 왜 그 모양이었는지는 또렷이 기억난다. 전날 밤, 혼자 하던 수술 중에 첫 환자를 잃었다.

이른 새벽, 파티로 잔뜩 흥분한 주정뱅이가 허공에 대고 쏜 총알에 스물다섯 청년이 목숨을 잃었다. 정수리를 통해 전두엽으로 들어간 총알은 두개저에 위치한 해면정맥동cavernous sinus (해면정맥동굴)을 통과하면서 내경동맥을 갈랐다. 해면정맥동은 검푸른 정맥혈을 담아 심장으로 돌아가는 혈관의 합류점이고, 내경동맥은 심장에서 직접적으로 혈액을 공급받는 동맥혈의 주요 통로다. 응급수술을 준비하면서 면도를 하기 위해 잠시 지혈을 멈추자 머리의 총알구멍에서 피가 철철 뿜어져 나왔다. 나중에 보니, 두개골 기저부의 절단된 동맥에서 발생한 출혈이 그 구멍을 통해 정수리로 분출되고 있는 탓에 이렇게 압력이 차 있는 것이었다.

뇌가 노출되자(최대 30분까지 걸리는 과정인데, 이때는 3분 만에 했다), 대개 전두엽쪽 두피에 쓰려고 따로 빼두는 리트랙터 두 개를 급히 배치해 상처 부위를 노출시켰다. 그 작은 구멍에서 어떻게 이렇게 많은 피가 쏟아져 나올 수 있는지 놀라웠다. 출혈이 얼마나 심한지 한 번씩 내 얼굴과 수술용 루페에까지 튈 정도였다. 출혈 지점을 찾아 압박 지혈을 해봐도 소용이 없었다. 꽉꽉 뭉친 솜뭉치를 넣어봐도 소용이 없었다. 피는 계속해서 쏟아져 나왔고, 절개한 두개골 옆면을 타고 흘러내렸다.

그날 밤을 생각하면, 톰 울프Tom Wolfe(미국의 소설가 겸 언론인-옮긴이 주)의 『필사의 도전The Right Stuff』(나사NASA 우주 프로그램에 선정된 최초의 프로젝트인 머큐리 계획에 참여한 우주비행사의 이야기를 기록한 비문학. 이후 영화와 드라마로 각색되었다-옮긴이 주)이 떠오른다.

이제 어쩌란 말인가? 뛰어난 전투기 조종사가 엉망진창의 상황에서 마이크에 뭐라고 외치겠는가? 그럴 때 읊조리는 건 기도문이 아니다. "A도 해봤습니다! B도 해봤습니다! C도 해봤습니다! D도 해봤습니다! 제가 이제 뭘 해야 하는지 말씀해주십시오!"

한 바늘이라도 꿰매보려는 내 무용한 마지막 시도 끝에 그의 전두엽 위로, 내 수술 도구들 위로 피가 쏟아져 나왔고, 그때 갑자기 눈앞에 물이 보였다. 피는 잠시 새빨갛더니 금세 물처럼 완전히 투명해졌다. 내가 어떻게든 출혈을 막아보려고 필사적으로 노력하는 사이에 환자는 체내의 모든 혈액을 쏟아내버린 것이다. 순환 혈액량이 다 빠져버리고 몸 안에는 투명한 수액IV fluid만 남은 것이었다. 일직선을 그리고 있는 심전도 모니터에서 끊김 없이 길게 흘러나오는 경고음이 그제야 귀에 들렸다. 고개를 들어보니, 모두가 꼼짝도 하지 않고 가만히 서 있었다. 왜 아무것도 안 하고 가만히 서 있기만 하는지 당최 이해할 수 없었다. 결국, 마취과 전문의가 나를 수술실 밖으로 끌어내야 했다. 영화의 한 장면처럼.

그날 밤 온콜 당직이었던 전문의 선생님이 수술실에 미처 도착하기도 전에, 순식간에 일어난 일이었다. 한 겹의 보호막도 없이 내게 모든 책임이 있는 죽음을 마주한 건 그때가 처음이었다. 전문의 선생님 없이. 나는 혼자 허우적거리고 있었다. **제가 이제**

뭘 해야 하는지 말씀해주십시오! 의대생 시절 수술실 창문 너머로 들여다보며 내가 꿈꾸었던, 영광스러운 모습과는 거리가 멀었다. 환자의 사망 소식을 전할 가족이 없다고 간호사가 말해주었다. 환자가 실려 올 때 보호자는 곁에 없었다. 가족 사항에 관한 정보도 없었다. 그때는 휴대전화가 세상에 나오기도 전이었다. 그때 그곳엔 유탄에 맞아 죽은 젊은이와 지혈할 능력이 없는 나밖에 없었다.

사망 선고 후, 그의 시신이 수술실에서 영안실로 옮겨진 뒤 나는 텅 빈 라커룸으로 들어갔고, 거기서 덧가운 사이로 스며든 피가 끈적하게 엉겨 붙은 수술복을 벗었다. 피로 젖은 팬티도 벗어서 쓰레기통에 던져 넣고 샤워실로 들어갔다. 배를 뒤덮은 두꺼운 피가 음모에 엉기고 허벅지를 타고 흘러내려 샤워실 바닥을 붉게 물들이는 모습을 나는 하릴없이 보고 있었다.

그러고서 늦은 오전 시간이 되어 그 수술실로 다시 들어간 것이다. 팀 선생님에게는 나를 나무랄 이유가 충분했다. **수술이 최우선이라는 걸 모르나!** 나는 수술 시간에 늦었고, 태도도 엉망이었다. 그러나 선생님은 마취과 전문의가 IV 라인을 잡는 동안 나를 복도로 데리고 나갔고, 무슨 일인지 물었다. 우리는 의자에 앉았고, 나는 몇 시간 전에 있었던 살육의 현장에 대해 털어놓았다. 선생님은 수련의 시절에 환자를 잃었던 경험을 내게 들려주며 고개를 돌리고 먼 곳을 바라보았다. 잠시 대화를 나눈 뒤 내가 어느 정도 진정이 되자 선생님이 내 어깨에 손을 얹었다. 그리고 우리는 우리의 도움이 필요한 다음 환자가 누워 있는 수술실로 다시 걸어 들어갔다.

"어젯밤에 자네는 그 청년에게 할 수 있는 모든 걸 해준 거야. 수술실에서 만나는 모든 환자를 살릴 수는 없다네. 그저 노력할 뿐이지. 그리고 지금 여기엔 자네가 온전히 관심을 쏟아줘야 할 여덟 살 꼬마가 누워 있어."

이 고통을 이겨내려면 슬픔을 인정하고 앞에 있는 다음 환자에게 집중해야 한다는 걸, 이 환자를 돕기 위해 할 수 있는 일에 다시 집중해야 한다는 걸 선생님은 알고 있었다. 그날 이후 지금까지도 나는 선생님의 그 말씀을 수도 없이 곱씹는다.

* * *

최근, 여자아이 하나를 수술실로 데리고 왔다. 응급수술이었다. 총에 맞은 아이였는데, 어떤 상황에서 총상을 입었는지는 알려진 게 없었다. 전공의가 손을 떼자 수년 전 그날처럼 아이의 머리에서 피가 솟구쳤다. 솟구치는 피를 보자마자 뇌의 주요 혈관이 절단됐다는 걸 직감했다. 아이는 죽기 직전의 상태였고, 아이를 살릴 수 있는 길은 빨리 수술을 시작해 출혈을 멈추는 것뿐이었다. 오전 일곱 시, 하루를 시작하자마자 일어난 일이었다. 신경외과 최고의 팀이 이미 예정된 다른 개두술을 준비하던 상황이라 메인 수술실이 이미 꾸려져 있었다. 트레이도 마련돼 있었고 필요한 모든 인력도 현장에 있었다. 수술팀의 다른 직원들도 들어와 수술 준비를 도왔다. 모두가 한마음으로 손길을 보탰고, 이들의 헌신은 오래토록 극찬받았다.

그런데도 이걸로는 충분하지 않았다. 출혈을 멈추려고 최선을 다했으나 환아의 뇌가 열린 두개골 밖으로 엄청나게 부풀어 오르기 시작했다. 깊숙한 곳에서 솟구치는 출혈을 어떻게든 막아보려고 되는 대로 클립을 꽂고 있었다. 그때 알았다. 아이를 살릴 수 없다는 걸. 어쩌면 수술대에서 살아 나가지 못할 수도 있다는 걸. 우리는 어찌어찌 두개골을 닫았고, 가족들이 아이에게 작별 인사를 할 수 있도록 소아중환자실로 아이를 데리고 올라갔다. 그리고 중환자실로 가족들이 줄지어 들어오기 시작할 무렵 나는 자리를 떠났다. 우리는 아이를 살려내지 못했다. 이들의 슬픔에 내 슬픔까지 더할 이유가 없었다.

다시 돌아와 보니 수술실은 쥐 죽은 듯 고요했다. 조금 전, 그 아이를 살리지 못한 충격 때문이었다. 팀원들은 바닥에 흥건한 피를, 모니터 곳곳에 묻은 피를 닦아내고 있었다. 사용한 수술 도구가 담긴 트레이를 치우고 있었다. 곧 있을 다음 수술을 준비해야 했다. 극심한 두통 및 제1형 키아리 기형Chiari I malformation을 앓고 있는 10대 소년의 수술이었다. 선천적 기형 탓에 뇌 일부가 압박받는 상태였고 계속 악화하고 있었다. 수술을 성공적으로 마치면 환자의 삶을 정상으로 돌려낼 수 있었다.

몇 년 전, 팀 선생님과 조용히 대화를 나누었던 그때가 떠올랐다. 나는 수술실 안에 있는 모두에게 주목해달라고 요청했다. 근엄한 눈 여덟 쌍이 저마다 하던 일을 멈추고 나를 향했다.

"환자의 곁에는 최고의 팀이 있었습니다."

내가 말했다. 스크럽 간호사는 눈에서 눈물방울이 떨어지자 서둘러 고개를 돌렸다. 나는 하던 말을 이었다.

"환자는 최고의 팀을 만났습니다. 오늘 아침, 우리는 이보다 더 완벽할 수 없을 정도로 준비되어 있었습니다. 완벽하게 준비돼 있었습니다. 하지만 그래도 어쩔 수 없는 상황은 있습니다. 여러분 한 분 한 분 모두가 맡은 일을 완벽하게 하셨습니다."

팀 선생님이 했던 말이 다시금 떠올랐다.

"수술실에서 만나는 모든 환자를 살릴 수는 없다네. 그저 노력할 뿐이지."

그날 아침, 선생님은 기억을 더듬으며 먼 곳을 바라보았다.

"자, 우리의 도움이 필요한 아이가 기다리고 있습니다. 수술을 잘 마치면 우리가 그 아이에게 더 나은 삶을 만들어줄 수 있습니다. 그러면서, 환자의 치유를 도우면서, 우리도 이 아픔을 이겨내고 앞으로 나아갈 수 있을 만큼 치유될 거라고 제가 약속드립니다."

수년 동안 팀 선생님과 종종 연락을 주고받았다. 전국 각지의 세미나에 참석할 때면 가족끼리 만나기도 했다. 언제 맥주나 한잔하자고 약속했지만, 같은 도시에 있을 때가 거의 없던 터라 만나기가 쉽지 않았다. 그러던 어느 날 전화가 한 통 걸려왔다. 선생님이 갑자기, 예기치 못하게 돌아가셨다는 비보였다. 50대 후반, 너무 이른 죽음이었다. 연락을 준 건 내 오랜 친구였다. 내가 큰 충격을 받으리란 걸 모두가 알았던 터라 그 친구가 자진해서 내게 연락을 했던 것이다. 얼마 안 되는 소아신경외과 의사들 사이에는 금세 전화와 문자가 오갔다. 선생님이 취미로 내구 레이스(장시간, 장거리를 쉬지 않고 달리는 레이스로, 시간 내에 가장 많은 랩을 달리는 차량이 우승한다 - 옮긴이 주)를 즐긴다는 것과 꽤 우수한 기록을 보유한 실력자라는 건 우리도 알고 있었다. 레이스 도중에 무전으로 몸이 좋지 않다고 전했다는 선생님은 그 뒤로 아무 말이 없었다고 했다. 트랙에서 벗어나 피트 로드로 차를 빼는 것까진 해뒀지만 자동차는 피트를 지나쳐서 멈추었고, 그 안의 선생님은 의식이 없었다. 선생님은 지역 응급실로 옮겨져 그곳에서 공식 사망 선고를 받았다. 그의 가족들, 그가 돌보던 환자들, 그의 긴밀한 레이싱 커뮤니티 그리고 우리 소아신경외과 사람들은 엄청난 충격에 빠졌다.

정신이 들자마자 텍사스주 오스틴Austin에서 예정된 장례식에 가야겠다는 생각이 들었다. 팀 선생님은 인생의 마지막 10여 년을 오스틴에서 보내며 의대와 아동 병원 건립을 도왔다. 분주한 병원 스케줄에 얼마나 정신이 없었는지 출발할 시간이 다가오자 아차 싶었다. 지금 선생님을 만나러 휴가를 떠나는 길이 아니라 그에게 작별 인사를 전하러 가는 길이지. 호된 수련 과정 중에 내게 인정과 기품을 보여주었던 선생님에게, 때로는 내 어깨에 손을 얹어주고, 따뜻하게 해결 방법을 제시해주고, 힘들어하는 내게 자기 얘기로 위로해주던 선생님에게, 의사로 살아갈 수 있도록 큰 힘을 준 선생님에게 작별을 고하러 가는 길이었다.

장례식장으로 향하는 비행기에 올라 있는데, 내 인생에 선생님 같은 사람이 많다는 생각이 들었다. 어린 시절부터 지금에 이르기까지, 여럿이 나란히 서서 옆 사람에게 물 양동이를 전달하듯, 차례차례 나를 건네서 지금의 나를 만들어준 사람들. 그들에게 깊이 감사하는 마음으로 한 사람 한 사람 손에 꼽아보았다. 우리 부모님으로 시작해, 열정이 넘쳤던 영문학과 교수님들, 훌륭한 외과의 선생님들 그리고 영향력 있는 학과장님들까지. 이러한 멘토들이 없었더라면 지금의 내 인생을 상상하기 어렵다. 내 삶의 모든 단계가 그렇게 완성되었다. 그들이 내 인생에 촉매가 되어주었다. 그리고 이제, 내 앞에 놓인 길은 전보다 더 어두워졌고, 전보다 더 불안해졌다.

그러나 어두운 길을 얘기하려는 건 아니다. 소아신경외과 의사가 되기 위해 수련하는 세월 동안 주변에 본받고 싶은 사람은 정말 많다. 멘토를 찾을 기회가 차고 넘친다. …… **그 선생님이 종양 꺼내는 거 봤어요? 예술이야!** …… 선생님의 옆에서 수술해야 하는 신경외과 특성상 그들과 함께 보내는 시간이 정말 많다. 그래서 선생님들은 우리에게 우스갯소리를 하지 않기가, 자신의 성공담 또는 실패담을 공유하지 않기가, 그들의 삶을 작게나마 함께하지 않기가 거의 불가능하다. 그렇게 오랜 시간을 함께하다 보면 그들의 자녀와 배우자도 알게 되고, 운이 좋으면 이들을 과 거로 이어주는 긴 버킷 라인을 살짝 엿볼 기회도 생긴다.

1960~1970년대에 흑인 남성으로 살았던 팀 선생님의 버킷 라 인은 내 것보다 훨씬 짧았다는 사실을 나는 선생님의 장례식에서 알게 되었다. 생각지도 못한 사실이었다. 브롱크스에서 자란 선 생님은 그 당시 미국 사회에 만연했던 흑인에 대한 편견과 깨지 지 않을 듯한 장벽을 느꼈다. 그러나 차별을 뛰어넘기 위해 인내 심을 갖고 갖은 애를 쓰며 컬럼비아대학교를 졸업하고, 뉴욕대학 교 의대를 거쳐 예일대학교 및 노스웨스턴에서 신경외과 수련 생 활을 해냈다. 선생님의 첫 직장은 듀크대학교였고, 직위는 조교 수였다. 10년쯤 지난 뒤 그는 오스틴으로 떠났고, 그곳에서 아동 병원과 새로운 형식의 대학 병원을 설립하는 일을 도왔다. 그러 는 사이사이 그의 발길이 닿는 곳곳에서 선생님은 수많은 학생과 레지던트, 신임 교수들의 멘토가 되어주었다. 그중에서도 선생님 에게 가장 의미 있었던 건 의학에 관심 있는 흑인 어린이들을 돕 는 일이었다. 이 일로 선생님은 오랫동안 꾸준한 영광과 찬사를 받았다.

나는 20년 가까이 두 학교의 교수로 지내며 이런저런 방식으 로 레지던트 교육에 관여하고 있다. 내가 프로그램 책임자 자리 에서 물러난 이후로도, 레지던트들은 토요일 아침 회진을 마치 고 나면 나와 함께 커피를 홀짝이며 익살스러운 수다를 떤다. 그

럴 때면 나는 화이트보드에 이들의 과거와 미래를 상징하는 화살
표와 네모 상자들을 그리는데, 결국엔 의사로서의 커리어를 쌓는
데 멘토를 찾는 건 아주 중요하다는 주제로 돌아간다. 멘토를 찾
고, 그들이 가진 존경할 만한 자질이나 탐나는 기술을 자기의 것
으로 녹여내라고 조언한다. 수련의 기간이 전보다 짧아졌다 한
들 슬픔을 감내해야 하는 순간이 줄었을 리는 없다. 스승의 공감
이 주는 의미는 예나 지금이나 다르지 않다. 지금도 환자를 잃고
힘들어하는 레지던트를 다독이고 있을 때면, 꾹꾹 참아온 분노를
눈앞에 보이는 아무에게나 쏟아버리던 그날 그 아침을 생각하지
않을 수 없다.

그때 내 옆에는 내 상황과 이야기에 귀 기울여주는 사람이 앉
아 있었다. **그래, 이건 정말 힘든 일이야. 하지만 우리의 도움이
필요한 사람들이 있어. 마음을 가다듬고 정신을 차려야 해.**

레지던트 3년 차 시절, 그때 그분이 내게 경막을 바늘로 살짝
만 찌른 뒤 바로 다음 땀을 꿰는 방법을 보여주었다. "자, 이렇
게." 그러고는 아주 효율적이고 완벽한 봉합사 두 롤을 던져주며
연습해보라고 했다. 그렇게 점점 더 고난도의 수술 기술을 가르
쳐주었다. 간질 초점 절제술, 척수 수막류 봉합 수술을 비롯해 나
중엔 일상이 된 매우 복잡한 수술 방법을 가르쳐준 사람도 선생
님이었다. 선생님의 도움으로 내 실력이 나아질수록 선생님의 지
시 사항도 더 복잡해졌다. "종양과 백질 사이의 면을 그대로 유
지해라." "종양을 떼어내기 전에 종양에 영양을 공급하는 혈관을

더 멀리 따라가 봐라." 내가 제대로 하지 않으면, 봉합사 두 롤과 맞먹는 교육법이 뒤따랐다. 내 외과 지식은 이런 식으로 한 땀 한 땀 발전해나갔다. 그렇게 시간이 흐르고 나는 다른 병원에 있었지만, 수술을 집도하는 내 머릿속에는 오로지 선생님의 목소리만 들렸다.

처음으로 소아 뇌종양을 제거했을 때 그때도 내 옆엔 팀 선생님이 있었다. 내 첫 논문도 선생님과 함께 썼고, 선생님을 따라 소아신경외과를 전공으로 선택했다. 팀이라는 인간과 그가 일하는 모습에 매료된 덕분이었다. 선생님은 밤이나 주말에 와서 편하게 논문을 쓰라며 당신 사무실 열쇠를 건네주었다.

선생님의 사무실에서 진행한 내 연구는 훗날 내 경력에 아주 큰 부분을 차지했다. 학술 논문을 쓰는 것에 관한 이야기는 그동안 내가 만난 아이들에 관한 이야기에 비하면 훨씬 재미가 덜하지만, 그래도 꼭 언급하고 싶은 내용이 있다. 오래전, 팀 선생님과 함께 집필했던 내 첫 번째 논문 이후로 내가 쓴 논문이 어느덧 250편 이상 쌓였다. 그중엔 자랑스러운 논문도 있고 그렇지 않은 것들도 있다. 이 분야에서 오랜 세월 일하면서 나는 인구적 차원의 신경외과학 문제에 더 깊이 있게 접근하면, 더 광범위한 영역에 좋은 영향을 미칠 수 있을 거라는 현실이 보였다. 날 응원해주는 동료들과 환자들 덕분에 나는 신경외과 전문의로서 한 과목씩 차근차근 수업을 들을 수 있었고, 그렇게 천천히 전염병학 석사학위를 취득할 수 있었다. 학위를 취득하면서 내 전반적인 삶은 신경외과 문제를 가진 아이들의 의료 접근에 있어서의 인종, 사회경제적 지위, 성별에 따른 격차에 기초한 연구에 집중됐다. 그리고 격차를 줄이는 데 일조했다는 데 자부심을 느낀다. 한창 레지던트 생활을 하던 내게 사무실 열쇠를 건네주었던 선생님 덕분에 의료 혜택을 평준화하려는 그의 노력이 어떤 식으로든 계속 이어졌다는 걸, 그렇게 점점 더 많은 버킷 라인이 형성됐다는 사실을 알면 선생님도 틀림없이 기뻐했을 것이다.

그 당시 어느 주말이었는데, 선생님의 사무실 책상 위에 달린 캐비닛 한 칸이 살짝 열려 있었다. 문틈에 낀 봉투 때문에 문이 제대로 닫히지 않은 거였다. 캐비닛을 열자 감사와 축복을 전하는 편지와 카드가 책상으로 와르르 쏟아졌다. 한 장 한 장 모든 편지에는 진심으로 감사하는 마음이 담겨 있었다. 아이의 손글씨로 적힌 카드도 있었다. '나의 영웅, 팀 조지 선생님께'라고 적힌 카드엔 선으로 쭉쭉 그린 막대인간 둘이 서로 손을 잡고 활짝 웃고 있는 그림도 그려져 있었다. 카드 모서리에는 노란 해가 떠 있었고, 하늘에는 울퉁불퉁한 무지개가 걸려 있었다.

팀 선생님이 세상을 떠나기 전, 내가 내슈빌로 온 직후에 한 모자가 내 사무실을 찾아온 적이 있다. 도심의 마그넷 스쿨magnet school(1960년대 말에서 1970년대 초, 미국에서 민권 운동이 활발하게 전개되던 시기에 생긴 학교로, 교육 불평등을 해소하고 소수 인종 학생의 학업 성취도를 높이려는 목적으로 등장한 새로운 형태의 공교육이다 – 옮긴이 주)에 다니는 8학년 남자아이가 직업의 날을 맞아 나를 인터뷰하기 위해 찾아온 것이었다. 인터뷰를 마칠 무렵, 아이가 펜을 내려놓고는 공책에서 눈을 떼고 나를 올려다보며 심각한 목소리로 중얼거리듯 물었다.

"선생님, 있잖아요. 솔직히 말해주세요. 주변에서 흑인 소아신경외과 의사를 본 적이 있어요?"

나는 아이 등 뒤편 벽에 걸린 사진 한 장을 손가락으로 가리켰다. 수련의 시절 팀 선생님과 함께 수술하는 모습이 담긴 사진이었다. 그 사진은 지금도 내 사무실에서 자리에 앉으면 한눈에 들어오는 눈높이에 걸려 있다.

"그럼, 물론이지. 팀 조지라는 분이 계셔. 예전에 선생님을 가르쳐준 선생님이고, 지금은 선생님 친구란다."

아이는 입을 떡 벌린 채 아무 말도 하지 못했고, 아이 어머니는 조용히 눈물을 훔치기 시작했다.

"봤지, 아가? 마음만 먹으면 뭐든 될 수 있단다."

15장

파열

라이언을 처음 본 건 제어실과 혈관 조영실을 나누는 유리 너머로였다. 시술대에 누워 잠든 모습이었다. 자기 방에서 음악을 듣던 열네 살 라이언은 갑자기 심한 두통이 일어 머리를 부여잡고 비틀비틀 서재로 걸었다. 라이언의 부모는 초조해하며 병원으로 차를 몰았고, 병원에서 급히 CT를 찍어 보니, 전두엽 위쪽과 지주막하강 아래쪽 틈새 곳곳에 얇게 피가 고여 있었다. 파열성 두개 내 동맥류ruptured intracranial aneurysm(뇌동맥류 파열)의 전형적인 출혈 패턴이다. 파열된 두개 내 동맥류는 생명을 앗아갈 수 있는 질환으로, 아이보다 성인에게서 훨씬 더 흔하게 발생한다. 선행 출혈sentinel bleed(대량 출혈보다 여섯 시간에서 열흘 정도 선행하여 발생하는 소량의 출혈 - 옮긴이 주)이라고 불리는 첫 번째 출혈을 경험한 사람의 3분의 1은 병원 문을 들어서기도 전에 생명을 잃는다. 동맥류는 혈관 벽이 점차 얇아지다가 마침내 파열되고, 혈액이 압력에 의해 뇌 주변 공간으로 누출되는 질병이다. 치료하지 않은 고혈압, 높은 콜레스테롤, 흡연, 남성이 성인 뇌동맥류 발생의 위험 인자이지만, 사실 누구라도, 심지어 어린이들도 걸릴 수 있다. 다만 아이들의 경우, 발병 원인이 무엇인지 아직 명확하게 알려지지 않았다. 성인을 주로 보는 신경외과 동료들은 뇌동맥류 환자를 일주일에 서너 명씩 만난다는데 소아신경외과에서는 1년에 한 번이나 볼까 싶다.

거미줄처럼 얇고 투명한 형태로 뇌와 척수를 감싸고 있는 막을 지주막이라고 하는데, 이 지주막에서 약 1밀리미터 아래로 내려가면 지주막하강이라는 층이 나온다. 뇌를 오가는 작은 혈관들이 분포해 있는 공간이다. 지주막하강에 출혈이 생기면, 그 피가 뇌를 자극하여 병원에 가지 않으면 안 될 정도의 극심한 두통 혹은 발작을 일으키고, 심한 경우 사망에 이르게 된다. CT 촬영 이후에는 보통 혈관 조영술을 시행하는데, 이때 뱀처럼 생긴 가느다란 카테터를 사타구니 대퇴동맥을 통해 뇌까지 삽입하고 조영제를 주입한다. 영상 판독을 통해 정상 혈관과 비정상 혈관을 모두 확인한 뒤 치료 계획을 세운다. 환자 본인에게도 보호자에게도 매우 끔찍하고 무서운 과정이다. 그러나 이때부터 신경외과 의사는 눈앞에 놓인 일에 오롯이 집중해야 한다.

라이언이 병원에 왔던 전날 밤 온콜 당직 중이었던 선배가 아침에 내게 라이언을 잘 지켜보라고 당부했다. 전문의를 단 지 얼마 안 된 막내였던 나는 열정이 넘쳤다. 처음에는 신경학적으로 아무 문제가 없는데 두통이 극심하다고 하기에 검사 결과를 꼼꼼히 살피고 상황 파악을 한 다음에 수술을 계획해도 늦지 않겠다고 생각했다. 선배는 내가 봐야 할 영상들을 지금 영상의학과 전문의가 분주하게 촬영하는 중이라고 일러주었다. 1년 동안 펠로십을 할 때 한 번 만난 적 있는 인터벤션 영상의학 전문의 interventional radiologist(투시나 초음파 등 첨단 영상 장비를 활용해 피부의 절개 없이 바늘이나 카테터로 혈관 내에 진입하여 최소침습법적 방법으로 치료하는 영상의학과 치료 분야의 전문의 – 옮긴이 주)였다.

혈관 조영술 결과, 예상대로 얇은 혈전이 생성된 곳에 동맥류가 보였다. 블루베리 열매 정도 크기의 주머니가 두 개 달려 있었다. 뇌의 주요 동맥인 우측 전대뇌동맥의 말단에 형성된 동맥류는 작은 혈관 가지들을 향해 있었다. 다리의 움직임을 관장하는 운동 스트립에 영양을 공급하는 혈관이었다. 인터벤션 영상의학 전문의는 코일색전술을 실행할 계획을 세우기 시작했다. 코일색전술은 혈관 조영술 중에 혈관 내부로 실처럼 가느다란 코일을 삽입해 동맥류를 차단하는 치료법이다. 이를 통해 정상 모혈관이 손상되지 않은 상태에서 풍선처럼 부풀어 오른 뇌동맥류 주머니 안에 가느다란 코일을 채워 넣을 수 있다. 동맥류 주머니 안에 코일을 채워 넣으면 재파열의 위험이 줄어든다.

내가 막 전문의 생활을 시작했던 20년 전, 코일색전술을 배우는 신경외과 의사들이 점점 더 많아지면서 신경외과 분야에서 혈관 내 수술이 폭넓게 시행되고 있었다. 파열성 뇌동맥류를 치료하는 전통적인 방법은 두개골을 여는 개두술이며, 이 경우 이환율이 상당히 높아질 수 있다. 혈관 내 수술법은 라이언에게 이 증상이 나타났던 당시에는 나온 지 얼마 안 된 방법이었지만, 결과는 꽤 유망했다. 실제로 세월이 흐르고 경험이 쌓일수록 대부분의 뇌동맥류는 최소침습적인 방식으로 치료하게 되었다. 혁명적인 일이었다. 그러나 그때는 아직 혁명이 일어나기 전이었다.

"색전술 하겠습니다."

영상의학과 전문의가 옆에 있던 직원들에게 일렀다.

"보호자에게 그렇게 알리세요."

어떤 방법으로 진행할지 내게 상의 한마디 하지 않았다는 사실이 약간 당황스러웠다. 나는 창문이 있는 벽으로 다가가 영상의학과 전문의를 불렀다. 생각보다 조금 더 크고 단호한 목소리가 나왔다.

"오늘 아침에 제가 받은 제 환자입니다. 곧바로 색전술을 시행하겠다니, 누구와 상의하신 결정인가요?"

그는 나를 보고 놀란 듯 고개를 들었다.

"아, 그렇죠."

내가 서 있는 방향을 향해 그가 대충 대꾸했다. 방해를 받아서인지 약간 짜증 섞인 목소리였다.

"바로 코일을 넣을 수 있습니다."

이번에는 고개를 들어 나를 똑바로 바라보았다.

"오늘 결찰술을 하시겠다는 말씀이신가요? 준비된 수술실은 있고요? 저는 지금 당장 처치할 수 있는데요."

거의 20년이 흐른 지금에 와서 그날을 돌이켜볼 때마다 내가 얼마나 시간을 되돌리고 싶은지 모른다.

네, 라고 말했어야 했다. **네, 오늘이요. 조금 이따가 결찰술을 진행할 겁니다**, 라고. 그런 다음 혈관 조영술이 끝나면, 환자의 가족과 상담을 하고, 수술실을 잡고, 얼마 뒤 수술용 현미경을 들여다보면서 동맥류의 '목'이라고 부르는 입구 부분을 특수 설계된 티타늄 소재의 클립으로 조심스럽게 묶는다. 이를 통해 정상적인 혈류를 유지하는 동시에 혈류가 동맥류로 공급되지 않게 함으로써 재파열 위험을 본질적으로 0으로 줄인다. 내가 배웠던 그대로, 배운 뒤로 1년에 두세 번씩 해왔던 그대로. 그리고 몇 주가 지나면, 라이언은 물리치료를 마치고 학교로 돌아갈 수 있을 것이었다.

그렇게 했더라면 후회가 남지 않았을 것이다. 그렇게 했더라면, 나도 팀처럼 책상 위 캐비닛에 넣어둔 크리스마스카드와 편지 뭉치 속에 라이언에게 받은 카드도 있을 것이었다. 잘 회복해서 정상적인 생활로 돌아간 다른 아이들의 이야기 속으로 라이언의 이야기도 스며들어갔을 것이었다. 그렇게 내 기억에서 잊혀가는 이야기가 되었을 것이었다.

"음, 물론 그렇게 할 수 있죠."

나는 약간 머뭇거렸다.

"그치만, 선생님이 코일색전술을 하실 수 있다고요?"

전문의가 된 지 겨우 6주밖에 되지 않은 때였던 내게는 그 정도의 확신이 없었다.

"네. 지금 바로 색전술 시행하겠습니다."

그는 고개를 들지도 않고서 대꾸했다.

"어떤 결과가 나오나 한번 보시죠."

30분쯤 지났을 때 그는 병변의 85퍼센트에 코일을 감았고, 정상 혈류가 더는 간섭하는 것 같지 않았다. 다만, 혈관 입구에 치료되지 않은 부분이 남아 있었다. 여전히 재파열이 일어날 수 있는 부위였다. **20년 가까이 지난 지금도 그 장면이 눈에 선하다. 제어실 화면으로 봤던 바로 그 부분.**

"여기는 코일을 감지 않고 놔둘 겁니다. 자칫 모혈관이 막힐 수가 있어서요."

뇌졸중을 피하기 위한 결정이었다. 간단하다. 가느다란 코일을 추가로 감아 넣었다가 그게 모혈관으로 튀어나와 혈관을 막으면 뇌졸중이 일어난다. 이 동맥류의 모혈관은 우측 전대뇌동맥이었다. 이 동맥을 타고 흐르는 혈액은 뇌에서 왼쪽 다리와 왼발을 제어하는 운동 및 감각 영역에 영양을 공급한다. 이 동맥이 막힌다면, 이 부위에 뇌졸중이 일어나 라이언은 왼쪽 다리를 쓸 수 없게 될 것이었다. 사소한 문제는 아니었다.

"몇 주 뒤에 다시 한번 혈관 조영술을 해봅시다. 틀림없이 동맥류도 잘 막히고 다 괜찮을 겁니다."

아닙니다! 괜찮지 않을 거라고요! 코일을 쓰든 클립을 쓰든 동맥류를 그만큼이나 남겨두면 위험하다는 건 당신도 알고 나도 아는 사실입니다. 오늘 오후에 내가 동맥류의 목을 완전히 클립으로 잡을 수 있다고요.

"좋습니다. 그렇게 하시죠."

날 위해 마련된 환영회 중에 호출이 들어왔다. 그날 나는 온콜 당직 중이었다. 익살스러운 선배들의 짓궂은 장난이었다.

먼저 호출을 받은 전임의 선생님이 일순간 내 눈을 똑바로 바라보았다. 라이언은 2주간 중환자실에 머문 뒤 퇴원했고, 집으로 간 지 일주일째였다. 그 사이 몇몇 문제가 있었지만 우리는 잘 해결하며 치료했고 라이언은 기뻐하는 부모님과 함께 좋은 컨디션으로 집에 돌아갔다. 그랬던 라이언이 지금 혼수상태로 응급실에 와 있다고 했다. 동공이 확장되어 있다고 했다. 회복 불가능한 뇌손상을 입었다는 징후였다. 재앙이었다. 막아놓지 않았던 그 부분에서 재파열이 일어났고, 이제 라이언은 죽어가고 있었다. 라이언의 부모님은 침대와 화장실 사이의 바닥에 쓰러져 있는 아들을 발견했고, 라이언은 숨 쉬는 것도 고통스러워 보였다.

전임의 선생님과 나는 한차에 올라타고 빠르게 달렸다. 코일이 감겨 있는 상태에서 클립을 결찰하는 게 쉽지 않을 거라며 환영식에 있던 혈관 신경외과의 선배도 함께 나섰다. 정말 고마운 일이었다. 라이언의 뇌는 부어 있어서 반구 사이로 클립을 넣기가 어려웠다. 아닌 게 아니라 코일 때문에 동맥류 끝을 클립으로 잡는 게 거의 불가능했지만, 뇌혈관 전문의인 선배가 추가로 클립 하나를 받침대 삼아서 내가 들고 있던 클립을 닫을 수 있게 해주었다. 그렇다고 상황이 달라지는 건 아니었다. 라이언은 빠르게 뇌사 상태로 빠져들었고 두 번 다시 깨어나지 않았다. 놀랄 만큼 순식간에 벌어진 끔찍한 상황이었다. 라이언이 마지막 며칠을 보내는 동안, 그의 가족은 중환자실 침대 주변 벽에 **사랑하는 아들** 라이언의 어릴 적 사진, 10대 초반 시절의 사진, 경기를 뛰는 사진들을 잔뜩 붙였다. 야구팀, 생일파티, 자전거를 처음 탔던 날들의 사진과 가족과 친구들이 보낸 쪽지와 카드들이 벽면을 가득 메웠다. 사랑과 온기와 믿음과 친구들이 병원 침대에 누워 있는 라이언을 사방에서 감쌌다.

도무지 라이언의 죽음을 받아들이고 털어낼 수가 없었다. 내 의견을 피력할 수 있을 때, 내 의견을 관철해야 했을 때 그러지 않았기 때문이었다. 나 때문이었다. 설사 같은 결과가 나왔더라도 내가 했어야 했다. 라이언의 운명을 다른 사람 손에 맡길 게 아니라 내가 아는 대로, 내가 배운 대로 했어야 했다. 정확히 짚고 넘어가건대 20년의 세월이 흐른 지금은 두 가지 수술법에 대해 훨씬 더 많은 사실이 알려져 있다. 혈관 내 시술은 많은 환자에게 훌륭한 선택지이며 한때 우리가 바라던 대로 수술의 이환율을 크게 낮출 수 있다. 이제 환자들은 수술 당일에 퇴원해 집으로 가고, 더 빠르게 직장에 복귀하고, 더 빠르게 이전의 삶으로 돌아간다. 그러나 개두술을 하든 코일을 감아 넣든 간에 동맥류를 부분적으로만 치료하면 여전히 파열의 위험이 있다는 것도 알고 있다.

라이언이 처음 혈관 조영술을 받았던 날, 내가 라이언을 수술실로 데려가 클립으로 동맥류를 묶었더라도 재파열이 일어나 병원에 돌아왔을지는 지금도 알 수 없다. 오랜 세월이 흘렀지만 지금도 내가 어떻게 했든 결과는 달라지지 않았을 수도 있다고 생각할 수 없다. 내 죄책감을 덜기 위한 미약한 시도라는 생각밖에 들지 않는다. 그때 내가 클립결찰술을 실행했고 나중에 재파열이 일어났더라도 나는 틀림없이 지금 이것과 비슷한 내용으로 수필을 썼을 것이다. 그때는 했어야 했다는 후회 대신, 하지 말았어야 했다는 후회를 하고 있었을 것이다. 사람들은 죽는다. 아이들도 죽는다. 우리가 어떤 행동을 하든 하지 않든, 기도를 하든 하지 않든, 아무리 지쳐 쓰러지도록 일해도, 그래도 그들은 죽는다. 우리에게 죽음은 일상의 일부다. 죽음에 익숙해지는 사람도 있지만, 나는 죽음으로부터 완벽하게 벗어날 방법을 아직 찾지 못했다. 죽음이 사라져버리길 간절히 바라지만, 무슨 이상한 이유에서인지 죽음을 결코 놓고 싶지도 않다. 죽음이 없으면, 마지막까지 버텨야 할 의미도 없어진다. 죽음에 맞서 싸우지 않으면, 우리는 우리가 생각하는 사람의 모습을 이루지 못한다.

얼마 전, 내 아들 잭이 내가 처음 봤던 그때 라이언의 나이가 되었다. 내 아들이 혈관 조영실에서 파란색 멸균포를 덮고 잠들어 있던 라이언의 나이가 되니 요즘 들어 부쩍 라이언 생각이 많이 난다. 잭이 야구팀 팀원들과 포즈를 잡고 있거나 학교 친구들과 장난치고 있을 때면 중환자실 벽에서 봤던 사진들이 떠오른다. 아이들이 조금만 더 크면 품 안에 이렇게 오래 안겨 있으려고 하지 않으리란 생각을 하면서 잭이나 페어를 꼭 껴안고 있을 때면 눈을 감고 있어도 그때 봤던 그 사진들이 보이기도 한다.

　라이언을 보내야 할 때가 되자 라이언의 부모님은 당연하게도 큰 충격을 받았다. 이런 슬픔의 시기에는 용서를 구할 자리가 없다. 그저 내게만 도움이 되는 용서. 대부분의 경우, 부모들은 당신을 지나쳐버리고 싶어 한다. 그저 악화하는 상황 속에서 매일매일 당신이 가지고 오는 강렬한 슬픔을 시간과 함께 잊고 싶어 한다. 소아신경외과 의사들은 이런 식으로 해결하지 못한 케이스를 어떤 방식으로든 평생 짊어지고 살아가며, 지난 실패를 만회하기 위해 다음 환자를 구하려고 노력한다. 세월이 흐르면서 나는 우리가 그 당시에 가지고 있는 정보를 바탕으로 결정한다는 사실을, 때로는 우리가 행동을 하더라도 상황이 나아지지 않거나 행동하지 않더라도 똑같다는 사실을 이해하게 되었다. 그러나 이 글을 쓰는 지금 이 순간에도 여전히 화면에 떠 있는 라이언의 동맥류가 보이고, 오래전 내 입에서 나왔던 말들이 들린다. 라이언이 나를 용서해주기를 간절히 바라고 또 바란다.

16장

아버지가 떠나시던 날

아버지가 미시시피의 주 방위군 공군에서 복무했을 때의 일화 중에 우리 가족이 오랫동안 가훈처럼 삼았던 게 있다. 아버지는 공군 예비군이었고, 대학에 가서도 자격을 갖추자마자 비행 교육 과정을 이수했다. 군인 외의 커리어를 쌓는 동안에 아버지는 주 방위군 자격을 유지했고, 비행을 지속했다. 대형 C-130 허큘리스 C-130 Hercules(미국이 개발한 대표적인 전술 수송기로 전 세계 다양한 국가에서 사용된다 – 옮긴이 주) 수송기를 조종하던 아버지는 1980년 중반, 미시시피주 잭슨 지역을 담당하는 지휘관 직책까지 올라갔다. 그리고 얼마 지나지 않아 머리디언Meridian(미시시피주 남부의 도시 – 옮긴이 주) 주 방위군 공군 제186 전술 정찰단의 고위직을 제

안받았는데, 이곳은 몇 가지 문제가 있는 부대였다. 그중에서도 가장 큰 문제는 사기 저하였다. 이 부대에 배정된 전투기는 베트남 전쟁 시대의 구형 전투기인 F-4 팬텀이었다. 당시 미 공군은 F-4 팬텀을 신형 전투기인 F-15와 F-16으로 교체하고 있었기 때문에 부대원들은 공군에서 쓰던 걸 물려받는다고 생각했다. 그게 사실이든 아니든 그들의 인식은 그랬다.

게다가 이 부대가 받은 F-4 전투기에는 노즈콘nose cone(미사일, 로켓, 비행기 등의 맨 앞부분-옮긴이 주)에 기관포 대신 정찰 카메라가 붙어 있었다. 정찰 부대로 변경된 것이었다. 물려받은 걸로도 모자라 기관포도 장착되어 있지 않은 전투기를 보자 조종사들의 자존심에 크게 생채기가 났고, 사기가 저하되었으며, 자연히 대비 태세의 문제가 일상적으로 불거졌다.

이런 분위기에서 우리 아버지는 본인이 가진 무한 낙관주의와 주변 사람에게 더 나은 사람이 되고 싶게끔 동기부여 하는 능력을 충분히 발휘했다. 임기 초반에는 유능한 조종사로서 본인의 입지를 굳혔다. 비행 중 예상치 못한 유압 고장이 발생하자 연료 탱크를 비우고 바퀴를 올린 채 착륙해야 하는 상황이 되었는데 이때 침착하게 대응하면서 조종 실력을 인정받았다. 시간이 흐르면서 아버지는 부대의 분위기를 완전히 뒤집었고, 그 일은 아버지의 경력에 긍정적인 영향을 발휘했을 뿐만 아니라 훗날 내 인생에도 도움이 되었다.

아버지가 부대원들에게 보낸 메시지는 간단했다. 소집 시 조종사의 임무는 최대한 많은 지상군을 최대한 안전하게 보호할 수 있도록 위험한 길로 날아갔다가 다시 돌아오는 것이었다. 지휘관으로서 아버지는 소속 부대원들이 주 방위군을 통틀어 가장 유능한 조종사이길 기대한다고 얘기했다. 부대원들은 더 이상 기관포를 발사해야 할 상황에만 집착할 수 없었다. 이들은 주어진 항로를 날아가야 했고, 돌아와야 했다. 그게 바로 최고의 조종사들이 해야 할 일이었다. 미친 듯 날기.

실제로 부대원들은 그렇게 했다. 작은 성공의 경험은 큰 성공으로 이어졌다. 그들은 이제 최고의 조종사로서 활약해야 한다는 것 외에는 다른 어떤 사실도 신경 쓰지 않았다. 시간이 흐르면서 제186 전술 정찰단은 전국 대비 태세 평가에서 최고점을 획득했고, 전 세계의 다양한 임무에서 개인과 부대의 역량을 강력하게 드러냈다. 정규 공군과 맞먹는 수준의 대비 태세를 갖춘 공군 주 방위군 부대로 명성을 얻었고, 공군의 장성급 장교들을 비롯해 미 상원에서도 인정받았다. 10년 뒤, 루게릭병 때문에 은퇴를 앞두고 있던 무렵, 아버지는 제186 전술 정찰단에서 세운 혁신적인 공로를 인정받아 미시시피주 목련장Mississippi Magnolia Cross을 받았다. 그리고 훗날, 가장 영광스러운 날에 아버지는 미 공군으로부터 군대에서 일곱 번째로 높은 등급의 훈장인 공로 훈장Legion of Merit을 받았다. 아버지의 은퇴를 축하하던 바로 그날, 우리 어머니는 아버지의 재킷에 두 번째 별을 꽂아주었다. 아버지의 군대 경력, 즉 비행은 그렇게 끝났다.

아버지가 군인으로서 성공적인 커리어를 거두었고 그건 내게도 큰 영향을 미쳤지만, 그렇다고 주 방위군으로 복무하는 동안 늘 좋은 일만 있었던 건 아니다. 아버지는 여러 차례 승진에서 제외되었다. 미시시피 시골 세탁소 주인의 아들 손에 닿기엔 너무나 먼 기회였다. 그런 와중에도 긍정적인 태도를 유지했던 아버지를 기억한다. 아버지는 비행할 수 있다는 것에, 주변 사람들과 소통할 수 있다는 것에, 자신의 신념에 의지와 에너지를 집중할 수 있다는 것에 늘 감사하며 살았다. 깨닫는 데 꽤 오래 걸렸지만, 이것이 외과 의사 아들인 내가 조종사 아버지에게 얻은 최고의 교훈인 것 같다. 공적과 인정에 집착하기보다는 관계에 더욱 집중할 것. 끝없이 펼쳐진 것 같던 자신의 탄탄대로가 꺾이기 시작할 때 그 일에 집착하기보다는 주변 사람들을 챙길 방법에 더 집중할 것.

레지던트 2년 차에 접어든 지 얼마 안 되었을 때 아버지의 루게릭병이 말기 단계에 이르렀다는 게 명확해졌다. 나는 엘리자베스 퀴블러-로스Elizabeth Kübler-Ross(미국의 정신과 의사이자 임종 연구 분야의 개척자. '상실의 5단계' 이론을 처음 제시했으며, 『인생 수업』, 『죽음과 죽어감』 등의 저자로 잘 알려져 있다-옮긴이 주)가 얘기한 상실의 5단계를 마지막까지 견뎌내고 죽음에 가까워진 아버지와 일주일을 함께 보내기 위해 집으로 갔다. 아버지를 포함해 식구들 모두 내가 집에 온 이유를 알고 있었다. 아버지에게 작별 인사를 해야 했다.

그 직전 1년이 어땠는지 생각해보면, 환자, 응급 상황, 긴 근무 시간으로 머릿속이 뿌옜다. 그토록 정신없는 일상을 보내다 보니 루게릭병을 진단받고 점점 쇠약해지는 아버지에 대한 슬픔을 조금은 모른 척할 수 있었다. 1년에 두 차례, 일주일씩 주어지는 휴가가 다가올 때도 나는 휴가 직전까지 병원에서 일했다. 그러고 있으면 멀리사가 내 짐까지 챙겨서 병원 앞으로 나를 데리러 왔고, 그렇게 간신히 비행기를 탔다. 두 번의 휴가 때마다 비행기 좌석에 앉아서 아래를 내려다보면 그제야 내가 수술복 차림이라는 걸 깨달았다. 바짓단에 피까지 묻어 있었다. 다행히 딱 나만 알아볼 만큼. 그런 상황이 되면 왠지 중요한 사람이 된 것 같은 느낌이 든다. 수술복 바짓단에 피까지 묻히고 올 정도로 일이 바쁘고 고되지만 에티켓을 지키려고 노력하는 사람이 된 것 같달까? 의사 시절 초반에는 체액이라는 게 아주 대단한 존재 같다. 기꺼이 뒤집어쓸 만큼 신성하다는 생각이 들 정도다. (의사 면허 시험 마지막 단계인 3차 시험을 볼 때 있었던 일인데, 동료 인턴 두 명이 담즙으로 뒤덮인 채 시험장에 나타났다. 오전 여덟 시 시작이었던 시험 한 시간 전에 간부전을 동반한 기침 환자에게 복수 천자를 실행하라는 오더를 받아서였다.)

내가 도착하기 일주일 전에 아버지는 마지못해 영양관 삽입을 허락했다. 나를 포함한 모든 식구가 설득한 결과였다. 아버지가 동의한 유일한 시술이기도 했다. 아버지는 기관 절개도 인공호흡기도 거부하셨다. 아버지는 죽음이 임박했다는 걸 알고 있었다.

영양관 삽입을 허락한 건 그렇게 하면 다른 사람들이 조금이라도 더 편해질 거라고 생각했기 때문이었다. 그러나 안타깝게도 삽입 과정에 투여한 진정제에 아버지는 심한 부작용을 일으켰다. 혈압이 급격히 떨어져 바로 병원에 입원해야 했다. 이 일을 기점으로 아버지는 서서히 죽음을 향해 시들어갔다. 그때 영양관을 쓰기는 했는지도 잘 모르겠다.

신경외과 레지던트 기간에 나는 아버지와 함께 시간을 보내기 위해 계획에 없던 일주일의 휴가를 냈다. 부모, 배우자, 자녀의 사망 또는 임종 시에만 낼 수 있는 휴가라서 이 휴가를 쓰면 레지던트를 마칠 때까지 다른 사람의 결혼식이나 장례식에 참석할 수 없었다. 훗날 대모가 예기치 않게 돌아가셨을 때도 나는 휴가를 쓰지 못한 탓에 운구하지 못했다. 레지던트 과정을 마칠 때까지 6년 동안 나는 친구들과 친척들에게 없는 사람처럼 살았다. 휴가 제외 규정에 딱 한 번 예외가 있었다. 치프 레지던트였던 마지막 해였는데, 하와이에서 열린 처제의 결혼식에 참석하기 위해 나는 24시간 이내에 돌아오는 조건으로 허가를 받고 비행기를 탔다. (그리고 협상 끝에 72시간 동안 머무를 수 있었다.)

루게릭병은 인지 기능보다 운동 기능에 주로 영향을 미치는 질병이지만, 신체가 그 정도로 쇠약해지자 아버지의 정신도 오락가락해지기 시작했다. 가끔 친구 분들이 들러 안부를 묻고 위로를 전했지만, 당연하게도 시간이 지날수록 아버지의 곁을 지키는 건 어머니와 누나들 그리고 내가 전부였다. 그렇게 마지막으로 함께하는 가족의 시간이 찾아왔다.

내가 다시 병원으로 떠나던 날 아침, 아버지는 맑은 정신으로 모두와 대화를 나누었다. 그때가 기회였다. 나는 모두에게 잠시 자리를 비켜달라고 부탁했다.

아버지의 침대 옆에 앉았다. 한때 강인했던 남자를, 그러나 지금은 병원 침대에 꼼짝없이 누워 있는 남자의 얼굴을 내려다보았다. 이불 속에 있는 아버지의 손을 잡고 내 쪽으로 가까이 끌어당겼다. 아버지의 손은 작아져 있었고, 얇은 피부 아래로 힘줄과 뼈가 앙상하게 드러나 있었다. 근육이 완전히 빠져서 엄지 두덩과 반대쪽 손등이 오목했다. 비행기를 조종하던 아버지의 모습을 떠올렸다. 어떤 기종의 비행기를 타든 조종간에 자신 있게 얹혀 있던 아버지의 두 손. 계기판 위를 유연하게 가로지르던 두 손, 방향을 바꾸던 두 손, 아즈텍을 타고서 마치 한순간도 지면을 떠난 적 없던 것처럼 부드럽게 비행기를 착륙시키던 아버지의 두 손을 떠올렸다.

수년 전 아버지가 내게 주었던 청진기, 벨에 아버지의 이름이 새겨진 청진기 생각도 났다. 의사라는 직업은 내가 대신 이룬 아버지의 꿈이었다. 루게릭병 진단을 받기 전까지 아버지는 내가 담당했던 환자들, 내가 돌보고 있는 환자들 이야기를 듣는 걸 좋아했다. 그들이 어떤 증상을 겪었는지, 내가 왜 그런 진단을 내렸는지를 비롯해 그들이 회복 또는 굴복하기까지의 모든 과정을 귀기울여 들었다. 최근 몇 년간의 이야기, 환자를 살렸을 때의 기쁨,

환자를 떠나보냈을 때의 슬픔 그리고 그 사이사이 모든 이야기를 들으셨다면 아버지는 틀림없이 좋아하셨을 것이다.

아버지 옆에 앉아 있으니, 의대 졸업을 코앞에 두고 있었던 어느 날이 떠올랐다. 그날 밤, 우리 둘은 내가 살던 아파트 앞에 차를 세워두고 가만히 앉아 있었다. 얼마 뒤면 나는 더럼Durham(미국 노스캐롤라이나주 중북부에 있는 도시로, 듀크대학교가 위치해 있다 – 옮긴이 주)으로 떠나야 했다. 레지던트 생활이라는 새로운 삶, 일에 파묻혀 지내야 할 새로운 삶이 나를 기다리고 있었다. 그날 차 안에서 나는 주먹을 불끈 쥐고 핸들을 쾅쾅 내리쳐댔다. **내가 지금 뭘 하는지 모르겠다. 어째서 내 선택지는 이것 하나뿐이냐. 도대체 아버지는 왜 내게 이런 길을 걷게 하셨냐.** 혼란으로 뒤덮인 분노는 다른 의문들로 꼬리를 물었다. **아버지는 왜 아프신 거냐. 왜 지금이냐. 많고 많은 병 중에 왜 하필 루게릭이냐. 왜 하필 지금 돌아가셔야 하느냐.** 그리고 마지막으로, **내가 지금 왜 떠나야 하는지 모르겠다.**

아버지는 아무 말 없이 그저 가만히 앉아 듣기만 했다. 갈 곳 잃은 내 말들은 허공에 걸려 우리 부자를 맴돌았다. 우리는 숨죽여 흐느꼈고 서로를 잠시 안아주었다. 참지 않고 오롯이 슬픔에 잠겨 있는 아버지를 본 건 그때가 처음이었다. 우리는 한동안 그대로 앉아 앞만 바라보았고, 그러다 누군가가 차 문을 향해 손을 뻗었다.

아파트로 올라갔다. 그날 멀리사는 장인, 장모님의 더럼 방문 계획을 세우느라 친정에 가 있었다. 멀리사와 나는 다음 달 이사에 앞서 그 주 초반부터 짐 정리를 시작한 터였다. 노스캐롤라이나에서 머물게 될 열네 평짜리 아파트에 짐을 옮기려면 지금 살던 집의 자질구레한 장식품과 옷가지를 솎아내야 했기에 집 안은 온통 엉망진창이었다. 조심조심 복도를 걷는 아버지를 바짝 따라갔다. 행여나 넘어질까 봐 벽을 짚어가며 앞으로 발을 내딛는 아버지의 모습을 나는 그저 뒤에서 지켜볼 뿐이었다.

아버지는 침실로 들어갔고, 나도 아버지를 따라 들어갔다. 청소기를 돌리느라 벽에서 떼어 놓은 침대가 여전히 제자리로 돌아가지 못한 채 있었다. 벽과 침대 사이에서 오래전 아버지에게 받았던 청진기의 까만 고무관과 금속 청진판이 보였다. 심장내과를 선택할지 고민하던 시절 밤마다 멀리사의 심장 소리를 듣다가 잠들곤 했는데, 언젠가 손에서 미끄러져 시야에 안 닿는 곳으로 떨어진 것 같았다. 이후 바쁜 일상과 신경외과 전공 선택이 이어지면서 청진기는 표면에 뽀얀 먼지가 내려앉을 만큼 그곳에 방치되어 있었다.

아버지의 부탁으로 청진기를 주워다가 아버지에게 건넸다. 아버지는 호주머니에 늘 갖고 다니는 손수건을 꺼내더니 청진기에 쌓인 먼지를 살살 닦아냈다. 아버지의 두 손이 청진기 표면에서 더디게 움직였다. 아버지는 청진기의 벨 부분을 광이 나도록 부드럽게 닦았다. 그 무렵 이미 아버지의 근력은 저녁나절이면 더 약해졌다. 이제 너무나도 쇠약해진 손으로 하기엔 쉽지 않은 일이었다. 아버지가 가보지 않은 길, '의사, 존 C. 웰론스'(심지어 아버지와 나는 이름도 같았다)라고 글자가 새겨진 부분을 아버지는 엄지손가락으로 닦듯이 문지르고는 청진기를 둘둘 말아 옆 주머니에 넣었다. 오래전 아버지에게 그 청진기를 선물했던 의사 선생님이 했을 것처럼.

병실 문을 여는 간호사의 기척에 깜짝 놀랐다. 아버지의 손은 내 손 안에 완전히 감싸진 채 움직이지 않았다. 사라 누나가 잠시 들어왔다가 내가 아직도 아버지 옆에 그대로 앉아 있는 걸 보고 급히 돌아 나갔다.

다가오는 죽음이라는 끔찍함, 서서히 파고드는 슬픔을 주는 것으로도 모자라 다른 순간의 기쁨마저 빼앗아가는 이 질병에 대적할 만한 게 있을까, 싶은 순간 머릿속에 떠오른 말을 나는 곧장 입술 사이로 뱉었다. 그건 아버지에게 건네는 내 마지막 인사였다. 아버지의 시든 손을 내 두 손으로 감싸듯 잡고서 아버지의 눈을 들여다봤다. 나는 일부밖에 알지 못하는 인생을 살았던 남자, 내게 이 길을 걷게 만든 남자가 보였다. 아버지에게 깊이 감사했다. 내가 아버지에게 인사를 건네는 동안 아버지는 고개를 들고 나를 바라보며 미소 지었다. 나는 아버지의 손을 내 가슴에 최대한 가까이 갖다 대었다. 슬픔과 감사 그리고 사랑을 담아.

밤 비행기로 돌아와 다음 날 출근해보니, 치료가 시급한 응급 환자에게 온 신경이 집중됐다. 갓 2년 차에 접어든 신경외과 레지던트의 삶은 분주했고 고맙게도 정신이 없었다. 당장 눈앞에 살려야 할 생명과 놓아줘야 할 생명이 있었다. 내 처지를 들여다보기보다 그들의 삶에 집중하는 게 훨씬 더 수월했다.

다음 날 나는 소뇌와 두개골 바닥에 선천적으로 기형이 있는 열한 살 아이의 수술을 보조하기로 되어 있었다. 19세기 후반에 이를 처음으로 설명한 병리학자의 이름을 따서 제1형 키아리 기형이라고 부르는 질환이다. 이 아이의 키아리는 제4뇌실의 출구를 막고 있어서, 척수액이 척수 주변으로 흐르지 못하고 척수 중심부로 되돌아가고 있었다. 특별한 주의를 기울이지 않으면 심각한 상황으로 이어질 수 있는 증상이다. 이후 25년의 경력을 통틀어서 이 수술은 내 중점 분야가 되었고 지금은 내가 가장 자주 집도하는 수술이기도 하다. 그러나 그때 그 아이의 수술에는 끝내 들어가지 못했다.

새벽 여섯 시, 회진을 마치고 수술실로 올라가려고 했는데, 치프 레지던트가 내게 수술 후 뇌종양 환자가 있는 신경외과 병동으로 서둘러 가보라고 했다. 그 환자를 본 다음, 다시금 서둘러 발걸음을 돌렸다. 계단참 두 개 아래에 있는 수술실로 향하는데, 그 순간 경험해보지 못한 피로에 휩싸였다. 수면 부족은 신경외과 레지던트들에게는 그저 일상이었다. 이틀 연속 밤을 새우고도 사흘째 되는 날 아침에 수술을 들어가는 게 드문 일은 아니었다.

그러나 이건 달랐다. 48시간 전까지만 해도 나는 아버지의 병상에 있었다. 그리고 병원에 복귀하자마자 곧장 긴 근무를 하고 있었다.

간호사 스테이션 바로 뒤편의 빈 휴게실로 재빨리 들어갔다. 그 순간만큼은 내가 지금 어디에 있어야 하는지, 남들이 나를 어떻게 생각할지 도무지 신경 쓸 겨를이 없었다. 마우스 커서만 깜빡이는 컴퓨터 모니터 앞에 앉은 나는 책상 위에 두 팔을 포개고 머리를 박은 채 순식간에 잠이 들었다.

몹시 피곤한 상태에서 잠이 들면 금세 렘수면 주기로 빠져들고, 눈꺼풀 아래에서 눈동자가 돌아가며 꿈을 꾸게 된다. 그때 나는 몇 초 만에 렘수면에 빠졌다.

꿈에서 나는 아버지와 단둘이 걷고 있었다. 미시시피 남부에 있는 우리 집이었고, 어릴 때 기어 올라가서 놀던 키 큰 목련나무가 있는 뒤뜰이었다. 당시 우리 집 뒤뜰에는 1970년대에 유행하던 격자무늬 플라스틱 접이식 의자가 항상 놓여 있었고, 꿈속에서 아버지가 걷다가 멈춰 서서 의자에 앉았다. 나는 목련나무로 다가가 나뭇가지를 잡고 올라가려고 손을 높이 뻗었고, 그러는 나를 아버지가 지켜보고 있었다. 나는 점점 더 높은 가지를 향해 손을 뻗으며 높이높이 나무를 타고 올라갔다. 그렇게 나는 현실에서 기억하는 것보다 더 높은 곳까지 올라갔다.

그때 갑자기 귀를 찢는 듯한 소리가 들렸다. 아주 높은 고음이 내 주변을 가득 메웠다.

높은 가지 위에서 아래를 내려다보았다. 아버지는 아무렇지 않은 듯 보였다. 나한테만 들리는 소리 같았다.

양 팔꿈치로 나무 기둥을 꽉 눌러 붙잡은 채 두 손바닥으로 귀를 틀어막았다. 너무 시끄러웠다. 소리를 끄고 싶었다. 반드시 꺼야만 했다.

"소리 좀 꺼주세요!"

나는 있는 힘껏 소리쳤다. 그 순간 잠에서 깬 나는 벌떡 일어나 의자에 곧게 앉았다. 내 호출기에서 나는 소리였다. 책상에 엎드리기 전에 컴퓨터 옆에다가 꺼내놓았던 호출기의 알람 소리. 눈을 뜬 직후라 아직 정신이 없었고 여전히 피곤했다. 상황 파악이 시급했다. **무슨 일이지? 아, 호출이구나. 응급실이다. 아니 제길, 나는 지금 수술실에 있어야 할 시간인데.**

호출기 화면에 뜬 숫자를 내려다보았다. 무슨 상황인지 퍼즐을 맞춰보려고 애쓰느라 미간이 찡그려졌다. 혼란스러웠다. **어쩌자고 잠이 든 거지? 대체 무슨 생각을 하고 있었던 거야?**

호출기에 뜬 지역 번호는 601이었다. 601은 미시시피 남부 전역을 포괄하는 지역 번호였고, 그 뒤로는 모르는 번호가 찍혀 있었다. **뭐야 이게……?** 번호 끝에 911이 찍혀 있었다. 그건 우리 가족에게 걸려온 호출이라는 신호였다.

뒤죽박죽 흩어져 있던 퍼즐 조각을 몇 초 사이 재빠르게 끼워맞추자 고통스러운 깨달음이 뒤따랐다. 모든 정황이 한순간에 명확해졌다. **아버지의 루게릭병, 쇠약해지는 아버지, 마지막 일주일, 오락가락하던 정신, 우리의 작별 인사.** 한 꺼풀의 보호막도 없이 무방비 상태인 내게 현실이 살아났다.

276

그렇게 알게 되었다. **우리 아버지의 죽음을.**

그로부터 25년이 지났지만, 그날 아침 그 순간의 싸함은 잊히질 않는다. 모순된 감정이 동시에 일었다. 죽음의 과정은 오랜 시간 동안 아버지와 우리에게 고통을 안겨주었다. 알고 있었던 죽음이지만, 마침내 현실로 다가왔을 때 아버지의 죽음은 너무나도 충격적이었다. 슬픔을 깨달았던 그 순간은 지금도 느껴질 만큼 깊고 사무치게 아팠다.

내가 치료하던 아이들에게 돌이킬 수 없는 끔찍한 일이 생길 때면, 그들의 부모와 가족의 얼굴에서 똑같은 슬픔을 읽었다. 그러나 이건 내가 처음으로 겪어본 진정한 상실이었고, 슬픔이었다. 이후로 한동안은 의료진의 최선의 노력에도 불구하고 사망하는 환자들을 마주할 때마다 이 감정이 되살아났다. 의사가 되고 초반에 이런 깊은 슬픔을 회피한 탓에 그토록 힘들었던 게 아닌가 싶다. 신경외과에서 상실의 슬픔은 풍토병과 같은 것이다. 그때나 지금이나 피해갈 길이 없다. 그러나 시간이 흐르고 반복되는 슬픔을 지켜보면서 결국 나는 슬픔이 기쁨만큼이나 우리 삶의 일부라는 걸 이해하게 되었다. 정말로, 상실의 슬픔이 고조되는 건 결국 사랑이 가져다주는 강렬한 기쁨 때문이다. 영원히 헤어져야 하는 그 사람을 향한 사랑. 하나가 없으면 다른 하나도 존재감을 잃는다. 상실과 사랑은 틀림없이 공존한다.

아버지가 돌아가신 뒤, 아버지와 함께 그때 그 목련나무 주변을 걷는 꿈과 아즈텍을 함께 타고서 구름 사이를 비행하는 꿈을 몇 년 동안이나 꾸었다. 이 두 곳은 내가 만난 환자들의 이야기, 이제는 어떤 식으로든 내 이야기가 된 내 환자들의 이야기를 아버지에게 들려주는 공간이기도 하다. 꿈속에서 우리는 뒤뜰에 놓인 1970년대 스타일의 플라스틱 접이식 의자에 함께 앉아 내 아이들이 뛰어노는 모습을 지켜보았다. 아버지가 현실에서는 한 번도 만난 적 없는 손주들은 내가 어린 시절을 보냈던 그 뒤뜰에서 장난치고 걷고 저 멀리 정원까지 뛰어다녔다. 아이들이 태어나는 모습도 세례받는 모습도, 이른 죽음 때문에 아버지가 함께하지 못했던 모든 은혜롭고 즐거운 순간들을 아버지는 이런 식으로 지켜보았다. 그리고 그런 꿈속에서 아버지는 내게 두 번 다시 작별 인사를 건네지 않았다.

내가 책상 위에 올려둔, '지상으로 90분 거리' 챕터에서 언급한 사진은 F-4 팬텀 옆에 서 있는 아버지의 사진이다. 사진 속 아버지는 녹갈색 비행복을 입고서 헬멧과 비행 가방을 겨드랑이에 끼운 채 전투기의 노즈콘에서 지면과 평행하게 뻗어 나오는 좁은 안테나에 편하게 기대고 서 있다. 내가 기억하는 평소 모습보다 더 활짝 웃고 있는 아버지의 얼굴을 보고 있으면 절로 웃음이 난다. 안테나를 따라가보면 나무 프로펠러가 나오는데 어디서 온 건지 알 수가 없다. 잠시 생각해보면, 이런 고속 제트기의 노즈콘에 나무 프로펠러가 붙어 있을 리가 없다. 아버지와 내가 아버지의 책상 서랍에서 이 사진을 처음 발견했던 때가 기억난다. 루게릭병으로 아버지의 손이 약해지기 시작할 무렵이었다. 거기서 찾은 사진들을 나는 아버지가 하라는 대로 분류했다. 아버지는 수석 정비사가 그 프로펠러를 노즈콘의 안테나 밑으로 밀어 넣은 거라고 말해주었다. 그런 다음, 정비사는 비행 대기선에서 아버지를 기다렸다가 대령의 빌어먹을 비행기를 더 빠르게 날게 할 방법을 드디어 찾아냈으니 이제 더는 물어보지 말아달라고 말했다고 한다. 두 사람은 웃음을 터뜨렸고, 그 순간 정비사가 아버지의 모습을 카메라에 담았다. 자칭 매그놀리아 민병대Magnolia Militia의 지휘관이 그가 사랑해 마지않는 F-4 팬텀 옆에 서 있는 모습을. 둘은 끝내 모를 것이다. 함께한 순간의 영원한 이미지가 훗날 대령 아들의 책상에 놓이리란 것을. 그리고 바로 그 사진이 그 아들을 붙잡기도 밀어주기도 하며 그의 현재와 아버지의 과거를 이어주는 연결 고리가 되리라는 것을.

17장

탄생

이 시점에 아기가 나오면 안 됐다.

수술 부위를 덮은 멸균포 위로 아기가 나타났다. 장갑을 끼고 살포시 모은 두 손 위에 아기가 인형처럼 작은 등을 대고 드러누워 있었다. 갓 태어난 신생아의 피부는 거무스름하기도 하고 푸르스름하기도 하고 또 여기저기 얼룩덜룩하기도 했다. 조금 전까지만 해도 우리는 26주 된 태아의 척수 수막류를 교정하기 위한 자궁 내 수술을 하는 중이었다. 그런데 갑자기 피가 번쩍하더니, 이 자그마한 여자아이가 우리 앞에 나타난 것이다.

태반이 갑작스럽게 자궁벽에서 떨어져 나갔다. 태아와 혈액을 공유했던 생명줄이 이제는 아기의 피를 빠르게 빨아들이며 생명을 앗아가고 있었다. 정상적인 경우보다 3개월 일찍, **임신 기간의 3분의 1이 몽땅 사라져버렸다.**

의료진이 재빠르게 탯줄을 잡고 자르는 사이, 나는 아기의 가슴을 쳐다봤다. 희미한 움직임조차 없다. 아기를 중심으로 커지는 혼란 속에 적막이 감돌았다. 다시 보니 어쩌면 이제 막 세상에 나온 아기가 아니라 폐나 간처럼 새로 적출된 어떤 장기의 일부처럼 보이기도 했다.

장갑을 낀 손이 살짝 움직였다. 유령처럼 희끗한 팔 하나가 작은 몸통 사이로 뻗어 나오더니 아래로 축 늘어졌다.

그러고는 등장만큼이나 순식간에 아기가 자리를 떠났다. 담요에 둘러싸인 채 뻗은 두 팔에 건네진 아기는 그렇게 수술 영역을 벗어났다. 내 뒤에서 기다리고 있던 신생아 전문의팀이 아기를 받자마자 등을 돌리고 섰다.

수술실의 소리가 다시 들리기 시작했다. 곧장 여러 개의 경고음, 다급한 목소리가 사방팔방에서 한꺼번에 밀려들었다.

"지금 에피네프린epinephrine(교감신경을 자극하여 혈압을 상승시키고, 심장박동 수와 심장박출량을 증가시키는 신경전달물질 – 옮긴이 주) 주사해야 합니다."

"조심, 조심하세요. 여기, 여기 따뜻한 곳으로……."

"여기 섹션! 출혈 지점이 안 보입니다!"

수술 도구가 담긴 작은 트레이가 사이드 테이블에 부딪혀서 바닥으로 떨어졌다. 두 번째 크래시 카트crash cart(심정지 등 긴급 상황 발생 시 사용하는 약품 및 기기를 실은 카트 - 옮긴이 주)가 들어오면서 수술실 문이 쾅 소리를 내며 열렸다. 신생아 전문의들이 아기를 유아 가온 장치warming bay('인펀트 워머'라고도 불리는데 워머의 복사열을 이용해 체온 유지가 어려운 신생아나 미숙아의 체온 유지를 위한 환경을 제공해주는 장치 - 옮긴이 주)에 눕혔다. 바로 이런 상황에 대비해 설계된 워머의 복사열에 아기를 감싸고 있던 담요가 펼쳐졌다. 곧 사람들의 어깨로 벽이 생기며 아기의 모습은 더는 보이질 않았다.

다시 몸을 돌리자 태반이 허공에서 낮게 호를 그리며 날고 있었다. 모체태아의학 산부인과 전문의가 서둘러 던진 태반이 스크럽 간호사의 양팔에 들린 파란색 플라스틱 대야 안으로 들어가는 모습이었다. 간호사는 조심스럽게 대야의 양 끝을 잡고 팔을 더 길게 뻗어 다른 사람에게 건네주었다. 태반이 담긴 대야 역시 사람들 속으로 사라졌다. 내가 가장 최근에 분만실에 들어간 게 언제였더라. **30년 전 의대생 시절**이었다. 그때 사람들이 가득 찼던 수술실에서 누군가가 혈액 검사용 채혈을 하고 있었다. **아, 그때가 아니다. 내가 가장 최근에 들어갔던 분만은 이제 열세 살 된 내 딸 페어가 태어났던 때다. 딸아이의 차분했던 얼굴이 기억난다. 세상에 나온 그 첫 순간, 우리 딸은 울지 않았다. 분만실에는 부드러운 호흡과 기쁨만 있었다. 넘치는 기쁨만.**

내 아래, 산모의 열린 자궁에서 피가 뿜어져 나왔다. 신경외과에서 감당할 수 있는 범위가 아니었다. **소리가 들릴 것처럼 큰 출**

혈이었다. 공중으로 돌진하듯 피가 쏟아져 나왔다. 산부인과 전문의 두 사람이 출혈원을 찾아 통제하기 위해 맹렬히 노력했다. 바닥에 깔린 수술포까지 피로 흠뻑 젖었다. 이제 수술 가운의 팔꿈치까지 피를 묻힌 의사 두 명이 낯선 이름의 큰 기구와 봉합사를 달라고 외쳤다. 찰나의 순간에 이들은 젊은 어머니의 자궁을 살리기로 결정했다. **내 아내라면 어떤 결정을 원했을까? 오래전, 우리가 아이를 갖기 전이었더라면. 5년간 주기적으로 체외수정을 하고 있었던 그 시절이었더라면.**

떨어진 혈압을 끌어올려줄 약물을 주입하고 손실된 체액을 빠르게 보충하기 위해 마취과 전문의가 IV 라인을 '넓게 열어'두었다. 산모는 출혈성 쇼크에 더 깊이 빠져들었다. 큼직한 주사기 플런저(주사를 압축하고 내보내기 위한 기구 - 옮긴이 주)가 붉고 불룩한 주머니에 연결되었고, 주머니에 든 혈액이 두 가지 움직임을 반복하며 긴급하게 산모의 몸 안으로 들어갔다. 빠져나가고 들어가고 빠져나가고 들어가고. 몇 번의 반복 끝에 가파르게 떨어지던 혈압이 안정되기 시작했다. **세상의 어떤 약물이든 문제를 해결하는 데는 한계가 있다.** 오래전 응급실 소생실에서 누군가에게 들었던 말이 떠올랐다. **실혈의 가장 좋은 치료법은 수혈이다.** 그 말을 듣고 있던 내 수술복 바지는 피로 칠갑이 되어 있었다. 그때 나는 실패했다는 걸 깨닫고서 고개를 돌리며 주먹을 불끈 쥐었다. 그 실패란 오래전, 응급실에 실려 온 환자의 죽음을 의미했다. 앞에서 이야기했던.

다시 뒤를 돌아보니, 신생아 전문의팀이 아기에게 성공적으로 삽관한 뒤였고 작은 산소 주머니와 마스크를 사용해 첫 호흡을 몇 차례 하는 중이었다. 강제 호흡을 하고 있는데도 호흡치료사의 손가락이 거의 움직이지 않는 것처럼 보였다. 작은 폐는 너무나도 연약했다. 산소로 가득 찬 주머니를 너무 빠르게 혹은 세게 눌렀다가는 아기의 폐가 파열될 수 있고, 그러면 아기를 살리려는 그 손으로 아기에게 회복 불능의 치명적인 부상을 입힐 수도 있었다.

이제 두 전선이 내 주변에서 맹위를 떨치고 있었다. 죽음에 맞서 싸우는 두 전장이 펼쳐진 지금, 나는 자그마한 수술 도구를 여전히 허공에 들고 가만히 서 있었다. 전혀 쓸모없이. 순식간에 나는 구경꾼이 되어 있었다.

애초에 우리가 그곳에 모인 이유는 태아의 노출된 척수를 교정하기 위해서였다. 태아 상태에서 이분 척추증 수술을 진행하면 훗날 아이의 신체 기능에 엄청난 변화를 가져다줄 수 있다. 10년 전, 이 일을 맡기 전까지만 해도 썩 믿기 힘든 이야기였다. 여기까지 오기 전 10년의 세월 동안 형성된 내 휴리스틱 때문이었다. 내게는 증거가 필요했다. 과학적 논문 이상의 증거가 필요했다. 그 결과를 내 눈으로 직접 보고 싶었다. 그 아이들의 **이야기**를 듣고 싶었다.

지금 나는 그 수술을 담당하는 팀에서 빠질 수 없는 일원이 되었다. 태아 수술이라는 커리어를 내게 넘겨주고 너무 일찍 세상을 떠난 노엘 선생님. 그런 선생님을 대신해서 나는 전국으로 강연을 다니고, 논문을 발표하고, 다른 나라의 태아 수술 프로그램 시작을 돕는 사람이 되었다. 큰 성공이다. **그렇다. 자자, 여러분 잘 들으시라. 나락으로 빠져들 때 소아신경외과 의사라면 가만히 서서 얼어붙어 있어야 한다는 걸 명심하시라.**

이 팀 저 팀을 오가는 사이에 피가 말라서 장갑이 끈적끈적해졌다. 갑작스러운 구경꾼 신세. 혼돈과 외침과 피의 경련 속에서 어찌된 영문인지 나는 혼자였다.

모체태아의학 산부인과 수석 전문의로서 켈리가 제 역할을 온전히 수행하고 있는 모습을 가만히 지켜본다. 출혈을 막기 위해 켈리가 자궁벽에 두꺼운 크롬 봉합사를 대는 사이, 다른 외과 의사는 온 힘을 다해 자궁을 팽팽하게 붙잡고 압박하며 지혈을 돕는다.

몇 분 전까지만 해도 수술실은 조용했고, 나는 모니터 화면에 집중하며 결손 부위를 교정하고 있었다. 6년 차 신경외과 레지던트가 날 보조하고 있었다. 소아신경외과로 진로를 결정한 레지던트였고, 이미 충분히 긴 7년의 레지던트 과정을 마치고 나면 1년의 추가 수련 과정에 들어가겠다고 최근에 결정을 내린 레지던트였다. 벽에 장착된 비디오 모니터 안에서는 우리 손에 들린 수술 도구의 끝이 조화롭게 움직이고 있었다. 수술은 순조롭지 않았다. 지난주 수술에서는 내가 실을 잡아주고 그녀가 등을 봉합했다. 그러나 오늘은 아니다. 오늘은 다시 그녀가 날 보조하고 있었다. 마취가 들어간 직후부터 줄곧 어려운 수술이었다. 어떤 식으로든 다음 단계로 나아가지 못하도록 우리의 발목을 붙잡았다.

산모와 보호자에게는 이미 수술의 위험성을 설명했다. 이 수술에 동의를 받을 때는 살살 얘기할 방법이 없다. 산모의 생명이 위험한 수술이다. 만약 안 좋은 상황이 생기면 의료진은 산모를 먼저 살리도록 노력할 것이고, 그 다음에 태아를 살리려고 할 것이다. 산모는 미용사, 남편은 IT 기술사였고, 부부에겐 자녀가 두 명 더 있었다. 수술 후 딸이 퇴원하면 함께 시간을 보내는 동안에 생계 걱정을 덜 수 있도록 고펀드미GoFundMe(2010년에 창설된 미국 최대의 크라우드 펀딩 플랫폼 – 옮긴이 주)를 통해 기금을 모았다. 올해 다른 두 자녀의 크리스마스는 뒷전이 될 터였지만, 아이들은 상황을 이해했다. **동생이 수술받아야 하니까.** 아직 세상에 나오지 않은 이 어린 아기를 위해 이미 온 가족이 희생하고 있었다. 조금의 망설임도 없이.

수술 당일 새벽 다섯 시부터 한 단계씩 절차를 밟아 나갈 때마다 이 가족은 정중했고, 상황에 집중했다. 결손 부위를 봉합하는 것이 최선의 결정이라는 걸, 그에 따른 모든 희생과 위험은 감수할 가치가 있다는 걸 충분히 확신하고 있었다. **우리 가족에게 내밀어주는 이 모든 상냥한 손길을 보세요.**

켈리는 초음파로 자궁벽을 통과할 적합한 입구를 찾은 뒤 많은 혈관이 분포한 자궁벽 가장자리의 심한 출혈을 방지할 수 있도록 봉합사와 스테이플러를 사용해가며 조심스럽게 구멍을 넓혔다. 초음파 결과는 우리의 예상대로였다. 태아가 뒤집혀 있어서 수술 부위가 있는 뒷모습이 보이지 않았다. 보통의 경우라면 큰 문제가 아닌데, 이번에는 자궁 안에서 태아를 굴려보려고 해도 좀처럼 움직여주질 않았다. 태아가 우리 시야에 들어오도록 시행하는 표준 방법이 먹히질 않았다. 태아의 등에 있는 수술 부위는 손에 닿지 않는 원래 위치를 향해 내게서 계속해서 멀어졌다.

지금, 또 그런 상황이 벌어지고 있었다. 누군가가 마침내 자궁 오른쪽 아래에 손가락 두 개를 넣는 데 성공했다. 나는 포셉을 사용해 태아 피부의 건강한 부분을 조심스럽게 잡은 뒤, 자궁 안에 있는 태아를 내 쪽으로 돌렸다.

발달되지 않은 척수의 돔이 열린 자궁벽을 통해 불룩 솟아 있다. 신경 조직은 표면에 있고, 정상 조직에 비해 덜 뚜렷하고 더 넓게 퍼져 있다. **이 케이스에서 정상적인 게 하나라도 있었나?** 척수의 나머지 부분은 그 아래로 쭉 뻗어나가 척추관으로 사라진다. 그것만큼은 뚜렷하게 보인다. 평소라면 노출된 신경판을 피부에서 분리한 뒤 척추관에 잘 집어넣는 것이 우리의 목표다. 그런 다음, 절개한 경막층으로 그 위를 덮거나, 조직이 물티슈처럼 너무 연약할 경우라면 작은 조직 이식편을 넣어 봉합한다. 그런 다음, 조심스럽게 등 근육과 피부 사이에 공간을 확보해 눈에 보이는 자궁 입구의 가장자리를 지나 태아의 양 옆구리로 향한다. 정중선을 가로질러 느슨해진 피부가 결손 부위를 충분히 덮을 수 있게 만드는 작업이다. 이렇게 눈에 보이지 않는 채로 진행하는 건 우리 분야에서는 아주 드문 경우다.

그러나 오늘은 모든 계획에서 벗어날 것이다. 산모의 혈압이 거의 초반부터 오르락내리락했고, 모니터들에서는 간간이 경고음이 울렸다. 마취팀은 여러 정맥주사를 투여해 산모의 혈압을 조절했고, 소아심장과 전문의는 수술실 모퉁이에서 태아의 심장을 모니터하면서 혈류에 문제가 생길 때마다 큰 소리로 알렸다.

마침내 나는 거품을 터뜨려 압력을 낮췄고 편평한 신경판 주위를 잘라 정상 피부에서 분리하기 시작했다. 수술포 너머 마취팀의 모니터에서 경고음이 울렸다. 이어 차분한 목소리가 들렸다.

"혈압 급상승입니다. 해결하고 있습니다."

이번에는 태아의 심장을 모니터하는 심장 전문의의 목소리다.

"여기 음영 결손이 보입니다."

어딘가에서 출혈이 있었다는 의미다. 신경판이 다시 내게서 멀어졌다. **젠장. 이거 안 될 수도 있겠는데.** 켈리와 나는 힘을 합쳐 태아를 다시 돌리려고 애썼다. 아래에서 살살 밀고 위에서 아주 살짝 당기고.

일순간 내 손가락을 타고 손가락 마디 아래로 피가 흐른다. 쓰나미처럼 밀려든 피가 수술용 루페를 착용한 내 시야를 덮치더니 몇 초 만에 자궁 전체를 가득 채웠다.

"박리!"

켈리가 다급하게 소리쳐서 태반이 자궁에서 분리되었다는 걸 알렸다.

우리 팀은 이런 수술을 10년 동안 함께 해왔지만, 이런 일은 처음이었다. 게다가 정말 순식간에 벌어진 상황이었다. 지금 이곳의 모든 상황이 위험했다. 태어나지도 않은 아기가 죽을 수도 있었다. 산모도 죽을 수 있다. 둘 다 죽을 수 있는 상황이었다. 수술실에 있는 우리 모두의 우주에는 그 태아와 용감한 산모만 있을 뿐 둘 외엔 아무도, 아무것도 존재하지 않았다.

작은 포셉과 작은 가위를 들고 있는 손의 손목까지 피가 차올랐다. 그 어딘가에서 나는 약하디약한 태아의 등 피부를 아직도 잡고 있었다.

"지금 분만합니다."

켈리가 담담하게 말했다.

"제이, 이제 손 놔야 해요."

놔요. 이런 상황은 처음이었다. 내가 물러나야 하는 상황. 모니터에서 경고음이 울리고, 피는 계속 고이고, 모든 게 엉망이 되는 상황. 그동안의 나는 앞으로 나아가는 방법을 훈련받은 사람이었다. 뒷걸음치는 법은 배운 적이 없었다. 이제 나는 정말로 꼼짝없이 얼어 있었다. 무능하게. 방해물이 되어서.

"제이, 그만 놔요."

나는 한 동작으로 태아를 놓아주고 손을 가져온다. 켈리와 그녀의 팀이 나와 태아 사이로 들어온다. 켈리는 한 번에, 능숙한 솜씨로 자궁을 열고 안으로 들어간다.

출혈이 멈췄다. 산모 그리고 이제 신생아가 된 아기도 안정을 찾았다. 켈리는 아기 아버지와 대화를 나누기 위해 수술실 밖으로 나갔다. 남아 있는 모체태아의학 전문의와 그를 보조하는 의사가 일사불란하게 복부를 닫는다. 수술포 너머에 있는 마취팀도 한결 차분해진 분위기다. 울려대는 경고음도, 쏟아지는 피도, 다급하게 오가는 대화도 없다. 누군가의 말에 반응하여 또 다른 누군가가 나직이 헛기침하는 소리가 들린다.

인큐베이터를 바라본다. 그 안에서 아기는 호흡관을 통해 폐에 필요한 산소를 공급받고 있다. 아기의 가슴이 부드럽게 위아래로 오르락내리락한다. 정맥주사를 놓기에는 정맥이 너무 작아서 간호사가 호흡관에 극미량의 약물을 조심스럽게 주입한다. 심장박동이 빠르지만, 모두가 침착하다. 마스크 가장자리로 미소가 번지는 모습이 보인다. 무심코 벽에 기대고 서는 사람도 보인다. 모든 게 정상적인 상황인가 보다. 이게 무슨 상황인지 잘 모르겠지만, 어쨌든 정상인가 보다.

그 순간 내가 아직 등을 봉합하지 않았다는 사실을 깨닫는다.

모든 태아 수술 케이스를 담당한 스크럽 간호사 멀리사가 건너편에서 나를 바라보며 말한다.

"다른 도구들 멸균해서 준비해 놨습니다."

내가 걸친 멸균 가운이 한참 전에 오염된 터라 가까이 다가가지는 않고 아기 주변에 모여 있는 사람들 쪽으로 향해 서서 그들에게 아기가 수술실을 떠나기 전에 등을 봉합하고 싶다고 말한다.

이제 할 일이 생겼다. 내가 시작한 일이니 내 손으로 마치고 싶었다.

"15분 안에 하실 수 있나요?"

신생아 전문의팀의 팀장이 묻는다.

"지금 안정되긴 했지만, 그때까지는 중환자실로 데려가는 게 좋을 것 같아서요."

나는 고개를 끄덕이고 다시 스크럽하기 위해 수술실을 나선다. 부탁하지 않았지만, 레지던트도 나를 따라 나온다. 이 일을 하는 내게 자기의 도움이 필요하다는 걸 나만큼이나 그녀도 잘 알고 있다. 우리가 잘 아는 일, 봉합. 아기의 등을 봉합하기 위해. 신경외과 의사로서의 역할을, 레지던트 마지막 해를 넘기고 펠로십으로 넘어가기 전, 우리가 마지막으로 함께하는 태아 수술 케이스를 봉합하고 마무리하기 위해.

우리는 스크럽 싱크로 함께 들어간다. 스크럽하는 동안 우리는 아무 말도 하지 않는다. 멀리사가 우리에게 수건을 건넨다. 가운과 장갑까지 건네받은 우리는 마침내 준비되었다.

본능적으로 산모에게 다가간다. 이 모든 일이 일어나는 동안 내가 서 있었던 바로 그곳이다. 금세 실수를 깨닫고 인큐베이터를 향해 돌아선다. 신생아 전문의팀이 길을 터주고 우리는 수술을 시작한다.

곧 우리 손은 함께 움직이며 봉합을 시작한다. 조심스럽게 각

층을 분리한 다음 가느다란 봉합사로 봉합한다. 이제 분홍빛이 돌고 살짝 오므라든 피부에 마지막으로 몇 땀을 꿰매면, 우리의 할 일은 끝이다.

26주된 아기의 등에 쓸 만큼 작은 드레싱을 찾을 수 있는 사람이 아무도 없다. **수술실에서 그런 드레싱이 필요했던 적이 한 번도 없었다.**

켈리가 보호자와 몇 분간 대화를 나누고서 수술실로 돌아온다.

"우선 보호자에게 태반 박리가 생겨서 아기를 분만해야 했다고 얘기했습니다. 산모와 아기 모두 안정됐다고도 말했고요."

켈리가 수술실 사람들이 들을 수 있도록 말했다.

"상황이 상황이니만큼 소식을 듣고 충격을 받았지만, 곧 괜찮아지셨습니다."

켈리가 나를 돌아본다.

"보호자가 처음으로 한 질문이 뭐였는 줄 알아요?"

나는 아무 대답도 하지 않았다. 레지던트가 큼직한 드레싱을 잘라서 우선 급한 대로 아기의 등에 쓸 만한 드레싱을 만들었다.

이유는 모르겠지만 나는 켈리가 뭐라고 할지 알 것 같았고, 내 생각은 정확히 들어맞았다. 켈리가 말하던 그 순간에도 나는 솟구치던 피와 수술실에 울려 퍼지던 경고음을 생각하고 있었다. 한 걸음 물러서야 한다는 걸 깨달았던 바로 그 순간에 들었던 바로 그 느낌이 나를 덮쳤다. 수술실의 한 사람 한 사람, 거의 10년의 세월을 함께한 우리 팀원들은 어떻게 이 일을 해내고 산모와 아기를 살려낼 수 있었을까.

놔요, 제이.

"제이, 내가 한 말 들었어요?"

켈리가 물었다.

놔요, 이제.

"보호자가 처음 한 질문이 뭐였냐면, 아기 등을 잘 봉합했느냐는 거였어요."

18장

지나가다 보니까

“그 개자식이 도끼로 내 목을 베었다고요!”

천 쪼가리를 움켜쥔 손을 목 앞에 댄 한 남자가 응급실 문을 박차고 들어왔다. 손에 쥔 천과 입고 있는 옷은 온통 끈적한 피에 젖어 있었다. 서른 살쯤 되어 보이는 남자는 고등학생 시절 미식 축구 라인맨으로 활동했을 법한 덩치였는데, 얼굴이 유령처럼 하얘져 있었다. 잔뜩 핏발 선 눈으로 응급실 문 앞에 서 있는 남자의 손가락 사이로 피가 흘렀고, 그 피는 팔뚝을 타고 흘러내려 바닥에 고였다. 남자 뒤에서, 자동문이 완전히 열렸다가 닫히면서 경련을 일으키듯 덜덜 떨리고 있었다. 자동차 한 대가 어둠 속을 질주했다.

"소생실 4구역으로, 당장!"

쩌렁쩌렁한 목소리가 울렸다.

소변 샘플이 담긴 트레이를 들고 검사실로 향하던 내 발길을 주임 간호사가 소생실로 돌렸고, 그렇게 마약, 방광 감염, 임신 가능성이 있는 다섯 사람의 운명이 일시적으로 지연되었다. 남자는 응급실 침대에 가로질러 누워 있었고, 그가 걸어 들어온 길을 따라 피 묻은 발자국이 찍혀 있었다.

"이쪽이에요."

간호사가 남자를 제압하려고 애쓰며 말했다.

"출혈이 심합니다."

의대 졸업반이었던 4학년 봄 학기에, 내가 응급의학과 임상 실습에 서명한 데는 크게 두 가지 이유가 있었다. 첫 번째는, '반짇고리 방'에서 봉합 실력을 연마할 기회를 얻을 수 있어서였다. 응급실 뒤편에 딸린 창문 없는 방에서 4년 차 학생들이 근무 중에 생긴 사소한 열상을 서로 꿰매주었고, 우리는 그곳을 '반짇고리 방'이라고 불렀다. 선반에 진열된 형형색색의 상자에는 온갖 종류의 봉합사가 담겨 있었다. 모든 형태의 바늘이며 모든 사이즈의 봉합사까지 열상 봉합에 필요한 모든 게 있는 곳이었다. 별 모양으로 복잡하게 찢어진 눈썹 상처를 봉합해야 하는 경우라면, 아주 가느다란 6-0 프롤렌prolene(나일론, 폴리에스테르와 함께 녹지 않는 실을 대표하는 합성 소재 봉합사의 한 종류 - 옮긴이 주) 단일사를 쓰면 된다. 그 봉합사 바로 옆에는 눈높이에 경고문이 붙어 있다.

4번 규칙: 눈썹 면도 금지.

다른 규칙이 적힌 경고문은 없다. 선별 작업의 진화를 거듭한 끝에 이 4번 규칙 하나만 살아남은 것이다. 상처를 벌리려는 전단력이 계속 작용할 관절 부위 상처를 봉합할 때 사용하는 굵직한 1-0 바이크릴도 있었다. (어떤 희한한 이유 때문인지 모르겠는데, 봉합사의 숫자가 커질수록 봉합사의 굵기는 가늘어진다.) 밑줄이 그어지고 모서리가 접혀 너덜너덜해진 책들은 빠르게 찾아볼 수 있도록 선반 아래 칸에 꽂혀 있다. 미시시피주 출신의 외과 의사들 대부분이 아마 의대 4학년 시절 여러 주말을 그 안에서 보냈을 것이다.

두 번째 이유는 교대 근무 스케줄과 유리한 근무 시간이었다. 3년 9개월 동안, 주말이면 이른 아침부터 해부학 연구실에 갔고, 늦은 밤까지 레지던트 회진을 돌았다. 기본적으로 깨어 있는 모든 시간에 주변에 보이는 모든 의사 선생님에게 (신경외과의 창시자인) 하비 쿠싱Harvey Cushing 이래로 나만큼 열심인 학생이 없다고 광고하며 다닌 것이다. 그리고 그런 노력은 경쟁이 치열한 신경외과에 매칭되길 바라는 마음 때문이었다. 그렇게 나는 신경외과에서 헤쳐나갈 준비를 나름대로 조금씩 하고 있었다. 선배들이 말하길, 신경외과 레지던트 최고의 호시절은 두 번, 의대 4학년 중반을 지나서 원하던 대로 신경외과 매칭이 되었다는 사실을 알게 되었을 때와 그 이듬해 7월이 되어 실제로 레지던트 생활을 시작할 때라고들 했다.

순식간에 도끼남으로 유명해진 그 남자는 이내 잠잠해졌고, 흠뻑 젖은 더러운 천은 깨끗한 거즈로 빠르게 교체되었다. 거즈를 대기 위해 천을 목에서 떼는 순간, 선홍빛 핏줄기가 위에 달린 회전등에 닿을 정도로 높게 뿜어져 나왔다.

"어, 상황이 썩 좋지 않구먼."

뒤에서 누군가의 목소리가 들렸다.

외상팀 치프 레지던트인 햄프 프라이Hamp Frye였다. 그는 내 옆을 지나 침대 발치로 걸어갔다. 햄프는 뼛속까지 미시시피 델타 Mississippi Delta(미시시피강과 야주강 사이, 아칸소 및 루이지애나주 일부와 미시시피주를 포함하는 북서부 지역 – 옮긴이 주) 사람으로, 좀처럼 동요하는 모습을 보이지 않고 늘 아주 차분했다. 가끔은 혼수상태에 빠진 게 아닌가 싶을 정도였다. 대학 시절, 그런 친구들이 많았다. 나는 그런 친구들과 함께 그린우드Greenwood(미시시피주 북서부에 있는 도시 – 옮긴이 주)의 들판을 쏘다니며 오리 사냥을 했고, 밤이면 그 들판에 앉아 맥주를 마시며 별이 총총 빛나는 밤하늘로 높이 솟아오르는 모닥불 앞에서 그 친구들의 여자 친구들의 친구들과 함께 춤추며 놀았다. 나처럼 이렇게 놀면서 성장했을 햄프의 모습을 상상했다. 출라Tchula(미시시피주에 위치한 소도시 – 옮긴이 주)의 움막에 들어가 캠핑용 난로에다 손을 녹이는 햄프의 모습이 머릿속에 그려졌다. 내 상상 속 햄프는 델타의 얼음장 같은 새벽 날씨에 체온을 유지하기 위해 버번을 홀짝일 것만 같았다.

흰 가운과 수술복 차림인 햄프네 팀원 레지던트들이 세 곳에 흩어져서 복부에 총상을 입은 환자, 자동차 사고로 골반이 골절

된 10대 청소년 환자들을 분류하고 있었다. 햄프는 홀로 내 옆에 서 있었다. 도끼남에게 연결된 산소포화도 측정기의 모니터를 확인해보니 실혈과 흥분 때문에 심박수가 상승해 있었으나 산소포화도는 정상 범위였다. 우리가 남자를 침대에 눕히려고 낑낑대던 차에 간호사가 투여했던 진정제가 마침 효과를 발휘하기 시작했다. 상처 부위에 가한 압박으로 출혈도 잠시 멈췄다.

"네 개 층 다 봉합해야 할 것 같은데. 제가 돕죠, 선생님."

우리는 피를 뿜어내는 부위에 장갑 낀 손가락을 갖다 대고 베타딘Betadine(상처를 소독할 때 주로 쓰이는 적갈색 소독약으로, 포비돈-아이오딘 단일 성분이다 – 옮긴이 주)이 상처 부위를 직접 씻어낼 수 있도록 손가락을 바꿔가면서 봉합할 준비를 했다.

"여기가 경동맥입니다."

"빌어먹을 경동맥이 뭔데?"

환부에 멸균된 타월을 갖다 대자 남자가 새된 소리를 질렀다.

"씨팔! 아프잖아!"

남자는 소리를 지르며 손을 뻗어 목에 댄 타월을 홱 치워버렸다. 햄프가 재빨리 남자의 손을 붙잡더니 그의 눈을 똑바로 쳐다보며 말했다. 말수 적은 남부 소년의 모습을 조금도 찾아볼 수 없는 목소리였다.

"선생님, 선생님의 뇌로 이어지는 중요한 동맥이 잘려나갔습니다. 지금 당장 이 상처를 꿰매지 않으면 선생님은 사망합니다. **죽어요. 죽는다고요.** 아시겠습니까? 자, 이제 가만히 계십시오!"

고요. 정적.

햄프가 상처 위에 니들 홀더를 가져다 댔고, 내 손가락이 경동맥에 닿았다. 손가락 아래로 경동맥이 뛰는 게 느껴졌다. 경동맥은 내가 적당하게 압박하고 있는 그 부위를 지나 혈액을 뇌로 올려 보내고 있었다. 너무 세게 압박했다가는 산소화 혈액이 뇌에 부족한 상태가 될 수 있다.

"셋 하면, 손가락을 잠깐 뗐다가 얼른 다시 대는 겁니다. 나를 어린 애라고 생각하고 신발 끈 묶는 걸 도와준다고 생각하시고, 매듭이 조금도 헐거워지지 않도록 팽팽하게 유지하는 거예요. 이해했죠?"

"네, 선생님."

내가 대답했다.

"하나⋯⋯, 둘."

햄프가 숫자를 세기 시작했다.

"셋!"

셋을 세는 순간, 햄프의 니들 홀더가 비집고 들어올 수 있을 만큼만 살짝 손가락을 들어 올렸다. 맥박이 뛸 때마다 선홍색 핏줄기가 기둥처럼 어찌나 쭉쭉 뿜어져 나오는지 상처 구멍의 가장자리가 보일 정도였다. 높이 솟아오른 피는 침대 모퉁이를 타고 흘러내렸다. 인간의 심장박동이 엄청나게 강력하다는 사실이 뇌리에 깊이 박혀서 훗날 레지던트와 학생들을 가르칠 때마다 나는 그날 그 순간을 언급하게 되었다. 햄프가 8자 봉합을 한 땀 꿰자마자, 내가 구멍 위를 느슨하게 덮고 있는 봉합사 위에다가 재빨리 손가락을 갖다 댔다. 햄프는 혈관 벽이 찢기지 않는 선에서 최대한 단단히 고정되게끔 조심스럽게 매듭을 지었다. 나는 다시 손가락을 들었고, 이번엔 아무것도 없었다. 더는 피가 솟구치지 않았다. 이제 눈에 보이는 건 노출된 경동맥의 맥동 그리고 날카롭게 잘려나간 근육의 윤곽이 다였다. 나는 손을 뻗어 햄프가 지어놓은 매듭의 꼬리를 잘랐다. 경동맥 출혈을 잡고 나니, 상처를 전반적으로 들여다보기에 훨씬 수월한 환경이 되었다. 상당히 예리한 자상이었다. 경동맥초 위의 근육이 두 쪽으로 쪼개지면서 경동맥이 살짝 절단된 것 같았다. 상처가 조금만 더 깊었더라면 남자는 응급실로 오는 차 안에서 이미 과다 출혈을 일으켰을 터였다. 응급의학과 전문의가 황급히 들어왔고, 그 뒤를 주임 간호사가 따라왔다.

"대체 지금 무슨 일이 일어나고 있는 거지, 프라이? 차트는? 전문의에게 말도 없이 시술을 하는 건가? 우리가 자네 눈에 보이기나 하는지 모르겠구먼, 아주!"

햄프가 장갑을 벗고 고개를 들더니 자신을 노려보는 두 사람을 바라봤다. 햄프의 몸은 긴장이 풀려 있었다. 다시 델타 소년으로 돌아와 있었다.

"선생님, 진정하세요. 별거 아닙니다. 지나가다 보니까 왔슨 선생님이 봉합하고 있기에 살짝 잡아준 게 다예요."

햄프는 일부러 내 이름을 틀리게 말했다.

300

"맹장 때문에 저 찾으신 거죠? 그럼 저는 그만 맹장 수술 하러 수술실로 올라가보겠습니다."

햄프는 싱글싱글 웃으며 이렇게 대꾸하고는 응급실을 나섰다.

문을 나서기 직전에 햄프가 한마디 덧붙였다.

"봉합하기 전에 식염수로 살짝 세척하는 것 잊지 마시고, 왓슨 선생님."

응급의학과 전문의 선생님이 간호사를 한 번, 나를 한 번 쳐다보았다. 그런 다음, 환자의 상처 난 목을 쳐다본 뒤 응급실에서 나갔다.

나는 소생실에서 멸균 식염수 1리터로 상처 부위를 씻어낸 다음, 도끼남을 침대에 눕힌 채 응급실 뒤편에 딸린 반짇고리 방으로 데리고 갔다. 남자는 내내 멸균포에 덮여 있었다. 침대를 굴리고 걷다가 멈추자 그가 다시 입을 열었다.

"이제 말해도 됩니까?"

"넵, 상처를 꿰매기 전에 마취를 할 겁니다. 시간이 좀 걸릴 거예요."

그를 마취시킨 뒤, 흉쇄유돌근의 절단된 두 가장자리를 복구하는 긴 과정에 착수했다. 흉쇄유돌근은 고개를 돌리는 데 중요한 역할을 하는 근육이며, 근육을 치료하는 건 쉬운 일이 아니다. 목을 움직이는 큰 근육이면 더욱이 그렇다. 기본적인 단속 봉합법으로 근육을 봉합하면, 평행한 근육 섬유를 따라 봉합사가 미끄러져버린다. 다행히 이런 경우의 처치법이 적힌 책 한 권이 선반에 꽂혀 있었다. 나는 봉합하는 동안 참고할 수 있도록 뒤편 카운터에 책을 펼쳐놓았다. 오랜 세월 바로 그곳에서, 일종의 의식처럼 여러 차례 반복됐을 일일 거라는 생각이 들었다.

"심각한가요, 선생님?"

남자가 물었다. 나는 남자에게 점점 나아지고 있다고, 죽지 않을 거라고 말했다. 목 상처라는 상황을 고려해 최종 결과에 대한 기대치를 최대한 낮게 잡으려고 애쓰는 중이었다. 처치하는 동안 남자는 자신의 가장 친한 친구이자 친척인 사촌 형의 이야기를 꺼냈다. 사촌 형의 여자 친구에게 추근대다가 싸움이 났다고 했다. 자기 실수도 실수이지만 싸구려 위스키까지 마신 바람에 그렇게 됐다고. 사촌 형이 먼저 시비를 걸었고, 두 사람은 집 안에서, 마당에서, 헛간에서 주먹다짐했다고 했다. 마침내 그가 사촌 형을 꼼짝 못 하도록 붙들어 잡았고, 싸움을 끝내야겠다는 생각에 얼굴을 연신 두들겨 팼다. 그러자 사촌 형은 되는 대로 팔을 뻗고 허우적댔고, 벽에 세워져 있던 도끼가 손에 잡히자 냅다 팔을 휘둘렀다.

"내가 그렇게 세게 때린 것도 아니었어요, 선생님."

수술포 아래에서 남자가 말했다.

남자가 이 이야기를 끝내고 난 뒤, 상처를 꿰매는 동안에는 노래하지 말고 잠자코 있으라고 한 번씩 일러줘야 했다. 계속 움직이는 탓에 상처를 봉합하기가 더 어려웠고, 초짜였던 나는 불필요한 어려움을 사양하고 싶었다.

마침내 상처 전체를 봉합했는데, 봉합이 잘되었는지 봐줄 사람이 옆에 아무도 없었다. 최소한 내가 보기에는 남자의 목이 이제 꽤 온전한 모습이었다. 책에 나온 그림과 비슷했다. 나는 환부에 조심스럽게 붕대를 감고서, 며칠 뒤부터 시작해야 할 소독 방법을 설명했다. 잠시 뒤, 복도에서 소란스러운 소리가 들렸다.

"내가 가족이라고!"

복도가 쩌렁쩌렁 울렸다.

"사촌이라고 사촌! **당장 들여보내달란 말이야!**"

몇 초 후, 환자보다 덩치가 훨씬 더 크지만, 미시시피 사람들이 하는 말마따나 '딱 봐도 한 핏줄'인 남자가 방 안으로 뛰어 들어왔다. 남자의 얼굴은 온통 멍투성이였고 두 눈은 거의 완전히 감겨 있을 정도로 부어 있었다. 잘 보이지도 않는 눈동자에는 두려움이 서려 있었다. 응급실 뒤에 딸린 이 방의 문을 열면 어떤 장면을 마주하게 될지 모른다는 두려움. 격정과 분노가 사그라지면서 그 자리에 밀려들었을 후회와 두려움. 사촌 형이 싸움을 걸어올 때 주변에 아무도 없었다던 도끼남의 말로 미루어보건대 응급실 문밖에서 들렸던 타이어 소리도 사촌 형의 자동차였을 게 틀림없었다.

남자는 빠르게 방 안을 훑어보고는 이제 몸을 일으켜 들것에 앉아 있는 그의 사촌 동생, 바닥에 구겨져 있는 멸균포, 검붉게 얼룩진 옷가지를 쳐다봤다.

"레드! 이게 무슨."

남자가 말했다.

"대체 무슨 일이야?"

이름이 레드였던 도끼남이 사촌 형을 똑바로 쳐다보았다. 이글거리는 눈. 단단한 팔 근육. 그렇게 몇 초가 흘렀다. 긴장한 나는 봉합사 트레이와 날카로운 물건들을 살짝 옆으로 밀어두면서 무슨 말이 오갈지 잠자코 기다렸다. 혹시 상황이 험해지면 이걸로 방어할 수 있을 거라는 듯 나는 헤모스탯을 움켜쥐었다.

"뭐, 술집에서 한바탕했네. 술 취한 머저리가 병을 깨 들고 설쳐대는 바람에. 형은 여기 무슨 일인가?"

그걸로 끝이었다. 질투가 불붙인 분노, 마당에서 벌어진 싸움, 휘둘러진 도끼, 끼익 하는 타이어 소리, 모든 게 한순간에 사라졌다. 바로 그 순간, 이야기는 180도 달라졌다. 그 시간 이후 어떤 이야기에도, 레드가 술 취한 사촌 형의 질투 때문에 두들겨 맞았다거나 도끼에 찍혔다는 내용은 없었다. 들것에 앉은 레드와 그 바로 옆에 서 있는 사촌 형이 대화를 나누는 사이, 내가 들은 사건은 술집에서 시비를 건 주폭과 싸우다가 깨진 병에 맞고 병원에 실려 온 동생과 그를 도우러 온 사촌 형의 이야기로 바뀌어 있었다. 그렇게 이들의 혈연과 우정은 영원히 살아남았다.

그때까지도 내 손에는 언제라도 휘두를 수 있게 헤모스탯이 쥐어져 있었다. 그러다 긴장이 풀리자 손아귀를 벗어난 헤모스탯이 트레이로 떨어지면서 쨀그락 소리를 냈다. 레드가 들것에서 일어나 사촌의 어깨에 팔을 둘렀다. 바지에 묻은 핏자국을 보며 둘은 껄껄 웃었고, 그렇게 뒤돌아 방을 나섰다. 나도 두 사람의 뒤를 따라 출구로, 그날 밤 레드가 등장했던 그 자동문을 향해 걸었다. 항생제 처방전과 드레싱 할 때 사용할 거즈를 챙겨줘야 했다. 사촌 형과 함께 밤길로 사라져가는 레드가 고개를 가로저었다.

"이제 다 괜찮아요, 선생님."

도끼남 레드가 어깨너머로 내게 말했다.

"여기 우리 사촌 형이 잘 보살펴줄 거예요."

19장

루크의 점프

상황이 지옥으로 변한 건 세 번째 점프 구간에서였다. 라이더들과 더트 바이크dirt bike(비포장도로용 오토바이로 주로 경주용으로 쓰인다-옮긴이 주)가 나뒹굴면서 일으킨 먼지구름이 트랙 옆 관람석 코앞까지 와서 멈췄다. 관람석은 조금 전까지만 해도 열성적이었던, 그러나 이제는 잔뜩 겁에 질린 부모들로 가득 차 있었다. 따뜻한 가을 저녁, 곤충들이 다닥다닥 붙어 있는 거대한 투광등이 땅거미 진 밤하늘을 대낮처럼 환하게 비추고 있어서 이들의 눈앞에는 혼란스러운 장면이 또렷하게 드러났다. 한 사람씩 천천히, 라이더들이 일어나 머리를 비비고 군중을 향해 손을 흔들었다. 트랙으로 연결된 문으로 달려 내려오던 부모들이 가슴을 쓸어내렸다. 머뭇거리는 웃음소리, 때 이른 박수 소리가 여기저기서 터져 나왔다.

그런데 아이 한 명이 일어나지 못하고 몸을 웅크린 채 아직 트랙에 누워 있었다. 아이 머리 아래로 피가 흥건하게 고이기 시작했다. 다시 침묵이 깔렸다. **누구지? 루크 아니야?** 먼지 속에 누워 있는 아이는 정말로 루크였다. 루크 놀란Luke Nolan. 루크는 한동안 일어나지 못했다.

당시 열두 살이었던 루크는 트랙의 사이드 관중석에서 아버지가 지켜보는 가운데 첫 바퀴(이자 그의 유일한 바퀴)를 달리고 있었다. 루크도 주변의 다른 선수들처럼 직진 구간을 빠르게 달린 후 언덕을 향해 가속 페달을 밟았다. 그 순간, 어떻게 된 일인지 누군가의 바이크가 다른 누군가의 바이크와 엉기면서 혼돈이 시작되었다. 루크의 바이크가 처음 바닥에 충돌한 순간, 루크가 튕겨져 나왔고, 끈으로 묶어둔 헬멧이 어떻게 된 일인지 루크의 머리에서 벗겨져 날아갔다. 바이크가 두 번째로 바닥에 튕겼을 때 더트 바이크의 핸들바가 루크의 두개골을 뚫고 들어갔고, 루크의 우성 반구이자 언어능력을 조절하는 영역인 좌반구에 2.5센티미터의 구멍을 냈다. 이 정도의 부상은 생존 불가한 경우가 대부분이다. 환자 대다수는 보통 현장에서 즉사한다.

군중을 뚫고 아들 곁으로 달려 나온 루크의 아버지가 흙투성이 트랙에 누워 있는 아들을 생각할 겨를도 없이 번쩍 들어 올려 누군가의 차에 태운 뒤 빠르게 병원으로 이송했다. 구급차가 올 때까지 기다리는 게 과연 옳은 일이었을지는 알 길이 없다. 사고 시 부상자를 이동시키지 말고 그대로 현장에서 기다리라고 하는 가장 큰 이유가 척추 부상 때문인데, 놀랍게도 루크는 척추 부상을 입지 않았다. 루크를 데려간 지역 병원 응급실에서 루크의 머리에 붕대를 감싸 재빨리 압박 지혈을 한 뒤 다시 루크를 구급차에 태워 우리 병원으로 보냈다. 초저녁에 호출기가 울렸다. 루크의 도착이 임박했음을 알리는 연락이었다. 우리는 병원 앞으로 나가서 루크가 구급차에서 내려 소생실로 옮겨지는 모습을 지켜보았다. 구급차에서 내린 루크의 아버지도 들것 옆에서 겅둥겅둥 걸어 들어갔다.

레지던트가 먼저 가 있었지만 나도 응급실로 내려갔다. 저녁이 다 되어서야 그날 오후 일정을 끝낸 나는 출퇴근 때 메고 다니던 자전거 배낭도 아직 챙기기 전이었다. 그때 나는 1년 차 전문의였고, 케이스를 맨 처음부터 관여하고 싶은 마음이 컸다. 어쩌면 아직 레지던트 생활에서 벗어나지 못하고 있었던 것 같기도 하다. 당시 내 아내는 레지던트였고, 몇 년 뒤에는 치프 레지던트가 되었다. 멀리사도 비외과적 문제들로 똑같이 바빴고, 병원에서 밤을 새우고 오는 날도 적지 않았다. 집에 가더라도 따뜻한 저녁 식사나 재미있는 대화거리가 날 기다리지 않았다. 응급실에 들어가는데 내 안에서 아드레날린이 솟구치는 익숙한 느낌이 들었다. 허겁지겁 감겨 있으나 생명을 살리기엔 충분한 머리 붕대를 살짝 들어서 상처 부위를 힐긋 확인했다. 상처를 확인한 순간 나는 앞으로 최소 몇 시간은 집에 갈 수 없으리란 걸 금세 깨닫고 마음을 고쳐먹었다.

CT를 보니, 두개골을 비롯한 뇌 전반에 손상이 심각했다. 곧장 아이 아버지를 응급실로 불러 곧 해야 할 수술에 대해 논의했다. 수술 동의서에 서명도 받아야 했다. 보호자가 있는 상황에서 동의 없이 수술을 집도했다가는 수술이 (이상하게 들리겠지만) 구타로 해석될 수 있어서 사전 동의 절차가 매우 중요하다. (부모 혹은 친척 등의 보호자가 없는 경우에는 상황의 긴급함을 동의로 간주할 수 있으며, 두 명의 전문의로부터 수술 승인을 받아야 한다.) 레지던트 시절에는 보호자와 이런 대화를 나눠야 할 때면 상대방과의 관계에 집중하기보다 동의를 받는 일에 급급했다. 그랬던 내가, 이날 밤을 계기로 영원히 달라졌다.

나는 대화를 나누기 위해 서 있었고, 아이 아버지도 마찬가지였다. 눈높이가 서로 엇비슷했다. 그는 염소수염을 기르고 있었고, 주변의 턱수염은 제때 면도를 하지 않았는지 텁수룩했다. 얇은 청재킷의 색은 바래 있었고, 야구 모자는 먼지투성이였으며, 모자 아래 까만 머리카락은 땀으로 번질거렸다. 계속된 걱정과 긴장이 이제야 얼굴에 드러나는 듯 두 눈이 붉었고, 얼굴에는 주름이 가득했다. 상담실에는 우리 둘뿐이었다. 푸르스름한 빛을 쏘는 라이트박스에는 아이의 파괴된 두개골 형태를 보여주는 필름들이 끼워져 있었다. 나는 내 이름을 말하며, 함께 당직 중인 소아신경외과 의사라고 나를 소개했다. 내 목소리를 듣던 그가 가슴을 향해 턱을 떨구었고, 이내 한 손을 들어 손바닥으로 두 눈을 감쌌다. 전문의를 단 지 얼마 되지 않았던 때였다. 그때 아이 아버지의 어깨에 손을 얹고 위로의 말을 건넸다고 말할 수 있으면 얼마나 좋을까. 조금이라도 빨리 수술실에 가기 위해서라도 그랬어야 했다. 지금이라면 틀림없이 그렇게 할 것이다. 내가 아는 소아신경외과 의사들은 십중팔구 그렇게 할 것이다. 동정과 집중. 그 사이에서 평형을 이루기. 그런 다음, 해야 할 일에 매진하기. 그날 이후로 이와 같은 순간이 수백 번 되풀이되었지만, 그때는 그걸 경험하기 전이었다. 그런 교훈을 아직 깨닫기 전이었다. **어서 동의서에 서명을 받아야 하는데.** 속으로 혼잣말을 했다. **빨리 수술실로 가야 하는데.**

그래서 그때 나는, 아이 아버지의 마음을 헤아리고 공감을 표하는 대신 그가 진정할 수 있도록 시간을 주기 위해 고개를 숙인 채 얼마나 힘든 상황인지 안다고 중얼거렸다. 병원에는 이런 상황을 위해 마련된 공간이 없다. 병실 안은 너무 어지럽다. 바로 옆에 위독한 상태로 누워 있는 자녀와 그 주변을 분주하게 오가는 간호사와 의사들까지. 어느 부모라도 견디기 힘든 분위기다. 그렇다고 병실 밖 복도로 나오자니 다른 환자가 들을 수 있어 문제이고, 그런 관행은 사생활 보호법에 의거해 더는 용인되지 않는다. 마지막 남은 옵션은 상담실 대면이다. 상담실은 보통 잔잔한 그림 한 점이 걸린 벽, 휴지 곽이 올려진 탁자, 의자 서너 개로 단출하게 꾸며져 있다. 호출기와 손글씨 메모가 사라진 것과 비슷하게 요즘에는 라이트박스 대신 컴퓨터 화면으로 영상을 보여준다.

고개를 숙인 나는 해야 할 일을 빠뜨리지 않고 생각하느라 몹시 바쁘다. 수술실 위원회에 연락해 수술팀을 준비시켜야 하고, 적절한 검사실이 배정되었는지 확인해야 하고, 소아중환자실에 연락해 수술 뒤에 환자를 중환자실용 침대로 옮겨야 한다고 미리 알려야 한다. 이 외에도 수술을 진행하기 위해 거쳐야 할 스물세 가지 단계를 되짚고 있었다. **아, 교차 적합 시험도 해야지.** 그렇게 고개를 숙인 채 이런저런 생각에 정신이 팔려 있는데, 아이 아버지의 신발이 시야에 들어왔다. 신발 바로 위, 청바지 바짓단과 양말에 묻은 핏자국에서 어딘가 익숙한 잿빛이 눈에 띄었다. 뇌질이었다. 자기 아들의 뇌질. 피와 머리카락과 흙과 풀에 섞인 뇌질이 바지 앞면과 바짓단과 셔츠에 검붉은 얼룩을 이루고 있었다. 그 순간, 흙투성이 트랙에서 몸을 숙이고 아들을 들어 올리면서 그가 할 수 있었던 단 하나의 행동, 아들을 병원으로 데려갔을 그의 모습이 머릿속에 그려졌다. 나는 고개를 들고 아이 아버지를 바라보았다. 그러자 그가 느꼈을 공포의 한 조각이, 상상할 수 없는 고통이 전해졌다. 우리의 시선이 마주 닿았다. 그는 내게 아들의 이름을 알려주면서 이들 부자가 함께 오토바이 경주를 하는 걸 무척 좋아했다고 목멘 소리로 말했다. 몇 분 뒤, 수술실에 올라가 그의 아들을 살리기 위해 수술하는 동안에도 내 머릿속에는 아들 뇌의 일부를 바지에 묻히고 서서 울고 있는 아버지의 모습이 떠나지 않았다.

소아신경외과는 다른 과에 비해 더 긴박한 상황이 잦다. 신경외과 안에서도 특히 소아신경외과는 더욱 그렇다. 내가 임상교수로 일하고 있는 두 병원의 경우만 보더라도, 불과 48시간 전까지는 예측할 수 없었던 수술이 전체 수술의 3분의 1 이상을 차지한다. 달리 말하면, 수술실에서 의사-환자 사이로 만나기 48시간 전까지만 해도 이 환자들은 전혀 환자가 아니었다는 것이다. 무언가 잘못되었다는 것을 조금도 의식하지 못한 채 자신의 생각대로 저마다의 인생을 살고 있던 사람들이다. 내가 의대생이었을 때, 신경외과 레지던트였을 때도 이런 생각을 했는지는 잘 모르겠다. 그때는 환자가 성인이든 소아든 간에 우리가 접하는 모든 케이스가 응급 상황 같았다. 그리고 수술실에 있는 시간을 제외하더라도 다른 과 수련의들이 비교적 체계적이고 침착한 외래 진료를 보는 동안 우리는 응급실이나 중환자실에서 환자를 보는 시간이 훨씬 더 많았다.

그러나 우리는 어렸고, 치열한 분야에 매료되었다. 응급은 곧 아드레날린의 분비를 의미했다. 응급은 곧 수술의 기회를 의미했다. 응급은 드물게 주어지는 휴일에 서로 주거니 받거니 할 이야깃거리였다. 그렇게 전임의가 되고, 부모가 되고 나서야 응급의 다른 의미를 알게 되었다. 응급은 누군가의 자녀를 의미했다. 응급은 누군가의 세상 전부였고, 그 세상의 존폐는 내가 내릴 결정에 달려 있었다. 최근에 소아중환자실의 좁디좁은 가족상담실에서 중년의 무슬림 여성과 마주 앉아 대화를 나눈 적이 있다. 여자의 외아들에게 뇌종양 진단을 내린 직후였다.

"우리 아들 잘 치료해주세요. 선생님, 꼭 좀 부탁드릴게요."

히잡 끄트머리가 눈물로 젖어 있었다.

"제게 우리 아들은 태양이고, 달이고, 별이에요."

세월이 흐르면서 나는 이런 응급 케이스가 소아신경외과의 공중보건 사명이라는 걸 이해하게 되었다. 우리가 맡은 일의 핵심은 우리가 속한 지역사회에서 요구하는 사항을 확실하게 충족시키는 것이다. 지역사회 내 모든 부모의 자녀는 필요한 경우, 소아내분비 전문의에게 소아 당뇨병 진단을 받을 수 있어야 하고, 소아정형외과 전문의에게 팔 골절 치료를 받을 수 있어야 하며, 뇌, 척추, 척수에 부상을 당하거나 문제가 생길 경우 적절한 수술을 받을 수 있어야 한다. 소아신경외과 의사로서 우리의 역할은 진찰 또는 전문 치료가 필요한 사람들을 돌보는 것 그리고 (몇 가지만 언급하자면) 수두증으로 인한 뇌탈출, 뇌혈전, 외상 등으로 치료가 필요한 환자들을 데리고 수술실로 향하는 것이다. 여전히 응급하지만 다른 케이스에 비해 덜 긴급한 상황은 다음 날 일정에 추가된다. 이는 북미 지역을 비롯해 전 세계에서 케이스의 긴급함을 결정하는 매우 복잡하고 신기한 '평준화' 수술실 위원회의 분류 체계에 따라 결정되는 사안이다. 응급하지만 덜 긴급한 상황에는 이분 척추증, 소아 뇌종양 등 일반적으로 당장은 아니어도 하루 이틀 안에 해결하지 않으면 악화하는 여러 케이스가 포함된다. 우리 소아신경외과 의사들이 이 과정에 머리를 박아넣고 발로 뛰는 것으로 시작했다면, 이 분야에서 커리어가 쌓일수록 그 역할은 더 나은 시스템을 구축할 수 있게끔 돕는 것으로, 시스템이 잘 작동하는지 확인하는 것으로 진화해야 한다고 믿는다. 물론 운이 따라준다면, 이 두 가지 역할을 동시에 하는 것도 가능하다.

　루크는 여러 차례 수술을 받았다. 트랙에 깔린 흙에서는 온갖 미생물이 검출됐다. 감염이 있었지만, 적극적인 세척, 뛰어난 전염병 전문의 그리고 강력한 항생제 덕분에 깨끗하게 치료할 수 있었다. 루크가 실려 왔던 첫날 밤, 첫 번째 수술에서는 손상된 뇌로부터 경주 트랙의 먼지와 잔디 일부를 씻어내고, 깨지고 오염된 두개골 조각을 제거하고, 찢긴 피부에서 일어난 출혈을 잡았다. 다행히 두피가 충분히 남아 있어서 별도의 이식편 없이도 상처를 봉합할 수 있었다. 며칠의 감염 치료를 마친 뒤 우리는 다시 수술실로 돌아가 루크의 허벅지 근육에서 종잇장처럼 얇은 근막을 채취했다. 사고 당시 전부 찢겨나간 경막을 대체하기 위해서였다. 그걸로 나머지 수술에서 뇌척수액을 차단하고 회복을 도울 층을 만들 수 있을 것이었다. 이 수술에는 레지던트 외에도 면허를 보유한 수술 보조 인력과 해부학 박사가 함께했다. 특히 해부학 박사는 이 수술을 위해 카데바 실험실에서 여러 시간을 보내며 다리 근육과 근막, 혈액 공급에 관련된 해부학 요소를 검토했다. (여기서 언급한 해부학 박사인 셰인 터브스Shane Tubbs는 훗날 해부학 및 수술에 관한 문헌에 천 건 이상의 논문을 발표함으로써 수많은 신경외과 의사에게 도움을 주었고, 신경외과 수술이 필요한 소아 및 성인의 삶을 개선하는 데 크게 공헌했다.) 셰인 박사가 대퇴부에서 채취해 내게 건네준 근막 조각은 여유가 있을 정도로 완벽한 크기였다. 그 당시 내게는 그 근막 조각이 이 세상 그 무엇보다 아름다워 보였다. 수술실에서 우리는 그 근막 조각을 조금도 남김없이 사용했다.

몇 주 후, 우리는 외상으로 분쇄되었거나 첫 번째 수술 중에 제거되었던 두개골 부분을 루크의 원래 두개골층을 사용해 교체했다. 두개골의 부분층 이식이라는 방법인데, 20세기 초반부터 전해 내려온 기술이다. 세 살 미만까지 우리의 두개골은 기본적으로 허쉬 초콜릿Hershey's Chocolate 바처럼 얇은 한 층으로 되어 있다. 이 시기에는 두개골을 쪼개는 이 방법을 사용할 수 없다. 그러나 나이가 들면서 한 층이었던 두개골은 오레오Oreo 쿠키처럼 세 겹으로 발달한다. (내가 부모들에게 이 비유를 들어서 설명하면, 옆에 있는 아이들이 꽤 좋아하는 눈치다.) 그래서 우리는 정상 두개골에서 조각을 채취한 다음, 얇은 끌 같은 도구를 사용해 오레오 층을 분리하듯 두개골 조각의 층을 나눌 수 있다. 그러고는, 바닥 부분을 원래 위치로 돌려놓고, 윗부분을 사용해 뼈의 결함을 덮는다. 거의 20년 전, 루크가 부상당했던 그 당시에는 플라스틱 폴리머를 3D 프린팅을 하고 멸균하여 결손 부위에 배치하는 방법은 선택할 수 있는 사항이 아니었다. 그때는 이 방법이 최선이었다.

몇 차례 이어진 재건 수술을 받고서 루크가 어느 정도 회복한 뒤부터 루크의 아버지는 물리치료실로, 작업치료실로, 언어치료실로 쉬지 않고 아들을 데리고 다녔다. 그는 한순간도 포기하지 않고 늘 아들 곁을 지켰다. 마지막 수술 이후 수개월, 수년간 추적 관찰 진료를 볼 때마다 최초의 부상으로 인한 근육 약화와 언어 문제가 항상 나타났다. 오른팔은 부분적으로 사용할 수 있게 되었지만 그래도 견고하게 악수할 수 있게 되었고, 걸음걸이를 조정하면 약해진 오른쪽 다리를 보완하며 걸을 수 있었으며, 재활과 복학에 대한 간단한 대화를 나눌 수 있을 정도로 회복되었다. 갈색 머리카락 아래에 꿰맨 흉터가 남아 있었지만, 두상도 거의 정상에 가까워 보였다. 매끄러운 두개골 윤곽 아래 불룩 튀어나온 혹이 보였지만, 그건 내 눈에만 보일 뿐 남들에게는 보이지 않을 정도였다. 머리 주변의 결함이나 수술 후 치유 과정에 대해 내가 문제를 느낄 때마다 루크와 그의 아버지는 항상 너그럽게 말하며 내게 고마워했다.

몇 년 동안 나는 사진과 함께 소식을 전해 들었고, 어느덧 마지막이 될 것 같은 사진을 받아 보았다. 사진 속 루크는 어느덧 청년의 모습이 되어 있었고, 졸업 사진을 찍는 카메라 앞에서 턱시도를 차려입은 채 미소를 머금고 있었다. 그 사진을 볼 때마다 나는 루크의 아버지와 내가 응급실에 딸린 작은 상담실에서 주고받았던 눈빛이 떠오른다. 바지에 얼룩져 있던 아들의 뇌질과 아버지의 조용한 눈물. 꼼짝없이 얼어 있던 내가 그를 이해하게 됐던 그날의 내 모습. 그리고 그날 그에게 전하고 싶었던 내 속마음이 떠오른다. **아들을 제가 꼭 다시 데려오겠습니다.**

20장

충격파

딸 페어가 열두 번째 생일을 맞은 다음 날, 학교 숙제로 썼다는 글을 내게 건네주며 제출하기 전에 읽어달라고 부탁했다. 다음은 '브릿지'라는 제목으로 쓴 페어의 이야기에서 직접 발췌한 내용이다.

나는 평소처럼 교실 맨 뒷자리에 앉아 있다. 다리가 어떻게 지어지는지, 다리가 어떻게 무게를 지탱하는지에 관한 수업 내용을 듣지 않으려고 최선을 다하는 중이다. **지금은 도저히 다리 생각을 할 수가 없다.**

"사라, 선생님 말 듣고 있니?"

아니요.

물론 이렇게 대답할 순 없다.

"네, 선생님."

"그럼 선생님이 방금 뭐라고 했는지 얘기해보려무나."

내가 어떤 우스꽝스러운 대답을 할지 기대하는 눈빛으로 교실 전체가 나를 쳐다본다.

"잘…… 모르겠어요……."

"교실에서 딴생각 하는 건 용납할 수 없단다. 수업이 그렇게 지루하다면 차라리 듣지 말고 나가렴."

네, 선생님. 물론 죄책감을 느끼라고 하신 말씀인 걸 알지만, 어쩌면 이 기회를 잡고 차라리 교실에서 빨리 나가는 편이 나을 지도 모르겠다.

가방을 싸기 시작했다.

"지금 어딜 가는 거야? 수업 시간에 마음대로 나가면 안 되지!"

선생님 말을 무시하고 교실을 나선다.

그 길로 향한 곳은 도서관이다.

뒷이야기가 궁금하다면, 조금만 기다리시길. 곧 알게 될 것 이다.

탁자에 앉았는데, 옆자리에 책이 한 무더기 쌓여 있다. 책 탑 사이로 삐죽 튀어나와 있는 한 권이 내 눈길을 사로잡는다. 『이상 한 나라의 앨리스』. 우리 언니가 가장 좋아했던 책이다.

자, **이제** 뒷이야기를 들려주겠다.

6개월 전, 언니가 죽었다. 자살이었다. 언니에게는 인스타그램 계정이 있었고, 그 계정에 친구들과 해변에서 찍은 사진들을 올렸다. 늘 있는 일이었다.

댓글이 달리기 시작했다. 사람들은 언니에게 뚱뚱하다고, 멍청하게 생겼다고, 남자들이 안 좋아하겠다고, 부족하기 짝이 없다고 댓글을 달았다. 언니는 주변 사람들에게 이 얘기를 했지만, 그들은 언니에게 자업자득이라고, 언니가 수영복 입은 사진을 올렸으니 사람들이 그런 댓글을 다는 거라고 말했다.

그리고 당연하게도, 언니는 그들의 말을 곧이곧대로 믿었다. 그리고 가족들에게는 이야기하지 않았다. 지금 나는, 그때 언니가 어떤 기분을 느꼈을지, 무엇 때문에 삶을 끝내야 한다고 느꼈을지 알아볼 작정이다. 처음에는 혼란스러웠을 것 같다. 정말로 자기가 멍청하거나 못생겼거나 이상한 사람이라고 생각했을지도 모른다. 동시에 정말로 언니가 자초한 일이라고 생각했을 수도 있다. 그러니까 이건 슬퍼할 일도, 신경 쓸 일도 아니라고 생각했을지도 모른다. 그렇게 언니는 부정적인 감정의 구렁텅이에 빠져들었을 것이다. 그러다 머릿속에 차오르는 생각을 더는 감당하지 못하고 다리 위로 올라가 물속으로 풍덩 뛰어든 것이다. **언니가 다리에서 떨어지던 그 순간, 다리 위로 팔을 뻗었을까?**

이야기는 갓 10대가 된 열두 살 아이의 눈으로 본, 현실보다는 조금 더 순한 버전의 따돌림 이야기와 그에 대한 해결책으로 이어진다. 사춘기 직전의 자녀가 자살을 주제로 글을 쓴다면 부모는 경각심을 느낄 수밖에 없을 것이다. 딸이 쓴 글을 아내와 처음 읽었을 때 우리 부부도 마찬가지였다. 페어가 현명한 아이라서, 정서적으로 건강한 아이라서 참 다행이다. 그러나 다른 많은 가정이 그렇듯, 우리 집안에도 정신 질환의 내력이 존재하기 때문에 우리 부부도 지나치게 반응할 때가 있다. 다행히 저녁을 먹으면서 딸이 쓴 글에 대해 얘기를 꺼냈을 때 우리 부부의 걱정은 크게 줄었다. 열두 살 생일이 지나고 (우리 부부의 허락하에) 인스타그램 계정을 개설한 페어는 자기나 친구들이 소셜 미디어에 너무 깊이 빠져들지 않았으면 좋겠다는 마음이 들었다고, 그래서 최근 들어 자살과 소셜 미디어라는 주제에 대해 깊이 생각하게 되었다고 담담하게 말했다. 주변에 틱톡TikTok에 너무 심하게 빠져 있는 사람이 있는데, 그 사람을 보니 자기는 그렇게 되고 싶지 않더라는 말을 덧붙였다. 딸의 이야기를 다 듣고 이해한 우리는 가슴을 쓸어내렸을 뿐만 아니라 감동까지 받았다.

"아빠 환자처럼요."

페어가 말했다.

"아빠 환자라니?"

나직이 되묻자마자 몇 년 전 온라인 따돌림 때문에 자살을 시도해 병원에 실려 왔던 10대 소녀가 떠올랐다.

페어가 그걸 기억하고 있었던 것이다. 당시 딸에게 환자의 이름을 빼고 간략하게 얘기해주었다. (참고로, 소아신경외과 의사로 일하면 집에서 일 얘기를 꺼내지 않기가 어렵다……. 한때는 '**자전거를 탈 때는 반드시 헬멧을 써야 한다, 길을 건널 때는 좌우를 살피고 조심해야 한다**'라고 했던 잔소리가 이제 '**주변에서 누가 자해에 관한 이야기를 한다면 꼭 엄마나 아빠에게 말해야 한다, 온라인에서 하는 말 때문에 자해할 생각이 든다면 부디 부디 우리에게 얘기해주길 바란다**'로 바뀌었다.)

페어가 언급한 이야기의 주인공은 알리사라는 아이다. 알리사는 모든 면에서 사랑스러운 소녀였고, 초등학생 때부터 인기도 많았다. 학교 성적도 좋았고, 교외 활동으로 축구와 소프트볼도 했고, 테네시주 작은 마을에서 보안관보로 일하는 아버지와 함께 사냥도 즐겼다. 정서적으로 아주 안정된 아이였고, 가끔 부모님에게 툭툭거리는 것 외에는 부모에게 반항하거나 일탈하는 일도 없었다.

이따금 친구들과 다툴 때도 있었지만, 초반엔 심각할 만한 일은 없었다. 알리사는 아름다운 소녀의 모습으로 성숙해졌고, 또래 남학생들의 관심을 끌기 시작했다. 처음에는 단순한 경쟁심인 줄 알았던 다른 여학생들의 시기 질투가 점점 악의를 띠기 시작했다. 그중에서도 특히 한 무리가 문제였다. 알리사가 학교에서 수상하거나 인정을 받을 때마다 그들은 악의적으로 공개 장소에서 알리사를 비하하거나 알리사의 사진을 조롱거리로 만들었다. 비판의 목소리는 없었느냐고? 현대 소셜 미디어의 반향실 효과echo chamber(소셜 미디어 등 온라인 공간에서 비슷한 정보와 의견에 반복 노출되면서 편견이 강화하는 현상 – 옮긴이 주)를 생각하면 될 것 같다. 알리사는 부모님께 전학을 보내달라고 졸랐다. 그러나 몇 달만 지나면 한 학년이 끝날 터였고, 알리사의 가족은 도망칠 게 아니라 최소한 학기가 끝날 때까지만이라도 문제를 직면하는 게 최선이라고 판단했다. 알리사는 부모의 뜻을 따랐다. 다행히 상황이 진정되는 것 같았고 남은 학기 내내, 방학하는 날까지도 별 탈 없이 평온했다. 그리고 방학 다음 날, 알리사 가족의 세상은 돌이킬 수 없이 뒤집히고 말았다.

내가 알리사를 처음 만난 건 수술대 위에서였다. 레지던트가 응급실 침대를 직접 밀고 수술실로 가면서 내게 전화를 걸었다. 자정이 넘은 시간이었다. 알리사는 구급차에 실려 응급실에 도착했고 부모님은 아직 도착하기 전이었다. 수술 전에 알리사의 부모님과 대화할 기회가 없었다. 무슨 일이 있었는지 구급대원들에게 자세히 들을 시간도 없었다. 서둘러 수술 영역을 노출시키기 위해 뼛조각과 피로 범벅이 된 기다란 갈색 머리카락을 자르기 시작했다. 그때 수술실에 있던 누군가가 하는 말이 들렸다. 총을 든 사람이 알리사의 옆으로 다가와 암살하듯 열린 차창 너머로 총을 쐈다는 이야기를 들었다고 했다. 알리사가 학교에서 따돌림당하던 아이라는 말도 들렸다. 그 순간, 수술대에 누워 있는 아이가 내 딸이었을 수도 있다는 상상에 감정이 북받쳐 올랐다.

"여러분, 집중합시다."

나도 모르게 불쑥, 의도했던 것보다 더 큰 목소리가 나왔다. 나는 두피에 수술 준비를 시작했다.

"지금 그런 건 아무것도 중요하지 않습니다. 환자는 지금 우리 수술대에 누워 있고, 우리는 환자를 여기서 나가게 해줘야 합니다."

오른쪽 머리로 들어간 총알에 의해 손상된 혈관을 소작했다. 총알은 오른쪽 관자놀이께로 들어갔다. 오른손잡이가 총을 쏠 때 생기는 상흔의 전형이었다. 왼쪽에서 날아든 궤적이 아니었으므로 다른 자동차의 운전자가 쐈을 리는 없었다. 결국, 앞서 들은 이야기는 거짓이었다. '지금은 그 얘기를 할 때가 아니지' 라고 머릿속으로만 생각한 뒤 다시 수술에 집중했다. 총알이 빠져나온 상처는 없었다. 총알은 두개골 좌측의 두꺼운 부분에 박혀 있었다. 손상된 우측 두개골 아래 피가 고여 있었고, 압이 차 있었다. 서둘러 배액하지 않으면 알리사는 사망할 것이었다. 총알구멍 주위의 뼈를 제거하고 혈액을 배액한 뒤 지혈까지 하고 난 이후에야, 우리는 총알이 양쪽 시신경을 지나가면서 영구 실명을 야기했다는 사실을 알게 되었다. 시신경 위 전두엽 하방도 심각하게 손상되어 있었다. 실질적인 관통상은 총알이 양쪽 뇌를 통과할 때 발생한 공동현상의 파괴력 일부에 지나지 않았다. 총알이 움직이는 속도는 너무나도 빨라서 총알 주변과 그 뒤에 공기의 압력파인 충격파를 생성하는데, 대개 총알이 조직을 통과할 때 뒤따르는 충격파가 가장 큰 피해를 준다.

수술을 마치고 시계를 확인하니 새벽 세 시였다. 마지막으로 할 일은 환자의 부모님을 찾아 수술 중에 우리가 알게 된 사실을 전달하는 것이었다. 오래전 인턴 시절에 나는 수술 이후 보호자와 대화를 나누는 것 또한 수술의 일부로, 첫 번째 절개만큼이나 중요한 과정이라고 배웠다. 좋은 소식이냐 나쁜 소식이냐가 중요한 게 아니었다. 그 사이 알리사의 어머니와 아버지가 병원에 도착해 있었다. 수술실 안에서 연락을 받은 서큘레이팅 간호사가 우리에게 전해주었던 게 희미하게 기억났다.

새벽이라 대기실에는 두 사람밖에 없었다. 다음 날 수술 예정인 환자들과 그들의 보호자는 아직 병원에 도착하기 전이었다. 바짝 붙어 앉아 있던 두 사람은 다가가는 나를 보고 서둘러 일어났다. 나는 잠시 망설인 뒤 의자를 당겨 그들 맞은편에 자리를 잡고 앉았고, 그들에게 앉으라는 손짓을 보냈다. 그런 다음, 그들에게 딸이 목숨을 건졌으나 평생 앞을 볼 수 없을 거라고 말했다. 이 부상이 정확히 뇌에 어떤 여파를 미칠지는 더 두고 봐야 했다. **앞으로 며칠이 고비가 될 것이다.** 이 말을 덜 아프게 전달할 방법을 나는 알지 못했다.

이제 가만히 기다렸다. 가장 어려운 이야기는 이제 다 전했다고 확신했다. 이상한 안도감이 밀려오기 시작했다. 그러나 그 안도감은 전혀 오래 가지 않았다.

"자기 손으로 쏜 거예요."

알리사의 어머니가 흐느끼며 말했다. 아버지는 두 손바닥에 고개를 파묻고 있었다. 두 사람 다 울고 있었다.

나는 여전히 침묵하고 있었고, 여전히 그들 앞에 앉아 있었다. 알리사의 어머니가 말을 이었다.

"딸 친구가 그러더라고요."

어머니는 잠시 말을 멈추고 다음 얘기를 꺼낼 준비를 했다.

"온라인에서 있었던 일 때문이라고."

"그 거지 같은 일은 다 끝난 줄 알았는데!"

아이 아버지가 소리쳤다.

"다 끝난 줄 알았는데……."

그는 말을 잇지 못했다.

부부는 한밤중에 다급히 병원으로 차를 몰고 오면서 그날 저녁의 일을 퍼즐 맞추듯 맞춰보았던 것이다.

슬픔에 잠긴 알리사는 이전에 생각해본 적 있는 그 일을 실행에 옮기기로 했을 것이다. 부엌 서랍에서 트럭의 열쇠를 꺼낸 뒤, 차 문을 열고 조심스럽게 글로브 박스를 열었을 것이다. 그 안에서 아버지의 업무용 권총을 꺼낸 뒤 머리에 대고 발사했을 것이다.

알리사의 아버지와 오빠는 집에서 멀리 떨어져 있어서 총성을 듣지 못했다. 한밤중에 여동생이 트럭 안에서 알리사를 발견하고 도움을 요청했다. 마침 그 시간에 지역 119센터에서 근무 중이었던 알리사의 어머니는 자기 집 주소로 당장 구급차를 보내달라는 연락을 받았고, 그렇게 이 이야기는 끝난다.

알리사의 부모님이 입 밖에 처음 내는 이야기를 듣고 있는 건 쉽지 않았다. 나는 그들과 함께 잠시 더 앉아 있었고, 아무 말도 할 수 없었다.

곧 엘리베이터 소리가 나더니 엘리베이터 안에서 친구들과 다른 가족들이 쏟아져 나오기 시작했다. 나는 조용히 물러나 비상구로 들어갔고, 두 층계참을 올라 중환자실로 들어갔다. 알리사의 침대 옆에 놓인 스툴에 앉아 가만히 기다렸다. **이 아이에게 이제 무엇이 남아 있을까? 궁금했다. 자기에게 일어난 일을 이해할 수 있게 될까? 무엇이 이 아이를 이 지경으로 내몰았던 걸까?**

모니터를 보는 동안, 신경외과 레지던트로 수련하던 시절에 봤던 자살 시도 케이스들이 떠올랐다. 그때 본 장면들은 여전히 머릿속에 각인되어 있었다. 말기 암 진단을 받은 뒤 심해지는 고통을 견디는 대신 빨리 생을 마감하기로 결심한 70대 노인이 생각났다. 엽총이 발사된 순간, 거의 알아볼 수 없을 정도로 얼굴이 날아갔다. 할리우드에서도 이 정도 수준으로 분장할 수는 없을 만큼 끔찍한 모습이었다. 노인의 숨소리는 매우 거칠었고 그마저도 점점 사그라지기 시작했다. 외상 수술 중이었던 레지던트들이 왜 이 남자를 곧장 수술실로 데려오지 않았느냐고 내 면전에 소리쳤다. 그때 우리는 모두 너무 어렸다. 우리가 안다고 생각했던 세상이 무너지고 쪼개지는 모습에 우리는 어찌할 바를 몰랐다.

그날, 혼란과 갈등이 가득한 소생실 안에서 그 노인 옆에 서 있을 때 그의 피가 베개를 적시다 못해 새어 나올 듯했다. 그 모습에 왠지 평화로운 느낌이 들었다. 이 남자가 원했던 바를 내가 해냈다는 평화. 남자는 자신이 원하는 선택을 했고, 우리는 그를 살리겠다고 무모한 수술을 서두르는 대신 그의 선택을 존중했다는 데에서 오는 평화. 그가 고통 속에서 진통제에 의존한 채 죽어가기보다는 자기 뜻대로 삶을 끝내고 싶다는 유서를 남겼다는 사실을 나중에 알게 됐다. 그리고 그는 그렇게 했던 것이다. 나는 남자 옆에 서서 아무도 보지 못하도록 담요 밑으로 그의 손을 잡고서 최대한 오래 진찰하는 척했다. 그의 숨은 점점 느려지다가 나를 또 다른 광기의 현장으로 부르는 호출기가 울리는 순간, 완전히 멈추었다.

알리사는 수 주 동안 병원 침대에 누워 있었다. 알리사가 원래 어떤 얼굴이었는지 보라며 부모님이 침대 주변에 알리사의 사진을 여러 장 붙여놓았다. 물론 지금은 그 얼굴과는 전혀 다른 모습이었다. 현실 속 알리사의 얼굴은 통통 부어 있었고, 부기를 가라앉히기 위해 대어놓은 습윤 드레싱이 여전히 두 눈을 덮고 있었다. 알리사는 여전히 반사적으로도 눈을 감을 수 없었다. 날이 지나면서 천천히 의식을 되찾았다. 곧 인공호흡기를 떼었고, 영양관도 제거했으며, 중환자실에서도 나오게 되었다. 다행스럽게도 알리사는 응급실에 처음 왔던 당시의 상황을 구체적으로 기억하지 못했고, 시간이 흐르고 조금씩 회복해가면서 알게 되었다. 알리사의 부모님은 말해주지 않으려고 했지만, 알리사가 집요하게 묻는 바람에 처음엔 드문드문, 결국엔 과거를 재연하듯 모든 사실을 처음부터 끝까지 말해주었다.

알리사는 입원 재활 치료까지 마친 뒤 퇴원했고, 6개월 뒤 정기 검진 중에 충격파 근처에서 비정상적으로 돌출된 큰 혈관, 즉 동맥류가 발견되었다. 폭발로 인해 혈관 벽이 약해지면서 동맥류가 생긴 것이었다. 동맥류의 위치 때문에 카테터 삽입과 코일링을 사용하는 색전술을 할 수 없었다. 우리는 수술실로 가 개두술을 통해 동맥류를 직접 노출시켜 동맥류 목을 클립으로 묶었다. 수개월이 흘렀지만, 총알이 지나가면서 입힌 상처가 여전히 또렷했다. 내부에서 절단된 시신경은 지금도 눈에 선하다. 두개골 내부에 난 상처 때문에 주변의 해부학적 구조를 거의 알아볼 수 없을 정도였다. **아이들이 얼마나 어두운 데까지 떨어져야 타인을 이렇게까지 밀어낼 수 있는 걸까.** 나는 이 사고가 알리사의 고의적 자멸 행위가 아니라 자기 보호를 위한 행동이었다고 생각할 수밖에 없었다. 고통에서 벗어나기 위해서. 그 고통의 원천이 소셜 미디어처럼 늘 자신을 따라다니고 있다면, 탈출구가 전혀 없다고 느낄 수 있다. 아니, 탈출구가 하나밖에 없다고 느낄 수 있다.

알리사는 그날의 엄청난 영향을 고스란히 감당하며 남은 평생을 살아갈 것이다. 알리사도 그녀의 부모님도 알리사의 이야기가 알려지기를 바랐다. 그래서 온라인 따돌림이라는 게 현실에 존재한다는 사실을 사람들이 이해할 수 있도록. 알리사의 엄마는 알리사가 그날 이후 자신의 신념에 따라 살아가는 멋진 여성이 되기 위해 열심히 노력하며 살아가고 있다는 걸 사람들이 알 수 있게 해달라고 내게 부탁했다. 그동안 참고 견뎌야 했던 모든 일에도 불구하고 알리사는 다른 사람들을 도울 수 있다는 사실에 매우 기뻐했으며, 그게 새로운 삶의 목적이 되었다는 걸 알게 되었다. 알리사는 다치기 이전의 삶을 대부분 기억하지 못한다. 그러나 때로는 우리가 별생각 없이 서로에게 고통을 주기도 한다는 사실을, 또한 그건 아주 끔찍할 수 있다는 사실을 분명하게 알고 있다. 그리고 그녀는 우리가 그보다 더 나은 사람이 될 수 있다고 말한다.

21장

봉합

소송을 당하는 상황을 제외하고 의사로서 의료 과실 문제에 얽히게 된다면, 크게 두 가지 경우로 볼 수 있다. 첫 번째이자 가장 간단한 이유는 특정 환자의 주치의로서 판사 혹은 배심원에게 담당 환자의 건강 상태, 임상 경과의 특정 측면을 설명하기 위해서다. 이는 의사의 의무로, 마땅히 해야 할 일이다. 이때의 증언은 당사자에게 어떤 의학적 문제가 있었는지, 여차여차한 수술을 결정한 이유는 무엇인지, 그로 인해 당사자가 앞으로 어떤 영향을 받게 될 것인지 이해하는 데 중요한 역할을 할 수 있다. 성인의 학대로 인한 외상일 때 우리 같은 소아신경외과 의사가 이러한 증언을 하게 된다. 그럴 때 우리의 역할은 외상성 경막하 혈종이 무엇이며 이것이 왜 응급 상황에 속하는지, 아동의 발달에 장기적으로 어떤 영향을 미칠 수 있는지를 설명하는 것이다. 나를 보호하고 보살펴야 할 대상에게 학대를 당하면 심각한 수준의 피해를 입게 되고, 그 영향은 평생 지속된다. 이때의 피해는 부모, 형제자매, 친척, 학대자를 포함해 다른 이들의 삶에도 영향을 미칠 만큼 심각한 수준이다.

다른 이유 하나는 전문가 증인(이른바 고용된 총잡이)의 역할을 하기 위해서다. 민사 사건의 경우 법무팀, 형사 사건의 경우 검찰 또는 변호인 측에서 연락을 받은 전문가로서 이때는 대개 '치료 기준'에 부합한지에 대해 사실관계를 검토하고 의견을 제출한다. 증언 녹취deposition(법정 외의 장소에서 증인의 증언을 기록으로 남기는 절차. 사실관계를 파악하기 위한 하나의 절차로, 증언 녹취 시 속기사가 질문과 증인의 대답을 기록하고, 영상 녹화가 이루어진다 – 옮긴이 주)를 통해 공식적으로 의견을 전달하며, 이때 양측은 증인에게 질문하거나 이의를 제기할 권리가 있다. 이 과정은 법원 속기사의 입회하에 진행된다. 전문가 증인의 역할을 맡으면, 소송 중에 법정의 증언대에 서는 일도 생긴다. **그러한 수술을 시행한 외과 의사의 결정은 표준 치료를 충족하지 않은 게 분명합니다.** 오랜 경력이 필요한 일이다.

나는 이 역할을 한 적이 없다. 환자를 치료하는 일 외에도 행정 업무, 교육, 연구 등으로 해야 할 일이 너무 많아서다.

아니, 솔직히 이건 핑계이고, 진짜 이유는 나는 내 수술 소견을 다른 사람에게 강요하고 싶은 마음도, 누군가가 하거나 하지 않은 일에 대해 내가 이러쿵저러쿵 판단을 내리고 싶은 마음도 없기 때문이다. 경험이 쌓이다 보니, 각각의 상황, 특히 비상사태나 응급 상황에 대응하는 방법은 단 하나가 아니라는 걸 알게 되었다. 실제로, 조종사의 아들이면서 외과 의사인 나는 '전장의 안개 fog of war(『전쟁론』에서 카를 폰 클라우제비츠가 사용한 개념으로, 불확실한 요소가 많고 돌발적이고 우연한 상황이 연속되는 전쟁의 특수한 상황을 비유한다 – 옮긴이 주)'라는 군사 개념이 생각날 때가 많다. 그리고 차분하게 모든 상황을 아우를 새 없이 순식간에 결정을 내려야 하는 순간이 얼마나 많은지에 대해서도 자주 생각한다. 그러다 보니 남을 쉽게 재단할 수 없다. **'비난받지 않으려면 비난하지 말라'**라는 말을 마음에 새기고 있어서이기도 하다. 완벽하지 않은 내 판단의 결과를 공개 석상에서 발표하고 싶지 않다. 이런 얘기를 들으면 변호사 친구들은 "뭐라는 거야"라며 나 같은 사람 때문에 의료 체계가 혼자서는 돌아가지 않는 거라고 핀잔한다. 어떤 면에서 보면 이들 말이 옳다.

내가 꽤 잘한다고 생각하는 게 하나 있다면 그건 자기비판이다. 나는 내 행동을 돌아보는 데 꽤 많은 시간을 보내고, 그러다 보면 자기 성찰의 상태에 도달하기도 한다. 의사라는 직업과는 관련 없는 일 같다. 의사가 아니라 영문학 교수나 신발 판매원이 되었더라도 나는 지금만큼 자기비판적인 사람일 것이다. 물론, 논문 채점을 잘못하는 것이나 신발 사이즈를 잘못 조언하는 것의 결과가 수술을 잘못했을 때의 결과와는 크게 차이가 있다는 사실을 나도 인정한다. 그러나 신경외과는 **어려운** 분야인 데다 항상 정확한 답이 있는 것도 아니다. 레지던트들에게도 늘 하는 말이지만, 신경외과에서는 소아신경외과 책 342쪽을 펼쳐서 찾을 수 있는 정답이 거의 없다.

사법 체계에 관여하는 일 자체가 드물지만, 혹시 관여하게 되더라도 재단하지 않겠다는 건 오랫동안 고수해온 내 나름의 법칙이었다. 그러다 몇 년 전, 잊지 못할 환자를 만나면서 그 법칙이 깨졌다. 하지만 그 당시에도 처음부터 끝까지 모든 내막을 알고 있진 않았다. 그 이야기를 과거의 일로 남겨두는 것에 오랫동안 완벽하게 만족하고 지냈다.

일부 신경외과 의사는 뇌 또는 척수 수술 외에 말초 신경 수술도 집도한다. 말초 신경은 중추 신경계를 모든 근육에 연결함으로써 움직임을 시작하거나 통제하고, 피부 혹은 신체 깊은 부분에서 촉각이나 위치, 통증과 같은 감각을 전달한다. 여기서 말하는 통증은 불쾌하게 느껴질 정도로 경미한 수준일 수도 있고, 전기 충격처럼 고통스러울 정도로 극심한 수준일 수도 있다. 시간이 갈수록 신경이 눌리는 일도 있는데, 이 경우의 가장 흔한 형태가 손목터널증후군이다. 어느 신경이 눌리느냐에 따라 어느 부위에서든 쇠약, 저림, 통증이 발생한다. 교통사고, 총상, 자상으로 인한 심각한 신경 외상은 거의 모든 말초 신경에서도 일어날 수 있다. 성인의 경우에는 시간이 갈수록 신경이 눌리는, 압박이 더 흔히 발생하고, 소아의 경우 압박보다는 외상성 부상이 더 흔하다. 신경이 늘어났더라도 그 정도가 심각하지 않다면, 대부분은 수개월 사이에 기능이 회복된다. 그러나 신경이 절단되는 경우에는 '손도 대지 마'라고 반응할 수밖에 없을 만큼 심각한 고통이 뒤따르며 끝이 보이지 않는 터널에 빠진 것처럼 인생이 뒤집힌다.

10여 년 전, 병원 복도에 서서 차트를 읽고 있었다. 차트에는 '다리 약화 및 통증'이라고 적혀 있었다. 나는 차트를 계속 읽어 내려갔다. 환자는 열한 살 남아였고, 통증은 양쪽 다리 모두에 있었다. 일차 진료의의 기록을 쭉 훑어보니, 몇 달이나 지속된 증상이었다. **어째서 지금까지 아무도 척추 MRI를 찍어보자고 하지 않았던 거지?** 두 다리 모두에 증상이 있다는 건 중추 신경계에 문제가 생겼을 가능성이 크다는 의미였다. 다섯 시간이나 걸려서 병원에 온 환자 가족에게 MRI를 찍어봐야 안다는 말을 전하려니 걱정이 앞섰다. 진료실 앞에서 나는 어떻게 얘기를 꺼내면 좋을지 신중히 말을 골랐다. 그러나 내 걱정은 기우였다.

문을 열자 어슴푸레한 조명이 켜져 있었다. 진찰대에는 남자아이가 몸을 둥글게 말고 웅크린 채 누워 있었다. 어떤 움직임도, 인사도 없었다. 아이는 그저 가만히 누워 있었고, 아이의 부모는 의자에 앉아 그런 아들을 바라보고 있었다. 진찰실은 고통의 기운으로 가득했다. 움직임의 고통, 검사의 고통, 삶의 고통. 환자

주변의 모든 사람과 모든 사물의 숨통마저 조이는 그런 고통이었다. 어머니와 아버지, 할머니가 함께 와 있었다. 모두들 최대한 움직이지 않고 조용히 있었다. 내가 들어갈 때 남자아이는 담요를 덮은 채 엉덩이를 벽 쪽으로 향하게 두고 누워 있었고, 눈은 감고 있었다. 그리고 30분 동안, 나는 다리를 조금만 움직여도 아이에게 전해지는 고통을 어떻게든 최소화하려고 애쓰며 최선을 다해 아이를 검진했다. 외래 진료실에는 이런 유형의 고통을 겪는 아이를 위한 준비가 되어 있지 않았다. 그레이엄 크래커Graham cracker(통밀가루로 만든 크래커 – 옮긴이 주)와 버즈 라이트이어Buzz Lightyear(픽사의 애니메이션 〈토이스토리〉 시리즈에 등장하는 우주특공대원 캐릭터 – 옮긴이 주)와 스티커가 있었지만, 이런 상황에서는 도움이 될 만한 게 아니었다. 같이 응급실로 가서 도움을 받는 게 나으려나 싶었다. 그때 아이 어머니가 핸드백에서 라벨 없는 약통을 하나 꺼내더니 아이에게 약을 한 알 건넸고, 그 약을 먹자 아이는 곧 진정되었다. 아이의 호흡이 느려지더니 두 눈은 감겼고, 다행스럽게도 잠이 들었다.

아이 부모님은 아들이 운동선수였다고 했다. 축구 선수였는데, 언젠가부터 양쪽 다리가 약간 '당긴다고' 말했다고 한다. 부모님은 '당긴다'라는 표현을 할 때 양손의 검지, 중지 두 손가락을 얼굴 옆으로 올리고 따옴표 표시를 만들어 강조했다. 주변에서 말했다. **이러이러한 치료를 하는, 어디로 가보는 게 좋다, 집중적으로 스트레칭을 하면 나아질 것이다.** 가족은 지역 물리치료 단체를 찾아갔고, 그곳에서는 아이에게 일련의 운동 프로그램과 다리 스트레칭 동작을 가르쳐주었다. 경직spasticity(다양한 이유로 뻣뻣해진 근육 상태를 가리키는 의학 용어다)을 겪는 어린이를 위한 프로토콜의 일부로, 정형외과 진료도 권장했다. 소아의 경직은 실질적인 원인을 알 수 없는 경우가 대부분이며, 자궁 내에서 혹은 출산 중에 입은 손상을 원인으로 여긴다. 아이의 가족이 만난 외과 의사는 당시 받고 있던 물리치료와 더불어 무릎 뒤 햄스트링의 힘줄을 느슨하게 풀어주는 (수술실에서 전신마취하에 햄스트링을 자르는 방식의) 시술을 권했다. 아이의 가족은 당황스러웠지만, 그 수술이 아이에게 최선이며 아이를 축구장으로 복귀시킬 수 있는 가장 효과적인 방법이라고 확신하는 의사의 말에 시술에 동의했다. 가족들은 아이가 외래 시술 이후 6주 안에 회복을 마치고 축구장으로 돌아갈 수 있으리라고 생각했다. 수술을 마치고 마취에서 깨어나면 두 다리가 반듯하게 깁스되어 있겠지만, 금세 깁스를 풀고 달리게 될 거라고 의사는 그렇게 말했다.

수술을 받은 지 몇 달이 흐른 지금, 아이는 운동장을 뛰는 대신 이곳에 와 있었다.

자고 있던 아이가 재차 소리를 질렀고, 그 바람에 아이의 고통도 다시금 깨어났다. 부모의 관심이 즉각 아들에게 향했다.

"괜찮아, 시모어. 괜찮아, 우리 아들."

아버지가 아들의 머리를 부드럽게 매만졌다.

"괜찮아."

우리는 잠시 기다렸고, 아이가 다시 잠든 뒤 하던 얘기를 계속 했다.

수술 후, 시모어는 양쪽 무릎 아래를 깁스한 상태로 깨어났다. 부모의 눈에 가장 먼저 들어온 건 아들이 극심하게 고통스러워한 다는 사실이었다. 회복실에서 깨어난 시모어는 팔다리를 마구잡 이로 휘두르고 몸부림치며 고래고래 소리를 질렀다. 그럼에도 병 원에서는 시모어를 퇴원시켰고, 정상적인 반응이라며 부모를 안 심시켰다. 집에 가서도 진통제의 약효가 떨어지면 똑같았다. 며 칠이 지나고 물리치료를 받기로 한 날짜가 됐지만, 시모어의 다 리는 전혀 물리치료를 받을 수 있는 상황이 아니었다. 한 달이 지 난 뒤에도 여전히 깁스를 풀지 못했고, 보행기의 도움을 받아야 겨우 한 다리를 앞으로 디딜 수 있었다. 마침내 깁스를 풀었을 때 는 발목과 발가락이 움직이지 않았다. 무릎 아래로는 감각도 없 었다. 끊임없는 고통에 시달리는 건 여전했다. 그리고 그 고통은 점점 더 심해질 뿐이었다.

척추 MRI는 찍어볼 필요가 없었다. 진료실에 들어오기 전에 내가 의심했던 척수나 중추 신경의 문제가 아니었다. 아이의 증 상을 복합적으로 듣고 나자 무슨 상황인지 조금씩 눈에 보이기 시작했다. **양쪽 다리에** 심각한 신경 손상을 입었던 게 틀림없었 다. 내가 보기엔 수술 중에 손상을 입은 것 같았다. **대체 무슨 일 이 있었던 걸까?**

허벅지 뒷부분을 따라 내려가는 거대한 신경이 하나 있다. 근육 속 깊숙이 숨겨져 있는데, 성인의 경우 거의 엄지손가락 정도의 굵기다. 좌골 신경이라고 부르는 이 신경은 무릎 뒤편을 지나고 두 갈래로 나뉘어 종아리로 이어진다. 한 갈래는 종아리 근육으로 전달되어 우리가 발로 땅바닥을 밀고 앞으로 나아갈 수 있도록 해준다. 다른 한 갈래는 다리 바깥쪽을 휘감아 정강이 주변 근육으로 이어진다. 이 근육을 통해 발과 발가락을 위로 당기며 걷는 동작을 완성할 수 있게 된다.

할 수 있는 한 최선을 다해 검진한 결과, 아이가 어느 쪽 발도 움직일 수 없고 무릎 아래로는 감각을 느끼지 못하며, 일종의 충격 같은 통증이 움직일 때마다 심해진다는 사실이 명확해졌다. 이런 통증을 신경성 동통이라고 하는데, 어떤 식으로든 신경이 관련되어 있다는 신호였다. 수술을 받고 깨어났을 때부터 이런 상태였다는 사실을 나는 완전히 배제하고, **어쩌면 신경 주위에 생긴 흉터가 통증을 유발할지도 모른다**고 생각해봤다. 흉터는 그렇게 일찍 생기지 않는다. 그러나 환부를 살피는 것 외에는 달리 할 수 있는 일이 없었다. 그러려면 또 다른 수술을 해야 했다. 양쪽 모두에.

그 사이 재활의학과와 통증의학과의 협진을 통해 시모어의 통증을 최대한 완화했다. 어떤 수술을 하려고 하는지 시모어의 부모님에게 설명할 때 나는 아주 솔직하게 얘기했다. 이 정도 규모의 신경 손상을 나는 전에 본 적이 없었고, 그런 신경 손상이 두 다리에 모두 있다는 사실은 정말 믿기 어려웠다. 좌골 신경 수술이야 여러 차례 해봤지만, 이건 전혀 달랐다. 이번 수술은 다리 뒤편 흉터 위치보다 더 높은 데에서 시작할 것이었다. 그만큼은 올라가야 정상적인 해부학 구조가 나올 거라고 판단했기 때문이다. 수술을 받고 나면, 정상적인 해부학적 구조가 왜곡되는 경향이 있다. 때로는 상당 부분, 때로는 원래의 모습이 약간 어긋날 정도로 왜곡이 일어난다. 이 틈을 비집고 안으로 들어가려면, 환부의 한참 위에서 한참 깊숙하게 들어가 그곳의 정상 조직을 통해 진입해야 한다. 거기서 신경을 찾은 다음에 아래로 내려가는 것이다. 이 모든 과정을 가족들에게 말했다. 그들에게 말하지 않은 게 하나 있었는데, 그건 어쩌면 힘줄 대신 신경이 근육과 함께 완전히 잘려나간 게 아닌가, 하는 의심이 들기 시작했다는 것이었다. 머릿속에 그림이 그려졌다. 그러나 무슨 일이 일어났는지 아직 확신할 순 없었다. 내 두 눈으로 직접 확인하기 전이었으니까.

수년 전, 내가 치프 레지던트였을 때 늦은 밤에 학과장님 사무실에서 학과장님과 함께 '환자 목록을 정리'하던 게 생각난다. 거기서 우리 둘은 학과장님이 담당하는 환자들의 상태를 검토하고 치료 계획을 업데이트한 다음에야 퇴근해 집으로 갔다. 필요한 경우 당직 레지던트에게 변동 사항을 전달하거나 병원에 남아 직접 할 일을 하기도 했다. 다음 날 예정된 학과장님의 어려운 수술을 내가 도와주고 있다고 생각하면서도 그토록 늦은 시간까지 병원에 남아 있는 학과장님의 모습에는 썩 놀라지 않았던 것 같다.

사실 그의 일과를 이해하려는 노력을 포기한 지 오래였다.

나는 사무실과 연결된 방으로 조용히 들어갔다. 그 방에서 사무실로 이어지는 문이 살짝 열려 있었지만, 그는 고개를 들지 않았다. 예전에 수술실 창문 너머로 안을 들여다보던 것처럼, 이번에는 열린 문 사이로 학과장님을 잠시 훔쳐보았다. 그는 해부학 교과서를 조심스럽게 넘겨가며 다음 날 수술할 영역을 검토하고 있었다. 같이 수술실에 들어갈 때마다 내게 해부학 질문을 연발하던 사람이 수술 전날 밤에 똑같은 해부학을 검토하고 있다는 사실에 깜짝 놀랐던 기억이 난다. 나는 지식이라는 게 어느 시점에 도달하고 하면 항상 **머릿속에** 들어 있다고 생각했다. 그러나 그게 아니었다. 20년이 지난 지금은 나도 잘 알고 있다. 외과 의사는 항상 사전에 검토하고 준비해야 한다는 것을. 특히 드문 케이스나 경험이 적은 케이스라면 더더욱 그렇다는 것을. 이를 처음 알게 된 게 바로 그날 밤이었다. 열린 문 사이로 학과장님을 바라보았던 그날 그 순간 이후로, 나는 수술 전날 밤이면 잠들기 전까지 책상에 앉아 해부학을 검토한다. 이제는 하나의 의식이 되었다. 퇴근하다가 이걸 깜빡해서 다시 사무실로 올라가려는데, 엘리베이터가 너무 느리게 내려오는 나머지 9층까지 계단으로 걸어 올라간 적도 있다. 시모어의 수술이 있기 전날 밤에는 평소보다 훨씬 더 많은 시간을 사무실에서 보냈다.

수술실에서 우리는 가장 먼저 오른쪽 무릎 뒤쪽을 살폈다. 햄스트링의 근복을 분리하여 우리가 접근하려는 신경이 근처에 있음을 알려주는 대동맥과 정맥을 조심스럽게 보호한 후, 다리 윗부분의 근육에서 빠져나오는 좌골 신경을 따라갔다. 거기서부터 우리는 이전 수술 흉터에서 아래로 점점 더 내려갔다. 실제로 조직이 두꺼워져 있어서 쉽지 않았다. 이전에 손대지 않았더라면 출혈이 훨씬 적었을 터였다. 평소보다 더 느리게 계속 내려가다 보니, 신경이 다리 아래로 이어지는 대신 구근 모양의 흉터 조직으로 끝나 있었다. 그리고 신경 옆으로 약 1센티미터 떨어진 곳에 1차 수술의 목표였던 햄스트링 힘줄이 온전한 모습으로 드러났다. 앞선 수술에서 힘줄 대신 신경이 절단됐던 것이다.

무릎 아래로 내려가 절개를 해보니, 두 개의 원위 신경이 다리 앞부분과 뒷부분으로 이동하고 있었다. 두 신경을 쭉 따라가 보았더니 갑자기 뚝 끊겼다. 다시 말하지만, 1센티미터 떨어진 곳에 온전한 햄스트링 힘줄이 있었다.

나와 레지던트 둘 다 눈으로 보고도 믿기지 않아 할 말을 잃은 채 서로를 쳐다보았다. 두 갈래 바로 위에 있는 좌골 신경이 완전히 잘려나간 상태였다. 근위 말단에는 미세한 신경돌기들이 다시 성장하려고 애쓰면서 만들어놓은 뭉툭한 신경종이 흉측하게 붙어 있었다. 이런 신경돌기들은 시간이 갈수록 제 기능을 하지 못한 채 둥근 흉터 조직으로 합쳐지고, 부딪힐 때마다 극심한 고통을 유발한다. 조직이 정상적인 형태를 갖추도록 손상 부위의 위아래 신경을 또 잘라내야 했고, 그러려면 근위 신경과 원위 신경사이의 간격이 더 넓어질 수밖에 없었다. 발견한 손상을 복구하기 위해 우리는 신경 도관을 삽입하여 다리 측면에서 비복 신경을 채취했다. 비복 신경은 기타의 가장 낮은 줄인 1번 줄 직경에 해당하는 위치의 길고 가느다란 신경으로, 발목 옆쪽의 작은 부위의 감각을 담당한다. 움직임을 담당하는 신경은 아니다. 언제부턴가 나는 비복 신경이야말로 말초 신경 수술 집도의에게 주어진 신의 선물이라고 부르기 시작했다. 신경의 길이가 충분히 길기 때문이고, 신경을 자르더라도 운동 장애가 발생하지 않기 때문이다. 이식에 완벽한 조건이다. 당시 시모어는 어쨌든 발 전체에 감각이 없었으므로 발목 외측 감각이 사라진 걸 알지 못할 것이었다.

우리는 간격을 측정한 뒤, 그 사이에 전선 이식편을 넣을 수 있도록 기다란 비복 신경을 여섯 개의 분절로 짧게 잘랐다. 사람 머리카락 굵기의 봉합사를 이용했고, 우리가 하는 작업을 제대로 볼 수 있게끔 수술용 현미경을 활용했다. 양쪽 좌골 신경을 노출하기 위해 다리 뒤쪽에 길게 낸 두 개의 절개 부위를 봉합하고, 별도로 비복 신경을 채취하기까지 전체 수술은 수 시간이 소요됐지만, 모두 순조롭게 진행됐다. 그날 아침까지만 해도 나는 두 다리의 손상을 모두 복구해야겠다고 생각했다. 그러나 얼마나 심각한 상황인지 직접 보고 나니, 내 오만이었다는 사실을 깨달았다. 여덟 시간이 지난 뒤에야 우리는 수술을 마쳤다.

며칠 뒤, 우리는 왼쪽 다리 수술을 위해 시모어를 다시 수술실로 데려왔고, 같은 위치에서 절단된 신경과 신경종을 발견했다.

온전한 햄스트링까지 오른쪽 다리와 동일한 상황이었다. 이전과 같은 방식으로 신경을 재건했으나, 이쪽은 간격이 약간 더 길고 비복 신경의 길이는 충분하지 않아서 필요한 분절 개수를 맞출 수 없었다. 대신 근처에서 발견한 정맥을 사용하기로 했다. 수술 전날 검토하던 책에서 불가피한 경우에 정맥을 사용할 수 있다는 내용을 본 덕분이었다. 이틀 뒤, 시모어는 자기 집 자기 침대에 누워 있었다. 이식편이 자리를 잘 잡았는지 알려면 몇 개월은 지나야 했다. 신경을 재건하는 일은 전등의 배선을 다시 연결하는 것과는 다르다. 미엘린의 작은 통로는 그대로 남겨둔 채 축삭돌기는 다시 척수로 사라진다. 축삭은 척수에서 다시 싹을 틔우는데, 하루에 1밀리미터씩 천천히 자란다. 그렇게 마침내 간격까지 내려오면, 남아 있는 미세한 터널이든 근처의 봉합된 정맥이든 제 길을 찾아간다. 다리에 삽입한 단일 신경 이식편이 제대로 자리를 잡았는지 알기까지는 6개월에서 9개월이 걸린다. 열두 개의 이식편 전부는 고사하고 하나의 이식편이 가야 하는 이동 거리가 너무 멀기 때문이다. 우리는 모두 마음을 굳게 먹고, 오랜 기다림을 준비했다. 심각한 정도의 손상이었지만 그래도 나는 희망을 품었다.

2주 뒤, 수술 후 검사를 하던 날, 나는 진찰실로 들어가기 전에 잠시 마음을 추슬렀다. 지난번 이 진찰실에서 봤을 때 시모어가 얼마나 고통스러워했는지 떠올랐다. 그러나 이번에는 시모어가 의자에 앉아 있었다. 전등은 밝게 켜져 있었고 가족들은 내가 들어가기 직전에 시모어가 건넨 농담에 깔깔 웃고 있었다. 이제 진 통제도 완전히 끊은 상태였다. 놀라운 변화였다. 이 시점에는 기 능적인 변화는 아직 없었지만, 통증이 없다는 것만으로도 엄청난 변화였다. 그 후 6개월 차에 시모어는 발목을 구부렸다. 7개월 차 에는 양쪽 발목 다 신전과 굴곡이 가능해졌고, 엄지발가락을 꼼 지락거릴 수 있게 되었다. 마지막으로 시모어를 봤던 건 수술을 받고 18개월이 지났을 때였고, 그때 시모어는 약하게나마 걷고 있었고 두 발에 어느 정도 감각이 돌아온 상태였다. 시모어는 까 치발을 설 수도 있다며 내게 보여주었다. 정말 놀라웠다. 양쪽 다 리 모두 내가 바라던 것보다 훨씬 더 좋은 상황이었다. 시모어는 내게 친구들과 축구도 한 게임 했다며 자랑스럽게 얘기했다. 시 모어 뒤에 앉아 있던 그의 부모님이 활짝 웃고 있었다.

"선생님, 시모어한테 선생님이 주신 발목 보호대 좀 차라고 말 해주세요."

시모어의 어머니가 말했다.

"자꾸 빼버리고 그냥 다녀요."

"그거 하면 흉터 부위가 가렵단 말이에요, 엄마."

시모어가 손을 뻗어 양쪽 다리 뒤편에 난 흉터를 문지르며 말 했다.

"그리고 이제 필요도 없어요."

마지막 검진 때 긴장을 풀고 있는데 시모어의 어머니가 내게 질문을 던졌다. 어떤 식으로든 언제든 받을 거라고 예상했던 질문이었다.

"선생님, 시모어의 첫 번째 수술을 집도했던 그 의사를 고소해야 하지 않을까요? 저희는 일어나지 말아야 할 일을 겪었어요. 들었던 설명과도 전혀 달랐고요."

남들이 보기엔 고민할 필요도 없는 당연한 일이었다. 그러나 그 당시에 나는, 그동안 그렇게 남의 행동을 비판하는 건 내 역할이 아니라고 해놓고 이제는 법적 조치를 권유하려니 심연에 빠진 것만 같았다. **어쨌든, 신경이 햄스트링에 너무 가까웠으니까.**

그러다 문득 이 가족이 처음 내원했던 날이 떠올랐다. 시모어가 고통스럽게 울부짖자 그의 아버지가 아들의 머리카락을 쓰다듬었던 그 모습이.

괜찮아, 시모어. 괜찮아, 우리 아들.

시모어네는 부유한 집이 아니었고, 아들의 치료를 위해 모든 삶을 중단한 상태였다. 이제 아들은 정말로 나아지고 있었지만, 결코 예전으로 완벽하게 돌아갈 순 없을 것이었다. 나는 조심스럽게 변호사를 만나보았는지 물었다. 시모어의 어머니는 그러지 않았다고 대답했다. 먼저 내 의견을 듣고 싶어 했다. 만약 내 아들이라면 어떻게 하겠는지 알고 싶어 했다. 의사로서 본분을 다하는 나를 집중하게 만드는 질문. 내 온 신경을 집중시키고 진실만을 말하게 만드는 바로 그 질문이다.

괜찮아, 시모어. 괜찮아, 우리 아들.

"네, 제 아들이라면 변호사와 상담했을 겁니다. 시모어와 가족들이 앞으로 살아가는 데 도움을 받을 방법이 있어요."

우리는 대화를 계속했다. 나는 내가 도울 수 있는 일이 있다면 뭐든 하겠다고 말했다. 거기엔 수술 중에 내가 무엇을 봤고, 어떤 결론을 내렸는지 증언해줄 수 있다는 의미가 담겨 있었다. 한편으로는 **레스 입사 로퀴투르**res ipsa loquitur(영문으로 직역하면 'a thing speaks for itself'로 원고의 손해 발생이 피고의 과실 없이는 일어날 수 없는 경우, 피고의 반증이 없는 한 원고에게 손해가 발생했다는 사실 자체만으로 피고의 책임을 인정한다는 영미법상의 원칙. 한국어로는 사실 추정의 원칙 또는 과실 추정칙으로 번역한다 – 옮긴이 주)라는 오랜 법언에 의존하면 되겠다는 생각이 벌써부터 들기도 했다.

진료실을 나가기 전에 나는 시모어를 바라보며 앞으로 계속해서 좋아질 것이고, 모두가 시모어를 대견하게 생각한다고 말해주었다. 그리고 시모어에게 나도 모르게 이런 말을 하고 있었다.

"시모어, 어떤 일이 있어도 남들보다 부족하다고 생각해서는 안 돼. 이건 살면서 풀어나가야 하는 문제일 뿐이야. 극복하고 넘어서야 할 장애물처럼. 그러지 않겠다고 선생님한테 약속해줄래?"

시모어에게 말을 건넨 뒤, 옆을 보니 부모님이 아들을 쳐다보고 있었다. 아이 아버지의 눈에 눈물이 고여 있었다.

몇 달이 지난 어느 날 아침, 블라인드 사이로 햇살이 쏟아져 들어오는 병원 회의실에서 증언 녹취를 진행했다. 내가 수술 중에 찍었던 사진 몇 장이 증거로 나와 있었다. 확대한 사진들은 큼직한 포스터 같은 모양새로 이젤 위에 올려져 있었다. 양쪽에서 질문을 받는 동안 나는 이 모든 일이 시작되었을 때 진찰대에서 몸을 공처럼 웅크리고 누워 있던 아이의 모습에만 집중했다. 의료계에 몸담고 살아오는 동안 내 머릿속을 절대 떠나지 않는 게 있다면 그건 내 무수한 실수다. 그런 실수 때문에 이런 자리에 불려 나가게 될까 봐 두렵기도 하다. **더 꼼꼼히 준비하셨어야죠. 더 열심히 노력했어야 합니다. 당신은 그런 수술을 할 필요가 없었습니다. 왜 그토록 성급하게 재단하셨죠?** 그러나 이런 말들은 나오지 않았다. 아주 낯선 기분이 들었다.

변호사들은 말을 계속했다. 시모어가 첫 번째 수술을 받은 뒤 나아지기는커녕 상태가 악화하며 극심한 고통을 겪고 있을 때 가족들이 집도의에게 질문했다가 오히려 질책받았다는 사실을 그때 처음으로 알게 되었다. 그 집도의 사무실 안에서 차트에 써둔 짤막한 메모가 발견되었고, 거기엔 환자가 꾀병을 부리고 가족들은 과잉 반응을 한다고 묘사되어 있었다. 그 메모는 공식 의료 기록 사본으로 제출되었고, 지금 내 눈앞에 버젓이 펼쳐져 있었다. 원고의 변호사는 내게 법정 기록을 위해 몇 개의 메모를 큰 소리로 읽어달라고 요청했다. 거기엔 이들이 징징거린다거나 진통제를 달라고 조른다는 뉘앙스로 적혀 있었다. 어이가 없었다.

전문의 1년 차 때였다. 전문의가 되면서 필요한 조언을 얻기 위해 나는 훌륭한 성인 혈관 신경외과 전문의이자 내가 존경하는 의사인 윙크 피셔Wink Fisher를 찾아갔다. 윙크 선생님은 극심하게 아픈 사람들을 수술하는 분야에서 많은 경험을 가진 의사였다. 자신의 평생을 죽음의 벼랑에 선 사람들과 함께하며 그들을 끌어당기기도, 놓아주기도 했던 분이었다. 선생님은 내게, 수술 후에 문제가 생기거나 예기치 못한 부정적인 결과를 맞으면, **그리고 분명 그렇게 될 걸세, 제이. 이 일을 오래 하면 누구나 그런 상황에 맞닥뜨리게 되니까** 환자나 가족들에게서 도망치지 말고 더 가까이 다가가야 한다고 말했다. 그래서 그들이 내가 함께한다고 느낄 수 있도록, 그들이 등돌리지 않는 한 내가 그들 편에서 함께한다는 걸 알 수 있도록. 오늘날까지도 내 마음에 그대로 품고 사는 조언이다.

그런데, 외과 의사라는 사람이 고통받는 환자를 조롱했다니? 심지어 그 고통을 준 사람이 자기 자신인데도? 내가 이토록 많은 시간을 함께하며 이 여정을 같이 걸어온 이 가족들을 쫓아냈다니? 분노가 치밀었다. 조금은 남아 있었을지 모를 자제심마저 모조리 없애버리는 그런 분노였다. 녹화가 끝났을 때는 변호인단을 향한 경멸을 감추느라 애를 먹었다.

몇 주 뒤, 합의됐다는 소식을 들었다. 그 이상의 세부 사항은 듣지 않기로 했다. 시모어의 상태가 계속해서 나아지고 있고 어느 정도의 정의가 구현되었다는 이야기면 충분했다. 해피엔딩이었다. 이제 다음 환자로 넘어가면 됐다. 내 역할은 여기까지였다.

그리고 이 이야기는 10년 동안 한자리에 머물러 있었다. 중간 중간에 나는 시모어가 커서 직업을 갖는 모습을, 그의 부모님이 은퇴 이후의 삶에 정착하는 모습을 상상했다. 나는 시모어가 잔뜩 웅크렸던 어둠과 고통의 시절을 뒤로하길, 그래서 가끔 다리에 길게 난 흉터를 만질 때마다 그게 왜 거기에 있는지 한참 생각해야 떠오르기를 바랐다. 그 이후로 신경 손상 케이스를 담당할 때마다 이 이야기가 떠올라 수술실의 레지던트들이나 강의실의 학생들에게만큼은 이 이야기를 들려준다. **모든 게 잘 해결됐을 것이다.** 나는 그렇게 생각한다. **반드시 그랬을 것이다.**

최근에 레지던트 하나가 내게 시모어 소식을 들은 게 없느냐고 물었다. 그 질문을 듣자 기억이 되살아났고, 계속해서 생각이 났다. 예전에는, 혹시라도 반대의 사실을 알게 되느니 이들이 평범한 삶을 살고 있으리라 추측하며 사는 게 낫다고 확신했다. 그런데 마음이 바뀌었다. 수술 이후 18개월 뒤 추적 검사 때 진료실에서 그 집도의를 고소하는 게 좋겠냐고 물었던 가족의 질문에 당시의 내가 마음을 바꾸었던 것처럼 말이다. 나는 이들에게 연락해 그동안 시모어에게 어떤 삶이 펼쳐지고 있는지 알아보기로 마음먹었다.

여기저기 수소문 끝에 시모어 부모님의 연락처를 알아냈다. 10년도 넘은 세월이 흐른 지금, 나는 무슨 대답을 기대해야 할지조차 몰랐다. 수화기를 들고 전화번호를 누르다 말다 열댓 번은 반복한 뒤에야 마침내 전화번호를 끝까지 눌렀다.

시모어의 어머니가 전화를 받았다. 듣자마자 어머니의 목소리인 걸 알았다. 수술 전 진료부터 수술 후 상담, 추적 진료까지 아들을 보살피던 당시 어머니의 마음이 다시 그대로 전해졌다. 수술 전에 나누었던 어려운 대화와 수술 뒤 확연히 나아졌을 때에 나누었던 즐거운 대화까지. 그녀와 내게는 인생의 한 시기를 함께 걸으며 공유한 역사가 있었다. 긴장을 숨긴 내 목소리가 내게 들렸다. 내가 인사를 건네자 잠시 정적이 흘렀다.

"세상에나, 웰론스 선생님!"

그녀가 말했다.

"다들 어서 와봐!"

그녀가 소리쳤다.

"웰론스 선생님이셔!"

주변에서 소란스러운 소리가 들렸다.

"아, 선생님이 정말 대견해하실 거예요. 시모어가 벌써 스물한 살이에요. 혼자 힘으로 고등학교를 마치고 지금은 근처 육군 기지에서 헬리콥터를 수리하는 정비공으로 일하고 있답니다. 지금도 일터에 나가 있어요. 일도 열심히 하고 자기 밥벌이도 잘하고 있어요."

그녀가 자랑스럽게 말했다. 그녀는 시모어가 가고 싶은 곳 어디든 걷거나 운전해서 갈 수 있다는 사실에 무척 행복해한다고 말을 이었다.

"그리고 그때 선생님이 주셨던 보호대는 여전히 안 차고 다니네요."

우리 둘은 한목소리로 웃었다. 이 모든 상황이 가져다주는 순수한 기쁨은 아주 놀라웠다.

잠시 후, 대화의 주제는 소송 결과로 이어졌다. 그녀는 160킬로미터가량 떨어진 도시에서 변호사를 구해야 했다고 말했다. 근처 법률 사무소들은 하나같이 병원과 이해관계에 있거나 피고 측의 변호를 맡고 있었다. 나는 전혀 모르고 있었다. 법정에 갔더라면 그 외과 의사는 틀림없이 의료 과실로 유죄판결을 받았겠지만, 내 증언 덕분에 재판까지 가지 않고 피고 측에서 합의를 제안했다고 그녀가 말했다. 의사는 신경 절단에 대한 자신의 책임을 끝내 공개적으로 인정하지 않았지만, 가족들은 적당한 합의금을 받았다고 생각했다.

그녀는 말을 이었다. 알고 보니 그 의사는 불법 오피오이드 opioid(주로 수술 후 통증을 완화하기 위해 사용되는 마약성 진통제로, 헤로인, 펜타닐과 함께 미국에서 남용되는 대표적인 처방 진통제다 – 옮긴이 주) 처방을 하다가 적발되어 의사 면허 자격 정지 처분을 받은 상태였다. 나중에 그가 환자들에게 행한 부적절한 행동에 대해 자진하여 의사 면허를 영구 반납했다고 뉴스에 보도되었다. 이렇게 갑작스럽게 모든 사실을 알게 되자 내가 그때 변호사를 구하라고 제안하기를 꺼렸다는 사실이 더욱 아이러니했다.

"하늘이 무너져도 솟아날 구멍은 있다더니."

시모어의 엄마가 말했다.

"식구들 모두 앞이 캄캄해도 다들 묵묵히 제 갈 길들을 걸었어요. 그때 그렇게 잘 버텨서 얼마나 다행인지 몰라요. 물론 애초에 시모어가 그런 일을 겪지 말았어야 했는데."

"어쨌든 시모어는 혼자 힘으로 아주 잘 살고 있답니다."

그녀가 덧붙였다.

"한순간도 남들과 다르다고 생각하면서 산 적이 없어요."

그녀가 말을 멈추었다. 목소리가 갈라지기 시작했다.

"마지막으로 만났을 때 선생님이 하셨던 말 그대로 실천하며 살았어요."

이제 울면서 말하는 소리가 들렸다.

"선생님이 보시면 정말 대견스러워하실 거예요. 우리가 상상했던 것보다도 훨씬 더 강한 모습으로 잘 컸거든요."

22장

건너편

몇 년 전, 수술실에서 유독 바쁜 일주일을 보낸 뒤, 나는 토요일 아침 회진을 마치고 사무실 책상에 초조하게 앉아 있었다. 전날 오후, 내게 이틀 만에 두 번째 수술을 받은 열여덟 소년의 뇌 MRI 촬영을 기다리는 중이었다. 환자의 뇌 뒤쪽에서 이상한 모양의 해면종이 여러 개 발견되었다. 정확히 말하자면 일련의 해면종이 왼쪽으로 치우친 상태로 좌측 소뇌의 대부분을 차지하고 있었고, 뇌간과 맞닿아 있었으며, 중요한 혈관과 신경이 밀집해 있는 소뇌교뇌각이라는 부위로 돌출되어 있었다. 그 전날 아침, 지금처럼 나는 실시간으로 화면을 내려가며 무엇이 남아 있는지 명확하게 볼 수 있었다. 가장 깊은 부분. 알리의 경우와 마찬가지로 대뇌 해면종이었다. 뇌교 전체의 내부가 아니라 대뇌 안팎과 뇌간이라는 점을 제외하고는 알리와 같은 상황이었다.

해면종의 크기와 모양이 전혀 변하지 않을 때도 있는데, 그런 경우에는 수술도 필요가 없다. 그러나 어떤 경우에는 크기가 커지거나 뇌의 중요한 부위를 압박하거나 발작을 일으키거나 심지어 생명을 위협하는 방식으로 파열되기도 한다. 이 환자의 해면종은 수년 전 급성 파열을 일으켜 다른 의사에게 수술받은 적이 있었다. 생명이 오가는 위급 상황이었다. 그리고 그 당시에, 모두 절제하기엔 너무 어렵다는 판단으로 일부를 남겨두기로 했다. 너무 위험했다. 이후 몇 년 동안 더 자라지 않고 그대로 남아 있다가 최근 들어 알 수 없는 이유로 급격하게 커졌다.

20년이 지난 지금까지도 나는 수술 후 MRI를 찍을 때마다 '약간의' 조급함을 감추지 못한다. 내가 기다리고 있는 MRI 스캔 화면이 환자와 환자의 부모에게 엄청난 영향을 미친다는 걸 알기에 그렇다. 결과 화면은 환자에게나 의사에게나 각자의 성패 여부를 알려주는 데다(**전부 다 꺼내셨나요?**) 다른 결정 요인과도 밀접하게 얽혀 있다. 수술 후 아이가 어떤 상태로 깨어날 것인가. 세상과 어떻게, 얼마나 교류하며 살아갈 것인가. **우리가 너무 깊이 들어간 걸까? 수술 중에 손상을 입었나?** 아이가 이곳에 오게 된 원인을 제거하기 위해 우리가 들어가야 했던 좁은 길을 조금도 벗어나지 않고 들어갔는가? 동시에 아이의 가족이 내게 데려온 사람과 최대한 비슷한 사람을 집으로 데려갈 수 있도록 뇌 기능을 유지했는가?

　오래전, 전문의로 부임한 첫 달이었다. 모든 수련 과정을 마치고 소아신경외과 전문의가 되었다니 새삼 어깨가 무거웠다. 그날 나는 선배 의사인 제리 오크스 선생님과 함께 앉아 두 손으로 머리를 감싸고 있었다. 언어를 담당하는 부위에 맞닿아 있는 종양을 제거하는 수술을 집도하다가 어린 여자아이를 실어증에 걸리게 만든 후였다. 수술 후 촬영한 MRI 스캔 결과, 종양은 깨끗하게 제거되었지만, 아이가 괜찮아질 거라고 확신할 수 있을 만큼 언어능력을 회복하기까지는 꼬박 하루가 걸렸다. 절대 오지 않을 것 같은, 길고 긴 하루였다. 제리 선생님의 사무실에 앉아 있던 나는 초조하게 손바닥을 비벼대고 있었다. 그에게 어떤 말을 듣고 싶었는지 잘 모르겠다. 아마도 약간의 위안을 바랐던 것 같다. 전문의를 달았던 초기에 그가 어땠는지도.

　가만히 앉아 있던 선생님은 마침내 책상에서 눈을 떼고 나를 바라보며 이렇게 말했다.

　"빅 리그big league(프로 축구에서 실력이 좋고 규모가 큰 상위권 팀들이 모여 벌이는 리그전 - 옮긴이 주)에 들어온 걸 환영하네."

　그래서 지금 나는, 빅 리그에 들어와 있는 내 상황을 다시 한번 생각해보고 있었다. 앞서 절제하지 못했던 병변에 두 번째 한 방을 얻어맞은 지금, 이번 스캔의 결과는 어떨지 기다리고 있었다. 20년 동안 소아신경외과 의사로서 경험한 많은 일이 그렇듯이, 재절제술 케이스에도 단순한 잔여 병변, 재수술 이상의 깊은 이야기가 숨겨져 있다.

청년의 이름은 헤이든이었다. 헤이든과 그의 부모에게 다시 수술실로 들어가야 한다고 얘기하자 그의 어머니가 나직이 흐느끼기 시작했다. 아주 오래전 처음으로 받았던 절제술을 포함하면 세 번째 수술이었다. 헤이든을 수술실로 데려가야 하는 사람이 나였으므로 비난의 화살도 나를 향할 줄 알았다. **제가 완벽하게 절제하지 못했습니다. 헤이든은 한 번 더 수술의 위험을 감수해야 합니다. 정말 죄송합니다.** (정말이다. 왜 그런지 모르겠지만, 내 안에 어떤 목소리가 온종일 한시도 쉬지 않고 정확히 이렇게 말한다.) 요즘에는 RTOR Return To the Operating Room 이라는, 재수술에 관련한 지표가 있다. RTOR은 병원 내 클립보드에 저장되고, 행정 직원이나 간호사 또는 의사가 그 내용을 추적 검색할 수 있으며, 해당 클립보드는 오로지 지표 확인을 위한 목적으로만 운용된다. 투수가 아니라 의사에게 적용되는 평균자책점 Earned Run Average, ERA 이라고 생각하면 쉽다. 낮을수록 좋다. 의사들은 다시 돌아오는 환자의 수가 최대한 적었으면 한다. 두 번째 수술의 경우 보험 회사가 지불하는 금액이 줄기 때문에 병원의 재무 담당자들은 재수술을 반기지 않는다. 당연히 환자의 부모들도 재수술을 전혀 달가워하지 않는다. 그리고 분명히 말씀드리지만, 나 역시 재수술을 전혀 좋아하지 않는다.

이 특별한 가족과 내 관계의 시작을 짚어보려면 꽤 오래전으로 거슬러 올라가야 한다. 내가 내슈빌로 온 이후로 헤이든과 그의 부모님은 8년 동안, 해마다 진료를 보러 병원에 왔다. 매년 헤이든은 조금씩 키가 자랐고, 조금씩 더 어른이 되어갔다. 집으로 돌아갈 때면 언제나 "네, 선생님"이라고 말하며 내 손을 강하게 맞잡고 위아래로 흔들었다. 마지막 진료 때는 여름마다 건설 현장에서 일했던 경험을 들려주었다. 토대를 세우는 것부터 해서 손수 집 짓는 방법을 배웠다며 자랑스러워했다. 망치를 휘두를 수 있다는 것도, 지난여름에는 못 박는 기계를 다루는 자리로 올라갔다는 것도 자랑스럽게 얘기했다. 헤이든에게는 자신의 균형 감각, 힘, 반응 시간 모든 게 자랑거리였다. 오래전, 수술받고 회복하던 그 시절을 여전히 기억하고 있었기에 헤이든은 이 모든 걸 결코 당연하게 여기지 않았다.

진료실에서 헤이든을 처음 만난 그날 이후로 내내 헤이든의 뇌 MRI는 안정적이었다. 그러나 이후 수년 동안 추적 관찰하면서 스캔 화면의 좌측 하방에 이상한 모양의 견고한 혈관 기형이 보였다. 작은 구슬 정도의 크기였고, (좌측 안면과 청각, 평형감각을 담당하는) 7번, 8번 뇌신경의 시작점 사이에 박혀 있었다. 앞에서도 언급했지만, 헤이든의 해면종은 수년 전 다른 외과 의사에게 받았던 수술 후 스캔 이후로 변함이 없었다. 헤이든의 부모도 아들을 다시 수술실로 보내 완전 절제술을 받게 하고 싶은 마음이 없었다. 당시 헤이든은 초기 출혈과 그에 따른 수술 과정을 겪으면서 신경학적 손상이라는 '타격'을 입었고, 한참을 걸려 회복한 상태였다. 마침내 신경학적으로 온전한 상태가 된 헤이든은 앞으로도 이 상태로 쭉 지내고 싶어 했다. 수술을 받은 건 이미 오래전의 일이었다. 헤이든과 그의 부모는 그 시절을 잘 견뎌냈고, 이제는 옛날 일로 생각하고 있었다. 매년 MRI를 찍고 아무런 변화 없는 결과를 확인하는 과정은 이 가족의 연례행사로 자리 잡고 있었다. 해를 거듭할수록 이제 다 지난 일이라는 생각이, 마침내 건너편으로 넘어갔다는 생각이 이들 가족의 머릿속에 자리 잡고 있었다.

나도 그랬다.

몇 주 전, 진료 명단에서 헤이든의 이름을 본 나는, 어서 헤이든과 그의 부모를 만나 헤이든의 앞날에 대해 듣고 싶었다. 헤이든은 이제 열여덟 살이었다. 아주 오랫동안 모든 게 안정되어 있었다. 운이 좋으면, 그동안의 모든 진료와 영상 촬영 결과가 내기억 속 저편으로 빠져들게 될 것이었다.

마지막으로 작성했던 메모를 다시 읽어보았다. 1년도 훌쩍 지난 것이었다. 메모를 읽은 다음에는 이른 아침 모닝커피를 홀짝이면서 헤이든의 MRI 스캔을 열었다. 오래전에 깨달은 건데, MRI를 찍은 뒤 환자의 부모에게 결과를 알릴 때 시간을 끌면 좋을 게 없다. 그래서 보통 나는 상담실에 들어가자마자 결과가 어떤지부터 얘기한다.

헤이든이 진료를 보러 왔던 날, 컴퓨터 화면을 보던 나는 커피를 마시던 손을 멈출 수밖에 없었다. 나는 책상 모서리에 커피잔을 내려놓고 옆에 있는 의자를 당겨 앉았다.

해면종이 커져 있었다. 조금이 아니라 아주 많이. 전에는 작은 구슬 크기였던 게 이제는 다섯 배쯤 커져서 주변 뇌와 신경을 밀어내고 있었다. 1년 전 마지막 스캔 이후, 어떻게 된 것인지 무지막지하게 커져버린 것이다.

그것만으로는 충분하지 않다는 듯 헤이든의 소뇌에는 병변이 여러 개로 늘어나 있었다. 표면에서 시작된 작은 병변은 징검다리처럼 뇌간 깊은 곳으로 이어졌고, 깊이 들어갈수록 크기도 더 커져 있었다. 가장 깊은 곳의 병변은 뇌간의 표면을 뚫을 정도로 컸고, 오로지 얇은 혈관 벽이 출혈을 막고 있었다. 알리의 경우가 그랬듯이 이번에도 수술밖에 답이 없었다.

나는 그대로 진료실 문밖에 앉아서, 마우스를 내려가며 화면 속에서 일정하게 깜빡거리는 커서에 눈을 고정하고 있었다. 이 곳을 나가서 전해야 할 말. 그 말 외에는 아무런 생각도 나지 않았다.

보통은 응급실에서 또는 진료 상담 이전에 환자의 스캔을 처음 보게 된다. 그때 보는 이미지에는 아무런 감정이 담겨 있지 않다. 환자의 개성이 묻어 있지도 않다. 일말의 인간성도 존재하지 않는다. 첫 스캔을 보는 시간은 그저 해결해야 할 문제가 무엇인지 확인하는 짧은 절차, 그뿐이다. 아직 신경외과적 진단이 가져올 수 있는 고통과 불안이 개입하기 전이다. 어쩌면 그 시간은, 상황을 해결하려면 어떻게 해야 할 것인지 명료하게 계획할 수 있도록 허용된 일시 정지의 순간인지도 모르겠다. 환자와 보호자를 위한 계획을 세우는 건 매우 중요하다. **평화는 계획 속에 존재한다**는 현재 학과장인 리드 톰슨Reid Thompson 선생님의 신념이다. 계획하는 그 순간부터, 미지의 것은 아는 것으로 바뀌기 때문이다.

환자와 그 가족을 만나는 순간부터 방정식이 달라진다. 화면에 나타난 문제는 이제 학술적인 문제도, 먼 이야기도 아닌 것이 된다. 화면에서 본 이미지들은 이제 두 번째가 된다. CT 촬영 결과 하부 척추 골절이 보이므로 오늘 당장 수술받아야 할 환자라고 기억하고 있던 아이는 이제 소아중환자실에 입원한 여섯 살 꼬마이자 여동생과 함께 나무 타기를 좋아하는 다정한 오빠로 기억된다. MRI 촬영 결과 제1형 키아리 기형이라고 기억하고 있던 환자는 심해지는 두통 때문에 더는 소프트볼을 할 수 없지만, 대학에 가서도 계속 운동을 하고 싶어 하는 열다섯 소녀로 기억된다. 컴퓨터 화면에서 보았던, 함몰된 두개골 골절 사진은 아버지와 함께 어린이집에 가고 있는데 갑자기 방향을 틀어버린 앞차 때문에 이제는 응급실 소생실에 누워 있는 두 살배기 여자아이의 머리가 된다. 이 모든 슬픔, 고통, 불안(그리고 내가 어찌할 수 없는 투영)에도 불구하고 저마다의 상황에 해결책이 있다는 걸 아는 것. 그리고 그 해결책을 찾아 제시하는 것이 신경외과 의사의 핵심 역할이다. 한순간에 하늘이 무너지는 경험을 하게 된 가족들이 최소한의 균형이라도 되찾으려면, 응급 대책이든 장기적인 계획이든 간에 다음 단계가 무엇인지 들어야 한다.

헤이든과 그의 부모님은 내가 진료실 문을 열기도 전에 뭔가 잘못되었다는 걸 알고 있었다. 알고 보니, 이들은 이미 몇 주 전부터 이상한 낌새를 느끼고 있었다. 헤이든의 왼손 협응력이 눈에 띄게 떨어지기 시작했던 것이다. 서로 말을 안 했을 뿐 다들 알고 있었다. 지난주에는 저녁을 먹는 중에 스테이크를 썰 수 없을 만큼 손이 떨리자 성질이 난 헤이든이 식탁에서 벌떡 일어났다. 헤이든의 의자는 바닥에 나뒹굴었고, 헤이든은 쿵쿵거리며 자기 방으로 올라갔다. 나머지 식구들은 적막한 가운데서 밥을 먹었다.

헤이든이 내 자식이라면, 나는 틀림없이 당장 알고 싶어 했을 것이다. 게다가 나는 포커페이스를 유지하는 데도 영 소질이 없다. 상대방에게 듣기 힘든 말을 전해야 하는 상황에서는 도무지 농담을 주고받지 못한다. 그래서 이번에도 나는 인사를 주고받기도 전에, 조금도 시간을 끌지 않고, 의자에 채 앉기도 전에 입을 뗐다.

"오랜만이에요, 여러분. 크기가 커졌습니다."

모두 고개를 숙인 채 새로운 현실 앞에서 마음을 다잡고 있을 때 나는 헤이든을 진찰하기 위해 더 가까이 다가갔다. 헤이든의 신체 조정력은 전에 보지 못했던 형태로 손상되어 있었다. 헤이든의 상태가 악화했다는 건 의심할 여지없는 사실이었다. 나는 헤이든에게 오른손을 뻗어 내가 쥐고 있는 펜을 잡아보라고 말했다. 움직임은 매끄러웠다. 아무 문제가 없었다. 그러나 왼손을 뻗자 엉망진창이 되었다. 손떨림 때문에 헤이든은 펜을 정상적으로 잡을 수가 없었다. 결국 헤이든은 멀쩡한 오른손을 뻗어서 펜을 잡은 뒤에 그걸 왼손으로 옮겼다. 나는 MRI 촬영 결과 이미지를 컴퓨터 화면에 띄워 이들에게 보여주었다. 원래는 사진을 보여주기에 앞서 먼저 아이들을 진료실 밖으로 내보낸다. 수술 이야기가 오가면 아이가 겁을 먹을 수 있어서다. 수술에 따르는 위험성까지 검토해야 하기 때문이다. 그러나 헤이든에겐 그럴 필요가 없었다. 같이 듣겠느냐고 굳이 물어볼 필요도 없다는 걸 나는 이미 알고 있었다. 헤이든은 그 자리에 함께 앉아 상황을 이해하고 싶어 했다. 나는 곧장 계획을 설명했다. **평화는 계획 속에 존재한다.**

내 얘기가 끝났을 때 헤이든의 어머니와 아버지의 얼굴은 돌처럼 굳어 있었다. 둘은 그대로 앉아 고개를 들고 아들을 쳐다보았다. 내가 계획을 설명하는 내내 진찰대에 기댄 채 자기 왼손을 응시하고 있던 헤이든이 침착하게 날 바라보며 말했다.

"선생님, 선생님이 꺼내주세요."

"물론이지, 헤이든, 선생님이······."

대답을 하자마자 헤이든이 내 말을 끊었다.

"근데, 지나치게 깊은 곳까지 들어가야 하면, 그때는 멈춰주세요."

헤이든의 말은 어느 곳에도 가닿지 않은 채 잠시 허공을 맴돌았다. 뭐라고 대답해야 좋을지 모르겠어서 잠자코 있었다. 헤이든이 말을 이었다.

"수술을 멈추고 돌아 나와야 한다고 해도 괜찮아요, 선생님. 지금까지 오랫동안 저를 이렇게 잘 돌봐주셨잖아요."

헤이든은 잠시 말을 멈추고 내 얼굴을 살피더니 다시 말했다.

"저는 선생님을 믿어요."

그런 다음 자기 부모님을 바라보았다.

"저희 부모님도 그러시고요."

아들의 말에 놀란 듯한 부모는 내 쪽을 바라보며 고개를 끄덕였다.

"수술을 멈춰야 하면 멈추고, MRI를 찍어야 하면 찍고, 다시 수술해야 하는 상황이 되면 그렇게 해주세요. 오해는 하지 마세요. 저도 한 번에 다 꺼냈으면 좋겠어요. 다만, 다 끝나고 나면 꼭 건너편으로 가고 싶어요. 밖으로 나가서 골조를 올리고, 망치질도 할 수 있는 건너편으로요. 손을 쓰면서 살고 싶어요."

헤이든은 잠시 멈추었다가 말을 이었다.

"저는 손을 꼭 쓸 수 있어야 해요."

헤이든이 창문 쪽으로 시선을 돌렸다. 헤이든의 성숙한 대답에 나는 깜짝 놀랐다. 불과 몇 분 전에 들은 비보 앞에서, 오랫동안 피하고 싶었던 비보 앞에서 이렇게 침착하고 냉정할 수 있다니. 내가 만나는 환자들 대부분은 헤이든보다 훨씬 더 어렸다. 진료실에서 아이들에게 스티커를 나누어 주거나 침대 옆에 앉아서 **'너를 아프게 만드는 걸 선생님이 꺼내서 이제 안 아프게 해줄 거야.'**라며 지나치게 단순화해서 설명해야 하는 상황과는 차원이 달랐다. 이 청년은 상황이 명확하게 보이지 않거든 돌아 나와도 좋다고 내게 허락하고 있었다. 뿌옇게 일어난 먼지를 가라앉히고 수술 후 영상을 찍은 뒤에 필요하면 다시 수술해도 된다고 허락하고 있었다. RTOR 클립보드나 지표 따위는 집어치우고.

며칠 후 수술실에 들어갔는데, 몇 년 전 수술에서 생긴 흉터 때문에 계획대로 수술을 진행하는 게 어려웠다. 눈에 보이는 해부학적 이미지가 일관성 있게 읽히지 않았다. 세월이 흐르면서 헤이든의 소뇌에는 흉터가 생겼고, 그로 인해 중요한 구조물들의 관계가 달라져 있었다. 수술 현미경과 수술 중 초음파 검사를 사용하여 마침내 첫 번째 해면종을 발견하고 안으로 점점 더 깊이 들어가면서 최선을 다해 병변을 하나씩 절제해나갔다. 마침내 우리는 7번, 8번 뇌신경 사이에 박혀 있는 주요 해면종을 마주했다. 두 신경 모두 해면종 표면에 범벅이 되어 있었다. 두 신경 모두 연약해서 조금만 강하게 건드렸다가는 손상을 입기 십상이다. 이 미세한 세상에서 '조금만 강하게'라는 건 밀리미터의 차이로 결정된다. 나는 뇌간의 측면에서 절제를 시도했다. 수술실 모퉁이에서 경고음이 울린다. 신경 모니터에서 나는 소리였다. 이러한 케이스를 수술할 때는 두 개의 섬세한 신경 모두를 모니터링한다. 약간의 손상만 가해지더라도 눈꺼풀을 닫거나 입을 벌리거나 듣는 능력에 영구적인 손상을 줄 수 있기 때문이다. 나는 뒤로 물러났다. 그런 다음 해면종의 측면을 찾아 열었다. 이번에도 경고음이 울렸다. 내가 바라는 것보다 더 오랫동안. 이건 지속적인 손상이 발생했을 가능성이 있다는 의미다. **제기랄, 안면 신경 기능을 잃어가고 있다.**

뇌간에서 나오는 7번 뇌신경은 뇌로부터 신호를 전달받아 원하는 대로 얼굴을 움직일 수 있게 한다. 또 섣불리 손댈 수 없을 만큼 민감한데, 특히 뇌종양의 표면 또는 있어서는 안 될 다른 병변의 표면에 신경이 가늘게 뻗어 있는 경우라면 더욱 그렇다. 너무 강한 움직임으로 절제를 시도했다가는 왼쪽 얼굴 전체가 마비될 것이다.

조금 기다렸다가 다시 시도하기로 했다. 경고음이 잦아들면 영구 손상의 위험도 감소했다는 의미이니 그때 다시 시작하면 된다. 환부를 세척하기 시작했다. 작은 호를 그리며 환부를 적시는 멸균액이 자극받은 신경을 진정시켰다. 모니터의 경고음이 차츰 느려지다가 잠잠해졌다. 안면 신경 기능이 회복되었다는 의미였다. 우리는 다시 잘라내기 시작했다. 또다시 경고음이 울렸다. 또다시 세척을 시작했다. 이 과정은 두 번 더 반복되었다.

"저……, 웰론스 선생님?"

날 보조하던 레지던트가 망설이며 나를 불렀다. 이 수술은 유독 어려운 케이스라 레지던트의 학습은 거의 관찰을 통해서만 이루어진다. 레지던트는 내 귀에만 들릴 정도로 작은 목소리로 다음 말을 이었다.

"이쯤에서 그만하자고 말씀하셔야 할 것 같아서요."

물론, 그녀의 말이 옳았다.

그래서 우리는 수술을 멈추었다. 우리는 수술을 멈추었고, 조만간 다시 수술실로 돌아와야 하리란 걸 알고 있었다. 며칠 전 헤이든이 내게 했던 얘기가 떠올랐다.

"저는 선생님을 믿어요. 저희 부모님도 그러시고요."

다음 날 MRI 촬영 결과, 우리가 알고 있었던 대로 해면종이 아직 남아 있다는 걸 확인한 뒤, 나는 헤이든의 가족에게 그날 오후에 다시 수술실로 돌아갈 거라고 얘기했다. 비어 있는 수술실이 있었고 마취팀도 마침 스케줄이 가능했다. 매우 민감한 신경이라 이번에는 조금 다른 각도에서 접근을 시도할 것이었다. 지난번과는 다른 방법으로 시도해야 우리가 해야 할 일을 성공시킬 가능성이 클 것 같았다.

환자의 머리를 특정한 각도로 배치하거나 다른 궤적을 통해 들어가는 건 전혀 다른 길을 통해 같은 목적지로 가는 것만큼이나 다른 일이라 결과가 크게 달라지기도 한다. 아주 작은 구조물들은 몇 도만 회전해도 구조물 간의 관계가 달라진다. 수술 현미경으로 들여다보면, 이러한 변화는 종양이나 해면종을 제거하느냐 못하느냐, 뇌신경에 과도한 견인력을 주느냐 주지 않느냐, 혈관의 뒷면이 보이느냐 보이지 않느냐, 혈관을 찢는 실수가 생기느냐 마느냐를 가르는 차이를 만들 수 있다. 곧 헤이든은 다시 마취 상태에 빠져들었고, 우리는 미세하게 다른 각도를 통해 바깥쪽에서 안쪽으로 들어가려고 애쓰며 이전의 그 장소로 돌아갔다. 흉터 진 부위 바로 주변에 해면종이 있었다. 불룩 튀어나온 해면종의 정맥 벽은 비정상적으로 얇고 확장되어 보랏빛을 띠었고, 뇌 바깥의 공간으로 스스로를 밀어 넣고 있었다. 우리는 흉터를 따라 수월하게 7번, 8번 뇌신경을 추적할 수 있었는데, 뇌강으로 연결되는 귀의 안쪽 구멍인 내이도를 통과하는 경로 내내 해면종이 뒤덮여 있었다.

현미경으로 보니, 해면종은 마치 블랙베리 두 알이 나란히 붙어 있는 것처럼 보였다. 전날 수술이 이 사슬의 최종 병변인 이 해면종에 영향을 미쳤는지 그조차 확실하지 않았다. 하나는 뇌간에, 하나는 7번, 8번 신경 사이에 있었다. 이 방향에서 접근했을 때 훨씬 더 뚜렷하게 보였다. 신경 사이에 자리 잡은 해면종의 측면 막을 조심스럽게 열고 피를 빼낸 뒤, 마이크로시저를 사용해 신경으로부터 조심스럽게 잘라냈다. 그러는 동안 모니터의 경고음이 울리지 않도록 세심하게 주의를 기울였다. 이로써 이전에 모니터를 자극했던, 신경에 가해지는 견인력이 줄어들었다. 모니터는 금세 조용해졌다.

남아 있는 해면종이 있는지 확인하기 위해 30분간 절제강을 샅샅이 뒤졌다. 아무것도 보이지 않았다. 심장이 박동할 때마다 아주 미세하게 뇌가 맥동했다. 정상의 모습이었다. 척수액은 투명했다. 보이지 않는 혈관의 출혈 흔적은 전혀 없었다. 이제 봉합할 시간이었다. 마지막으로 한 번 더 들여다보는 게 좋겠다고 나 자신을 설득했다. 마침내, 이제 더는 들여다볼 곳도 없었다. 깨끗했다. 적어도 내가 봤을 때는 더는 남아 있는 해면종이 없었다.

우리는 수술을 마무리했다. 단단한 봉합사로 경막을 닫고, 뼈 플랩을 고정하고, 두피를 봉합했다. 레지던트가 절개 부위에 드레싱을 대고 붕대로 머리를 감쌌다.

그런 다음, 우리는 헤이든이 깨어나길 기다렸다.

놀랍게도 헤이든은 마취 이전보다 나은 상태로 48시간 만에 세 번째 마취에서 깨어났다(수술, MRI, 그리고 다시 수술). 안면의 움직임이 그대로 보존되었을 뿐 아니라 왼손의 협응력도 더 좋아져 있었다. 조금이 아니라 크게 좋아진 모습이었다. 침대에 누운 채 중환자실로 옮겨지던 헤이든은 날 보며 양손을 들고 엄지손가락을 치켜세웠다. 희망적이었지만 그래도 다음 날 아침 스캔 결과가 나올 때까지 잠자코 기다리며 가족들에게 말을 아꼈다.

* * *

그렇게 토요일 아침이 되자 나는 회진을 마치고 책상으로 돌아가 앉았다. 스캔을 기다리고 있었다. 전날 밤, 잠이 들었다가도 자꾸만 깼다. 당직 의사들에게 걸려온 전화 때문에 깬 것도 있었고, 이 순간을 '미리 경험하고' 있는 것 같은 느낌 때문에 깬 것도 있었다. 수년간 나는 이래 왔다. 다른 모든 건 배경으로 사라져 들어가고, 시간이 가까워질수록 기다림은 거의 견딜 수 없는 지경에 이른다. **부디 스캔 결과가 깨끗하게 해주세요. 제발.**

새로고침 버튼을 누른다. 정지.

여전히 무소식이다.

MRI 검사실에 전화를 걸었다. **지금 촬영대 위에 누워 있어요. 교수님. 조금만 기다리세요.** 내 직통 전화에 익숙한 직원들이 웃으며 말한다. 누구의 눈도 의식하지 않고서 사무실 전화기에 대고 미친 사람처럼 소리라도 지르고 싶지만, 차마 그러진 못한다. 나도 같이 웃은 뒤에 수화기를 제자리에 내려놓는다.

그러다 어느새 화면에 나타난다. MRI 촬영이 끝났다. 나는 화면을 내려가며 결과 사진을 확인한다. 처음엔 빠르게, 그 다음엔 천천히. 이번엔 다른 각도에서 찍은 사진들을 훑어본 뒤, 확실히 하기 위해 다시 한번 천천히 확인한다. 전보다 훨씬 더 느리게 아무것도 빠뜨리지 않으면서.

깨끗하다.

우리를 두개골 속으로 다시 들어가게 했던 해면종을 포함해 모든 해면종이 깨끗이 사라졌다.

의자 등받이에 몸을 기댄 채 눈을 감았다. 한순간에 안도감이 나를 덮쳤다. 내 안에 감사가 스며들기 시작했다. 감사는 내 안을 가득 채우고 잠시 머물렀다가 조금씩 빠져나갔다. 내가 의도한 대로 수술을 진행할 수 있었고, 수술 이후 헤이든이 무사히 깨어나 잘 있다는 것에 대한 감사. 곧 중환자실로 걸어가 헤이든의 가족에게 앞으로의 10년은 이전까지의 10년과 다를 거라고 말해줄 수 있다는 것에 대한 감사. 물론 새로운 어려움이 닥칠 것이다. 그러나 지금까지와는 다른 어려움이다. 이듬해 검사 때 해면종이 발견될지도 모른다는 걱정, 뇌 수술을 다시 받게 될 수도 있다는 우려, 수술 중 출혈이든 실수든 무슨 일이 생겨서 수술 이후 전혀 다른 사람이 되어 전혀 다른 방식으로 세상을 살아가야 할지도 모른다는 두려움은 아니었다. 혹시 모를 경우를 대비해 앞으로도 몇 년간은 추적 검사를 해야 할 테지만, 깊은 걱정과 함께 한 세월, 모든 게 괜찮을 거라고 스스로를 설득하던 시간은 이제 끝이었다.

RTOR과 더불어 병원 관리자들이 내 수술의 효과와 효율을 수치로 확인하는 또 다른 지표인 LOS average length of stay(평균 재원 일수 – 옮긴이 주)는 물론 올라갈 것이다. 무엇이 진정으로 중요하고 무엇이 그렇지 않은지 꽤 오랜 세월 알고 있으면서도, 스스로 그 지표를 완전히 놓아버리지 못한다는 것 또한 알고 있던 나는 움찔했다.

나는 컴퓨터 화면의 이미지 창을 닫고, 등을 기댄 채 며칠 전 해면종이 커졌다는 사실을 알게 된 직후에 헤이든이 내게 묘사했던 그 장면을 상상했다. 헤이든이 언젠가 반드시 돌아가고 싶다고 했던 그 장면. 헤이든이 일손을 거들며 자신이 지은 집의 지붕 위에 걸터앉아 있는 모습이 머릿속에 그려졌다. 머리 위 푸른 하늘, 여기저기 못 박는 기계에서 울리는 소리. 어느덧 나는 언젠가 헤이든이 지은 집에서 살게 될 사람들을, 그들이 살아갈 삶을 상상하고 있었다. 여러 집이 나란히, 구획별로 단정하게 늘어서 있는 건 인간의 협응력이라는 기적이 있기에 가능한 일이다. 또 하나, 헤이든의 손이 이제는 조금도 떨리지 않기에. 사무실에 앉아 있는 지금, 줄줄이 늘어선 집들과 그 안에 사는 사람들을 생각하며 나는 나 자신에게 무엇이 진정으로 중요한지 다시 한번 생각했다. 그러자 내 하루를 채울 수 있는 모든 지표와 자기비판이 희미하게 사라져갔다.

23장

모든 기적

몇 해 전, 유타에 사는 내 오랜 멘토이자 친구에게 전화가 걸려왔다. 최근에 맡았다는 여덟 살 남아의 수술 때문이었다. 어느 추운 밤, 아버지와 함께 차고에서 몸을 옹송그린 채 놀고 있었는데 앞에 있던 난로가 폭발했다. 뜨거운 파편 덩어리가 아이의 목 오른쪽을 찢고 들어가 경동맥에 구멍을 내고, 경정맥을 완전히 자르고, 혈관들을 손상하고, 중요한 신경을 망가뜨렸다. 아이 아버지가 몇 시간 동안 아이의 목 상처를 압박한 것으로 보아 출혈도 있었던 게 분명했다. 아버지는 정신없이 눈길을 달려 아이를 병원으로 데려갔고, 그곳에서 아이는 구급차에 실려 지역 아동 병원으로 전원되었다. 그렇게 아이는 마침내 응급실 소생실로 들어가 내 친구의 팀에게 인계되었고, 수술실로 향해 손상된 혈관을 치료받았다.

친구가 내게 전화를 걸었던 건 아이의 신경 손상 때문이었다. 몇 달이 흐른 지금, 아이의 팔이 지속적으로 약해지고 있다고 했다. 사실, 약간의 감각이 돌아오긴 했지만, 아이의 오른팔은 거의 있으나 마나 한 수준이었다. 그날 수술실에서 유타팀은 척수에서 나와 쇄골 아래를 통과해 팔 근육으로 이어지는 매우 복잡한 신경 다발인 상완 신경총brachial plexus(팔신경얼기)의 손상을 확인했다.

상완 신경총의 구조는 정말 복잡하다. 의대에 다닐 때 그 복잡한 구조에 푹 빠져서 육안 해부학을 붙들고 카데바 실습실에 박혀서 낑낑댔을 정도다. 상체를 길게 지나는 척수에서 작은 신경 뿌리들이 나오고, 이 미세한 신경 뿌리는 신경공이라고 하는 척수관 측면의 작은 구멍을 통해 이동한다. 뿌리들은 경추에서 측면 목 근육의 은신처로 들어가 머리를 오가는 주요 혈관들을 엮어주고, 고도로 예측 가능한 패턴으로 수렴 및 분열을 시작한다. 그렇게 팔 근육에 분포하는 다섯 개의 주요 신경 줄기가 되어 쇄골 아래에서 그 모습을 드러낸다. 아주 드문 경우를 제외하고는 이 패턴이 모든 사람에게 동일하게 나타난다는 사실이 내게는 굉장히 흥미롭다. 거의 30년 전에 카데바에서 봤던 패턴을 오늘날 분만 외상을 입은 신생아를 수술할 때도 똑같이 본다. 수술실에 들어가 진주처럼 하얀 신경에서 조심스럽게 주변 조직을 분리해 신경총의 형태가 눈앞에 드러날 때마다 마크라메macramé(명주실이

나 끈 따위의 재료로 매듭을 지어 다양한 무늬를 만드는 수예 - 옮긴이 주)
가 떠오른다. 아름답고, 복잡하게 얽혀 있는, 섬세한 마크라메.

통화하고 몇 주 뒤에 그 아이, 레너드와 아이 아버지를 내 진료
실에서 만났다. 그때는 사고가 난 지 거의 6개월이 지난 뒤였다.
두 사람은 바짝 붙어 앉았고, 레너드는 아버지의 옆구리에 얼굴
을 파묻고 있었다. 레너드의 아버지가 아들의 상태를 내게 설명
하기 시작했다. 응급수술을 받은 뒤 조금씩 회복했지만, 오른팔
은 여전히 마비 상태로 계속 옆구리에 붙어 있었고, 석 달쯤 접어
들었을 때 손목과 손가락이 움직이기 시작했다고 했다. 손가락이
움직인다는 건 가장 긴 신경이 회복되었다는 신호였다. 그러나
가장 큰 어깨 근육인 삼각근으로 이어지는 가장 짧은 신경은 회
복되지 않았다는 의미이기도 했다. 레너드는 오른팔을 몸통에서
떼어내지 못했다. 이두근으로 가는 신경도 작동하지 않아서 팔꿈
치를 구부리지도 못했다. 그러니까 오른손을 입으로 가져갈 수
없다는 의미였다. 다친 지 4개월이 지나자 레너드의 아귀힘이 나
날이 강해졌지만, 그 손은 제대로 기능한다고 말할 수 없는 상태
였다. 레너드가 살아 있다는 것 자체가 기적이었다. 그리고 조만
간 학교로 돌아가 전처럼 생활할 수 있게 될 거란 사실도 마찬가
지로 기적이었다.

그러나 그날 우리의 대화 주제는 레너드가 완벽하게 정상적인
팔을 다시 갖게 될 가능성에 관한 것이었다. 레너드 부자와 마주
앉은 나는 레너드가 어떤 수술을 받게 될 것인지, 그 이유가 무엇

인지, 수술에는 어떤 위험이 따르는지에 대해 차분히 얘기했다. 레너드의 부상 부위는 전혀 건드리지 않을 거라고 했다. 흉터도 많고 손상도 너무 심했다. 이미 치료한 경동맥이 다시 손상될 위험이 너무 컸다. 목 대신 팔에서 신경을 찾아 수술할 계획이라고 설명했고, 레너드 부자는 주의 깊게 들었다. 설명이 끝나고 잠시 정적이 흘렀다. 레너드의 아버지가 몇 달 사이 영겁 같은 트라우마를 겪은 여덟 살 아들을 향해 몸을 돌리고 물었다.

"아들, 어떻게 하고 싶니? 네 팔이잖아."

레너드가 아버지의 얼굴을 올려다보았다. 그러더니 자기 왼손을 뻗어 오른손을 잡아서 아버지의 목을 감싼 뒤 왼손으로 반대편 목을 감싸 아버지를 안았다. 아이는 아버지의 어깨에 머리를 얹은 채 아버지에게만 들릴 만큼 작은 목소리로 대답했다. 레너드의 아버지가 고개를 들고 내 얼굴을 쳐다보았다.

"선생님, 저희는 모든 기적을 바랍니다."

우리 아버지가 손에 힘이 빠진다고 얘기했던 날은 내가 아버지에게 결혼식 들러리를 서달라고 부탁했던 날이었다.

몇 주 만에 아버지는 루게릭병 진단을 받았고, 나는 감별 진단 alternative diagnosis(환자의 의학적 상태를 파악하고, 그와 유사한 증상을 보이는 다른 질병을 비교, 검토하는 진단법 – 옮긴이 주)을 위해 엄청난 양의 책을 읽어댔으나 결과는 달라지지 않았다. 의대 졸업을 6개월 앞두고 있던 그 사이, 여느 루게릭병처럼 아버지의 루게릭병도 가

차 없이 진행되었다. 나는 시간이 날 때마다 잭슨에서 90분 거리인 미시시피 남부로 차를 몰았고, 성인이 되고 나서 그 어느 때보다도 많은 시간을 아버지와 함께 보냈다. 의대를 졸업하고 나면 나는 레지던트 생활을 하기 위해 듀크로 떠나야 한다는 걸, 그리고 아버지는 속수무책으로 약해지리란 걸 이미 알고 있었기 때문이다.

그 시절 아버지는 몇 번 더 비행기 조종을 했고, 나는 그 옆자리에 앉아 하늘을 날았다. 지금 생각해보면 아버지와 함께 하늘을 날았던 그 모든 시간을 그때는 너무나 당연하게 여겼던 것 같다. 그때 우리 부자가 마지막으로 함께했던 비행이 아버지의 마지막 조종이었다. 아버지의 손은 한눈에 보일 정도로 약해져 있었다. 아버지는 비행기를 감속해 착륙 준비를 할 수 있도록 자기 대신 스로틀을 잡고 살짝 당겨달라고 내게 부탁했다. 오랜 세월 아버지와 함께 하늘을 날면서 눈치챈 게 하나 있었는데, 그건 착륙할 때마다 아버지가 흰색 선으로 적힌 활주로 번호를 착륙 지점으로 겨냥한다는 것이었다. 대기 속도가 떨어지면서 지면에 가까워진 기체가 활주로에 닿기 직전, 플레어flare(착륙 직전에 기수를 세우는 것 – 옮긴이 주)를 할 때 아버지는 조종간을 아주 살짝 움직였다. 언젠가 아버지는 조종 장치가 잘 작동하는지 확인하려는 거라고 말했지만, 나는 그게 이번에도 무사히 집에 도착했다고, 이번에도 숫자 위에 완벽하게 착륙시켰다고 자기 자신에게 얘기하는 방식이 아닐까 생각했다.

아버지가 이런 얘길 들려준 적이 있었다. 주 방위군 공군 머리디언 기지에서 지휘관으로 복무할 때 있었던 일인데, F-4 팬텀을 몰고 멕시코만 상공을 지난 뒤 시간을 확인해보니 예정 시각보다 훨씬 일렀다. 아래를 보니 해군 항공모함이 있었다. 누구나 알고 있듯이 공군과 해군 조종사 사이의 경쟁심은 어마어마하다. 해군이 해군 조종사의 실력이 더 출중하다고 주장하는 근거는 밤에도 항공모함에 전투기를 착륙시켜야 하는 상황이 있다는 것 단지 그뿐이었다. 물론 공군은 이를 터무니없는 소리라고 생각했다. 그날 예정보다 일찍 도착해 맑은 하늘 7,500피트 상공에 떠 있던 아버지는 그 기회를 놓치지 않았다. 아버지는 항공모함에 접근을 요청했다. 완전히 착륙한 건 아니었고, 적당한 거리와 높이를 유지한 채 접근하여 갑판을 구경했다고, 갑판이 꼭 일렁이는 파도처럼 보였다고 했다.

아버지가 이 얘기를 해준 건 마이애미로 가는 비행기 안에서였다. 최대한 많은 시간을 함께 보내려고 노력했던 그 시절, 마법 같았던 여섯 달, 곧 있으면 나는 떠나야 하고 아버지는 죽는다는 사실을 둘 다 알고 있었던 그때. 아버지의 이야기를 다 듣고 나서 나는 항공모함에 접근한 뒤에 대단한 깨달음이라도 얻었느냐고 물었다.

"작은 갑판이 물속에서 위아래로 출렁거리는 걸 보고 깨달은 게 있긴 하지."

아버지가 대답했다.

"해군 놈들이 비행할 때는 최고의 조종사가 아닐지 몰라도 **착륙**할 때만큼은 빌어먹을 최고일 수도 있겠네, 싶더구나."

그날 아버지는 마이애미대학교에서 진행 중인 임상 3상 시험에 참여하기 위해 가는 길이었다. 특정 신경영양인자가 ALS 환자의 기대 수명 및 삶의 질에 미치는 영향을 조사하는 연구였다. 공항에 도착했을 때 게이트에서 수하물 벨트까지 걸어가는 데 걸리는 시간이 아버지의 생각보다 길어서 내가 서둘러 휠체어를 요청했다. 아버지는 자신이 휠체어 신세를 져야 한다는 현실을 받아들일 준비가 아직 되어 있지 않았다. 마이애미 근처에 살고 있던 누나가 지붕이 없는 지프형 무개차를 타고 공항으로 마중 나왔다. 루게릭병으로 팔이 너무 약해진 아버지는 차를 타고 이동하는 동안 얼굴에 흐르는 땀방울을 닦아내지도, 바람 때문에 얼굴에 달라붙는 머리카락을 쓸어 넘기지도 못했다.

병원에 도착하고 금세 아버지는 연구용 약물을 정맥주사로 맞은 뒤 일련의 강도 테스트를 받았다. 그 모습을 보고 있자니, 한때 내 인생에서 가장 강했던 남자가 얼마나 약해졌는지 확인시켜주려는 테스트인 것만 같았다. 몇 년 뒤 아버지가 돌아가셨고, 나는 아버지가 임상 시험에서 맞은 주사가 연구용 약물이 아니라 위약이었다는 사실을 알게 되었지만, 결과적으로 연구 약물에 효과가 없는 것으로 밝혀졌기 때문에 그렇대도 달라질 건 없었다.

공항으로 돌아가는 택시를 탔는데 교통 체증이 극심해서 생각보다 도착이 늦어졌다. 나는 아버지의 휠체어를 밀면서 황급히 게이트로 달렸지만, 우리가 게이트에 도착했을 땐 간발의 차이로 탑승을 마감한 상태였다. 그 당시만 해도 최종 점검이 끝나도록 게이트 문이 열려 있었다. 경고 신호가 뜨든 말든 아버지는 내게 게이트에서 탑승권의 수를 세고 있는 직원을 지나쳐 계속 휠체어를 밀라고 지시했다. 결국, 경고음이 울렸다. 직원 몇 명이 빠르게 우리 쪽으로 내려왔다.

"계속 밀어."

아버지가 말했다. 나는 정면을 바라봤다. 덜컥. 방지턱이 있었다. 우리는 계속 앞으로 움직였다. 그렇게 우리는 탑승교 끝에 다다랐다. 비행기가 게이트를 떠나 활주로로 진입할 준비를 할 수 있도록 탑승교가 뒤로 당겨지면서 기체와 탑승교 사이에 50센티미터 남짓의 간격이 벌어졌다. 그 사이로 늦은 오후의 열기가 밀려 들어왔다.

조종석 창문으로 우리를 발견한 조종사는 깜짝 놀란 얼굴이었다. 누가 봐도 잔뜩 화가 나 있는 직원 셋이 엔진 너머로 우리에게 고함쳤고, 양팔을 흔들며 안쪽으로 들어오라고 손짓했다. 그중 한 사람은 비상 지원 요청을 하기 위해 탑승교 끝에 있는 수화기를 집어 들었다.

아버지는 축 늘어진 손이 달린 팔을 들려고 애썼고, 조종사에게 창문을 열어보라는 손짓을 겨우겨우 할 수 있었다. 간격이 벌어져 있었는데도 조종실은 전혀 멀리 떨어져 있지 않았다. 주변은 혼돈 그 자체였다. 학과장님에게 이 상황을 어떻게 설명해야 할지 생각하니 그저 막막할 따름이었다.

"안녕하십니까. 저는 주 방위군 소속 186 비행단에서 지휘관으로 퇴직한 존 웰론스 대령입니다."

어마어마한 소음을 뚫고 아버지가 외쳤다.

"퇴직 전까지 40년 넘게 복무했습니다. 저는 ALS 환자고, 마이애미대학교에서 진행하는 임상 시험에 참여하러 이곳에 왔습니다. 그리고 그런 저를 아들이 집에 데려다주려고 합니다. 아들은 의대생이고요. 공항에 오는 길이 막혀서 늦었고, 그건 정말 미안하게 됐습니다. 기장님, 저희를 집에 데려다주시면 안 되겠습니까?"

기장은 아버지를 한 번 쳐다보고, 나를 한 번 그리고 아버지를 다시 한번 쳐다보았다. 그러더니 조종석에 기댄 채 라디오 마이크에 대고 뭐라고 말한 뒤, 직원들을 돌아보고는 고개를 끄덕였다.

기장이 직원 한 명에게 탑승교를 기체 가까이 연장하라고 손짓했다. 비상 지원 요청을 받은 사람들이 다가오자 직원들이 오지 말라며 손을 흔들었다. 50센티미터 남짓의 간격이 메워지자 우리도 이제 탑승교 가장자리에서 멀어졌다. 곧 비행기의 문이 열리더니 그 안에 서 있던 여성 승무원 두 명이 황당하다는 표정으로 우리 다섯 명을 바라보았다.

"제이, 여기 가만히 서 있기만 할 게 아니고."

아버지가 한쪽 입가로 내게 나직이 속삭였다.

"안으로 들어가야지, 어서!"

아버지를 휠체어에 태운 채 문을 통과해 비행기 안으로 들어 갔다. 이미 진이 빠진 아버지는 평소보다 더 많은 도움을 받으며 통로 쪽 자리에 앉았다. 직원들이 친절하게도 휠체어를 비행기에 서 내려주었고, 아버지를 돌아보며 손을 흔들고 떠났다. 아버지 는 따뜻한 미소로 화답했다.

조종실 문이 열렸다. 곧 조종사가 우리 앞에 나타났다.

"이 정도 소동이면 틀림없이 공군 장교쯤 되겠거니 했습니다."

조종사가 활짝 웃으며 말했다. 뒤미처 자기소개를 했다.

"저도 해군에서 대령으로 퇴직했습니다. 민간인으로 돌아가기 전에 기장이 되었죠. 아내 때문인 게 크지만."

"기장님."

아버지가 대꾸했다.

"어떻게 감사 인사를 드려야 할지 모르겠습니다."

"천만에요, 대령님. 이제 편히 앉아서 쉬세요. 아, 이게 미 해군 의 호의라는 사실만 잊지 마십쇼."

남자가 웃으며 말한 뒤 빠르게 경례하고 조종실로 사라졌다.

엔진 소리가 들리기 시작할 때까지도 나는 놀란 상태 그대로 조용히 앉아 있었고, 우리는 계속해서 활주로를 달렸다. 다른 승 객들이 우리 쪽을 힐끗 쳐다보았지만, 금세 자기들의 읽을거리로 시선을 돌리며 이전의 상태로 돌아갔다. 아버지가 내 쪽으로 고 개를 돌리고 미소 지으며 나직이 말했다.

"뭐, 적어도 착륙은 아주 매끄럽겠구나."

유타에서 온 소년은 수술대에 누운 채 잠들어 있다. 내가 수술
포를 덮는 걸 보면 동료들이 제단을 쌓느냐고 농담할 정도로 꼼
꼼하고 정교하게 환아의 오른팔, 목, 가슴 전체에 수술포가 덮여
있다. 팔은 몸에서 90도 각도로 벌어진 채 인사하는 자세로 만들
어져 있고, 네 장을 겹쳐 쌓아놓은 수건 위에 손이 올려져 있다.
오늘, 우리는 기적을 향해 나아간다. 그러나 우리는 어리석지 않
다. 이미 치료한 혈관을 다시 여는 위험을 감수하면서 들쭉날쭉
한 흉터가 남은 목 부위 폭발 현장으로 재진입하지는 않을 것이
다. '피터의 돈을 빼앗아 폴에게 진 빚을 갚는 것'이 오늘 우리의
목표다. 표적 근육을 지배하는 신경을 팔 아래에서 찾아서 여분
의 신경 다발을 가져온 뒤 기능하지 않는 근육에 다시 신경이 분
포하도록 만들겠다는 것이다.

인공호흡기의 리드미컬한 쉬익쉬익 소리가 수술포 주변에서
들려온다. 우리는 상완 안쪽 이두근과 삼두근 사이의 깊은 홈을
따라 절개하여 그 안에 있는 신경 중 몇 개를 조심스럽게 노출시
켰다. 우리의 표적은 이두근으로 직접 들어가는 작은 신경 그리
고 손가락과 손목을 구부리는 것이 주된 기능인 척골 신경이다.
표적 신경을 찾으면 수술용 현미경을 수술 영역으로 가져온다.
현미경을 통해 보면서 우리는 척골 신경의 신경외막을 연다. 섬
세하고 작은 신경 다발을 노출하려면 보호 덮개인 이 신경외막을

반드시 세로로 길게 절개해야 한다. 콘솔 앞에 앉아 신경 모니터링을 하고 있던 테크니션은 우리가 예상대로 신경을 살짝 건드렸지만, 손상은 없다고 일렀다.

매번 이런 수술을 하기 전이면(모든 수술 준비를 마치고 피부 절개를 하기 전의 상태) 나는 팔과 손의 주요 근육이 있는 피부에 가느다란 바늘 몇 쌍을 조심스럽게 통과시킨다. 바늘은 형형색색의 와이어에 부착되고, 그 와이어는 팔과 수술대의 측면을 따라 이어져 수술실을 길게 가로질러 모니터로 연결된다. 그리고 이러한 상황에 대비해 특별히 훈련된 테크니션이 와이어를 배치한다.

이 단계를 수행하려면 우리는 손목 굴곡을 일으키는 근육을 자극하는 척골 신경 내에서 신경 다발을 찾아야 한다. 인체의 많은 기적 중 하나는 여분의 신장, 난소/고환, 목 **양쪽**에서 뇌를 오가는 혈관처럼 중복되는 구조물이 존재한다는 것이다. 이처럼 중복되는 특징을 우리는 일종의 술수로 활용할 것이다. 손목을 구부리기 위해서는 여러 근육이 개입하는데, 이들 근육은 척골 신경과 정중 신경이라는 두 주요 신경의 지배를 받는다. 수술 전반부에 우리가 세운 계획은 척골 신경의 작은 신경 다발 안에서 중복되는 신경을 찾아 잘라낸 다음, 이두근으로 들어가는 신경에 꿰맴으로써 신경총이 손상될 때 기능을 상실한 이두근의 회복을 돕는 것이다. 시간이 지나고 신경이 치유되면서 뇌는 처음 의도와 전혀 다른 행동을 하도록 신경을 재훈련하게 된다. 그래서 교묘한 술수라고 한 것이다.

척골 신경에서 신경 다발을 해부한다. 수술용 현미경은 가장 높은 배율로 설정되어 있고, 캄캄한 수술실을 밝히는 건 가느다란 한 줄기 빛뿐이다. 우리는 갈고리 모양의 프로브를 사용해 표적을 자극한다. 그렇게 해서 정확한 신경 다발을 찾으면, 이제 신경을 잘라낼 차례다.

수술실 모퉁이에서 날카로운 소리가 들린다.

"선생님, 방금 무슨 일이 생겼습니다. 안 좋은 일이요."

테크니션이 걱정스러운 목소리로 말했다.

"아, 미안해요."

신경을 자를 거라고 그에게 미리 말한다는 걸 깜빡했다.

"괜찮습니다. 이제 하나씩 수리 들어갑니다."

나는 대답을 마저 한다.

"간 떨어질 뻔했어요, 선생님. 그러실 때마다 제 간이 아주 콩알만 해진다니까요."

나는 마스크 속에서 옅은 미소를 지으며 수술을 계속 이어간다. 미세한 가위를 사용해 이두근으로 들어가는 신경을 자른다. 이때 척골 신경 다발과 표적 신경이 서로 연결될 수 있을 만큼 양쪽 모두에 충분한 길이를 확보해야 한다. 그런 다음, 두 신경을 하나로 이어 붙인다. 매우 세밀한 작업이기 때문에 수술실 안에 의도하지 않은 기류라도 생겼다가는 봉합사가 현미경 바깥으로 날아가 시야에서 사라질 수 있다. 이 작업을 할 때면, 최대한 몸을 움직이지 않으려고 하다 보니 숨 쉬는 것조차 깜빡깜빡한다.

척골 신경에서 사용 가능한 신경 다발의 근위 끝은 근육으로 가는 신경 절단부의 원위 끝에 봉합되며, 양 끝은 미세한 틈을 통해 개별 신경이 성장해나가게끔 연결된다.

"싸구려 좌석에서 보니 제법 그럴듯하네요."

스크럽 간호사가 앞에 놓인 화면을 통해 이 모든 과정을 지켜보며 말했다.

"자, 전반부 끝입니다."

내가 대꾸한다.

"다음은 겨드랑."

이제 우리는 어깨 움직임을 회복시킬 작업을 해야 한다. 환아의 매끈한 우측 액와(겨드랑을 일컫는 의학 용어다)까지 절개 부위를 깊게 확장한다. 얇은 피부 바로 아래 복잡하게 얽혀 있는 혈관과 신경이 우리의 이번 표적이다. 이번에는 상완 신경총 위쪽까지 올라가 손상 부위에 더 가까이 접근하지만, 부상당한 부위 바로 아래까지만 올라간다. 곧 의도했던 두 개의 신경을 찾아 자극을 준 뒤 수술 후반부를 준비한다. 전반부에 했던 것과 마찬가지로 신경재생 또는 신경이식술이라고 부르는 수술을 진행할 것이다. 1세기도 더 전이었던 제1차 세계대전 당시 외과 의사와 군인들로부터 전해진 오랜 수술법이다.

상완 뒤에 있는 삼두근은 머리가 세 개 달려서 '삼'두근이다. 그리고 각각의 머리는 요골 신경에서 나오는 신경 가지를 가지고 있다. 레너드의 삼두근은 이두근이나 삼각근과 달리 시간이 지나면서 완전한 기능을 회복하여 팔을 잘 펼 수 있었다. 여기서 우리의 술수가 하나 더 나온다. 삼두근은 두 개의 머리만 온전하면 제기능을 할 수 있으므로 신경 가지 하나의 경로를 변경해도 된다. 긴 가지를 잘라낸다(이번에는 잊지 않고 테크니션에게 미리 알리고). 우리는 신경 가지를 가지고 액와 신경axillary nerve(겨드랑 신경)까지 쭉 올라간다. 액와 신경은 삼각근에 분포하여 팔의 움직임 대부분을 담당하는 삼각근을 통제한다. 거기서 액와 신경을 절단한 뒤 현미경을 들여다보며 작업을 시작한다. 작업을 끝내면, 근육층과 피부를 봉합하고 신속하게 빠져나와 수술을 마친다.

신경외과 의사들은 뇌척수액을 다루는 수술을 할 때면 '마치 배관 작업 같다'라고 묘사하고, 신경을 다루는 수술을 할 때는 '전기 기사가 된 것 같다'라고 표현하곤 한다. 그러나 사실, 앞선 이야기에서도 언급했듯이 신경을 복구하는 것은 전선 끝을 서로 이어 붙인 뒤 스위치를 클릭하면 불이 켜지는 것과는 다르다. 그 효과가 전혀 즉각적이지 않기 때문이다. 신경이 자라는 속도는 아주 더디다. 기껏해야 하루에 1밀리미터씩 자란다. 그러니까 전기 기사가 집을 떠나고, 카펫을 제자리에 깔고, 가구를 제자리로 돌려놓고, 청구서를 모두 지불했지만, 6개월에서 9개월 동안은 집에 불이 켜지지 않는 그런 상태인 것이다. 신경 수술을 할 때마다 이러한 사실을 반드시 사전에 얘기하지만, 아무리 미리 알고 있어도 당사자에게 그 시간은 영겁처럼 느껴진다.

6개월 뒤, 레너드 부자와 처음 만났던 바로 그 진료실에서 이들 부자와 다시 만났다. 두 사람 모두에게서 빛이 뿜어져 나왔다.

"선생님께 빨리 보여드리고 싶다고 난리예요."

레너드의 아버지가 말했다.

"뭘까, 어서 보여줘봐!"

나는 레너드를 보며 대답했다.

"선생님도 빨리 보고 싶구나!"

레너드는 왼팔을 들고 손을 흔들었다.

"레너드, **오른팔**을 들어야지!"

내 말에 우리는 모두 웃음을 터뜨렸다.

수술에 앞서 의사와 환자는 대화를 나누는 시간을 갖는다. 진솔한 대화. 수술이 필요한 까닭에 대해 보호자와 때로는 아이들이 듣게 되는 아주 진솔한 대화다. 상황이 분명할 때도, 위험할 때도 있다. 그러나 보장할 수 있는 상황은 결코, 결단코 없다. 의도한 대로 잘 진행될 거라는 보장도, 수술 합병증이 생기지 않으리라는 보장도 없다. 소아신경외과에서 척추나 상완 신경총처럼 뇌가 아닌 부위를 수술할 때는 혈관이나 신경 또는 척수가 늘 인접해 있다. 뇌 수술의 경우, 몇 밀리미터의 움직임에 따라 환자는 말하거나 보거나 움직이는 능력을 잃을 수가 있다. 사람들에게 수술의 위험성을 이해시키고 기대치를 낮추도록 하는 것이 내 역할이라고 생각한다. 아마도 내 멘토인 제리 오크스 선생님의 영향 때문일 것이다. 선생님이 런던의 그레이트 오먼트 스트리트 아동 병원에 있을 때 간호사들에게 수술 전에 환자 가족들과 얘기하지 말라며 한 소리 들은 적이 있다고 했다. 선생님이 "생길 수 있는 모든 합병증을 열거하며 환자들을 겁주고 있다"는 이유 때문이었다.

이 수술을 진행하기 전에 바로 이 진료실에서 대화를 나눌 때 나는 이들 부자에게 레너드가 다시 코를 만질 수 있게 되면 좋겠다고, 몸에서 몇 도라도 팔을 떼어 움직일 수 있게 되면 좋겠다고 얘기했다. 그러나 그 대신 레너드는 양팔을 높이 들고 만세 자세를 취했다. 우리는 모두 크게 환호했다. 복도에 있던 레지던트와 간호사가 진료실 안에서 얼싸안고 기뻐하는 우리를 쳐다보았다.

레너드가 나를 바라보았다.

"한 가지 더 있어요, 선생님."

레너드는 오른팔을 들더니 오른손을 이마 옆으로 가져다 대고 경례 자세를 취했다.

경례는 우리가 일상에서 흔히 보는 단순한 자세다. 그러나 이 경례 자세를 볼 때마다 나는 어디에 있든 간에 아버지의 얼굴이 눈에 보인다. 우리는 바로 그 진료실 안에서 레너드의 회복을 축하하고 있었으므로 레너드가 이런 내 마음을 알 리는 없었다. 사실, 아버지의 얼굴만 보이는 게 아니다. 그럴 때마다 지난날의 내 모습도 함께 본다. 두 살 때 서재의 소파 테이블에 앉아 있는 사진 속 내 모습. 자라면서 매일 봤던 사진. 진지한 표정. 군 조종사의 아들. 카메라를 정면으로 응시하며 경례하는 내 모습. 지난날 우리가 함께했던 수많은 유도로 중 한 곳에서 기다리고 있는 나 그리고 웃는 얼굴로 나를 향해 걸어오며 내 경례에 답하는 아버지의 모습을 본다. 마이애미에서 돌아오는 비행기 안, 우리 부자가 함께했던 마지막 여행을 본다.

아버지에게 경의를 표했던 친절한 기장. 더는 손을 머리까지 올릴 수 없었지만, 자신의 의도만큼은 확실하게 전달한 아버지의 결연한 얼굴. 내가 정확히 어떤 길을 걷게 될지 생전에 아버지는 전혀 알지 못했다. 내 앞길이 이와 같은 삶으로, 그 모든 환자에게, 지금 내 앞에 있는 이 아이에게 이어질 거라는 사실을. 이 한 번의 경례가, 레너드의 몸짓이 나라는 존재를 뚫고 나가 시간과 공간을 초월해 아버지에 대한 기억을 향해 간다. 그리고 진료실 안 진찰대 주변에 모여 있는 우리를 향해 성큼성큼 걸어오는 아버지를 보았다. 웃는 얼굴로 우리를 바라보며 거수경례로 답하는 아버지. 그렇게 이곳엔 아버지와 아들 그리고 아버지와 아들이 모인다.

밀리미터와 궤적

우리 병원의 신경외과 레지던트들은 화요일 저녁마다 '저널 클럽'에 참여하기 위해 모인다. 저널 클럽에서 레지던트들은 뇌간의 해부학적 구조를 세심히 검토하는 것에서부터 복잡한 두개골 기저 종양 케이스의 수술적 접근법에 대한 단계별 논의, 최근 미국 『신경외과학회지*Journal of Neurosurgery*』에 발표된 획기적인 논문 검토, 경추 골절 시 할로베스트halo vest(가슴부터 머리까지 완전히 고정하여 경추 부위의 굴곡, 신전, 회전을 제한하는 보조기 – 옮긴이 주) 적용에 대한 실습에 이르기까지 신경외과 분야를 광범위하게 다룬다. 고등 과학과 실용적인 학습이 다 있다.

아, 그리고 음식도 있다.

언제나, 어김없이 음식이 마련된다. 레지던트들의 노고에 우리가 베풀 수 있는 최소한의 마음이다. 신경외과 수련의들에게 유명한 신조는 (예측 불가능한 일정과 긴 근무 시간 때문에) **먹을 수 있을 때 먹고, 잘 수 있을 때 자고, 시상하부를 이겨먹으려고 하지 말 것**(일반외과 의사들은 '췌장'이라고 말한다)이다. 그래서 매주 화요일 밤, 음식과 학습을 위해 모이는 것이다.

사실, 레지던트 대다수는 **자신과 비슷한 일과를 보낸 누군가와 함께 시간을 보낼 기회를 위해**, 강도 높은 일과에서 받은 극심한 긴장을 덜기 위해 이 자리에 모인다. 신경외과 수련이라는 전쟁터에서 버티는 건 쉬운 일이 아니다.

그러나 이번 주 화요일 밤에는, 블라인드가 내려져 있고 프로젝터가 웅웅거리는 무미건조한 병원 회의실 대신 우리 집 뒤뜰에 널찍하게 깔아놓은 흰색 의자에 레지던트 열 명이 둥그렇게 모여 앉는다. 파란색 수술복 차림의 레지던트들 모두는 고된 업무를 마친 뒤 지친 모습이다. 음식이 가득 담긴 접시들은 무릎 위에서 균형을 잡고 있고, 반쯤 비워진 수제 맥주 캔들이 의자 주변 바닥에 놓여 있다. 아직 수술 중이거나 응급 상황에 대처하고 있는 레지던트들은 이곳에 오지 못했지만, 그들도 하나같이 훌륭한 의사라는 건 틀림없는 사실이다. 우리에게 가장 큰 영향을 미치는 것들에 관해 이야기 나누는 것이 우리를 구원하는 행동이며, 환자와 의사 모두의 치유에 도움이 된다는 이론이 있다. 그 이론에 따라 오늘 나는 레지던트들에게 교훈을 준 케이스, 기억에 남는 케이스, 혹은 떨쳐낼 수 없는 케이스를 공유해달라고 부탁했다. 오늘은 우리 모임이 내러티브 의학narrative medicine(의료인이 환자를 치료하고 자신을 치유하는 데 '이야기' 훈련이 필요하다는 이론과 함께 시작된 프로그램. '내러티브 의학' 또는 '서사 의학'이라고 부른다–옮긴이 주)에 처음으로 도전하는 시간이다. 솔직히 말하면, 레지던트들이 ('선생님, 죄송합니다만 환자 상태를 한 번 더 확인하러 가야겠습니다. 내일 큰 수술이 있어서 준비해야 할 것 같습니다'라는 등) 그럴듯한 이유를 대며 이 자리에서 빠져나갈 수도 있겠다고, 그래서 기껏해야 세 명쯤 자리에 남아 모호한 이야기를 늘어놓고 토론은 거의 못한 채 (스시와 케밥만 잔뜩 남겨놓고) 모임이 마무리될 수도 있겠다고 걱정했다. 그러나 다행히 그런 일은 생기지 않았다. 내가 쓴 에세이 두어 권이 출판되자, 자신의 경험을 동료들과 공유하고 싶다고 말하는 레지던트들이, 그런 일이 가능하겠냐고 묻는 레지던트들이 있었다.

저녁이 깊어질수록 우리는 조용히 이야기에 빠져들었다. 일부 레지던트들은 생명을 살린 이야기나 큰 위험을 피해간 이야기를 들려주며 자랑스러운 과거의 경험을 회상했다. 이들은 크든 작든 자신의 예상치 못한 행동 때문에 환자가 살아서 병원 밖으로 걸어 나갔거나 복잡한 문제를 해결한 경험을 이야기했다. 누군가의 가족을 영원히 떠나보낸 이야기를 들려주며 깊은 상실감을 토로한 이들도 있었다. 달리 할 수 있는 일이 없는 경우가 대다수이지만, 이들도 더 열심히 일했어야 한다는 죄책감, 문제를 해결할 만큼 똑똑하지 않다는 상실감을 피할 수 없었다.

앞서 말했듯, 결코 쉬운 삶이 아니다.

의학은 이야기로 가득하다. 극적인 이야기. 병원을 충분히 오래 다니다 보면, 이런 이야기들에 굳이 군더더기를 붙일 필요가 없다는 걸 알게 된다. 신경외과에서는 이러한 이야기가 훨씬 더

극적인 경향이 있다. 삶과 죽음, 고통과 기쁨, 심오한 영적 위기와 응답받은 기도의 교차점에 있는 이야기가 대부분이다. 이런 이야기를 듣다 보면 그 무엇보다 삶이 값지고 의미 있는 것이라는 느낌에 빠져들지 않을 수 없다. 이 세상에 산다는 것 자체가 주변의 모든 것을 고조시킨다. 사랑하는 이들과 포옹을 나누는 시간이 이전보다 조금 더 길어진다. 자연 속에서 하이킹하며 들이쉬고 내쉬는 호흡이 조금 더 깊어진다. 안전과 건강에 대한 감사가 이제 더 가까이 다가온다.

코로나19로 의학이 이 세상에 한층 가까워졌다.

이 책을 쓰는 동안 코로나19라는 주제에서 벗어나려고 무척 노력했다. 여기서 다루는 팬데믹 이야기들은 코로나바이러스 때문에 병든 사람들과 남겨진 가족들 또는 예전 생활로 돌아가려는 이들의 이야기다. 또 이들을 돌보기 위해 최전선에서 용감하게 헌신한 사람들의 이야기이기도 하다. 우리가 이 바이러스를 공중 보건의 재난이자 역사적 사건으로 간주하고 있으므로 앞으로 몇 년 동안 이런 이야기는 계속해서 많이 나올 것이다.

이 위기 상황에 집도했던 한 건의 수술 경험이 유독 기억에 남는다. 미국 전역의 의료 종사자들에게 백신이 배포된 직후였고, 그때 처음으로 조만간 이 모든 게 지나갈 것 같다는 느낌이 들었다. 아주 잠시, 정상적인 상황이 아주 잠깐 들렀던 때였다.

2021년 2월, 대부분의 남부 지역에 눈보라가 몰아치던 어느 저녁, 우리 당직팀은 열 살 남아의 응급 개두술을 준비하기 위해 서둘러 수술실로 향하고 있었다. 환아는 두개골과 경막 사이에 혈괴가 형성되어 생명을 위협하는 질병인 경막외 혈종으로 실려 왔다. 아이는 날이 어둑해질 무렵 동네 친구들과 함께 눈 쌓인 언덕에서 썰매를 타고 있었다. 마지막 한 방에 아이는 너무 빠른 속도로 너무 멀리까지 미끄러졌고, 빙판이 된 도로까지 미끄러져서 건너편에 주차된 자동차 밑으로 쭉 들어가고 말았다. 어디로 가고 있는지 보기 위해 미끄러지는 내내 고개를 들고 있었던 탓에 자동차 문 아래쪽에 머리를 세게 박았다. 부딪히기 직전에 고개를 돌려서 얼굴 정면 대신 왼쪽 옆통수로 충격을 받았다.

아이는 현장에서 잠시 정신을 잃었지만 금세 의식을 되찾았다. 구급대원들이 도착해 지역 병원으로 이송할 때까지만 해도 아이는 편안하게 말을 하고 있었고 혼란스러워하는 기색도 보이지 않았다. 그저 문틀에 부딪힌 부위에 두통을 느낄 뿐이었다. CT 검사 결과, 큰 이상이 보이지 않아 다행이었지만, 골절과 경막외 출혈이 미세하게 보여서 여전히 우려스러웠다. 전원 소견을 받고 우리 병원에 도착했을 때 상태는 훨씬 악화해 있었다. 혈괴가 상당히 확장되어 있었고, 뇌압이 차 있는 게 명백했다. 아이는 의식을 잃었다. 수술받지 않으면 죽고 말 것이었다.

큰 소리와 함께 수술실 문이 열렸다. 마취팀과 내 레지던트와 함께 환자를 데리러 갔던 서큘레이팅 간호사였다.

"선생님들."

그녀가 말했다.

"문제가 생겼습니다."

스크럽 간호사, 아까 들어와서 이제 필름을 꽂고 있던 레지던트, 마취 전문 간호사 그리고 나까지. 우리 모두 일제히 고개를 들었다.

'또 뭐지?' 하는 생각이 들었다.

"코로나 신속항원검사 결과가 아직 도착하지 않았습니다."

다시 말하지만, 이때는 코로나바이러스를 신속하고 일관되게 진단하는 방법을 알아낸 직후였고, 노인과 의료 종사자들에게 막 백신이 제공되기 시작한 무렵이었다. 그전까지 우리 의료인들은 환자의 코로나 감염 여부를 알지 못한 상태로 응급수술을 할 때마다 적절한 개인 보호 장구를 착용하고 필요한 예방 조치를 했다. 그러나 외상 환자가 누워 있는 수술실을 향해 갈 때마다 내 목숨이 달린 결정이라는 생각이 늘 따라왔다. 올해 초『포브스Forbes』는 30만 명에 육박하는 의료인이 코로나19에 감염되었고, 그중 900~1,700명이 사망했다고 보도했다. 응급실과 중환자실에서 근무하던 의료인이 대부분이긴 했지만, 다음 통계에는 내가 집계될 운명이라는 느낌을 지우기는 어려웠다. 그러나 이번에는 상황이 달랐다. 1년 만에 처음이었다.

"여러분, 모두 백신 접종 하셨습니까?"

내가 물었다.

"네."

수술실 안에 있던 모두가 같은 대답이었다.

"자, 그럼 시작하시죠."

스크럽 간호사가 끼어들었다.

"뜸 들일 여유가 없어요."

곧 우리 모두는 한밤중 수술실에서 각자 맡은 일에 집중하며 익숙한 페이스로 움직이기 시작했다. 수술이 끝난 이른 새벽, 보통 때라면 회진 시간 전까지 혹은 다음 수술 전까지 눈을 붙이기 위해 각자 흩어졌을 시간이었지만, 누구도 수술실을 떠나지 않고 기다리다가 마취과 전문의가 호흡관을 빼는 모습을 지켜보았다. 아이가 양손에 손가락을 세 개씩 들고 발가락을 꼼지락거리자 모두가 마스크 아래로 미소를 지었다. 그 순간, 아이의 수술대 위에서 우리가 악수하던 그 순간, 세상의 모든 게 제자리를 되찾았다.

그러나 이렇게 쉽게 세상이 바로설 리 없었다.

코로나바이러스, 백신, 심지어 기본적인 공중보건 조치조차도 우리 사회를 심각하게 분열시킬 것이었다. 과학과 비과학 사이를, 이성과 비이성 사이를, 도시와 지방 사이를 그리고 나 자신의 과거와 현재 사이를, 매우 개인적인 방식으로 분열시킬 것이었다. 저널 클럽에 모인 신경외과 레지던트들이 홀로 모든 짐을 짊어지지 않기 위해 자신의 이야기를 타인과 공유해야 했던 것처럼, 나도 마찬가지다. 이 책을 마무리하는 지금, 이 책의 내용은 그동안 내가 배운 모든 것을 추려봤을 때 내 마음에 가장 무겁게 남아 있는 이야기다.

이 책을 쓰기 몇 주 전, 내슈빌 인근 학교의 이사회가 혼란에 빠졌다는 뉴스를 보았다. 이들은 의료 종사자들에게 고함치며 이들의 자동차로 쫓아갔다. 소아중환자실에서 일하면서 어린이 수백 명의 목숨을 살린 의사가 학교 내 마스크 착용 의무화에 찬성하는 연설을 하기 위해 와 있었다. 선동가들은 그녀를 향해 달려가 자동차를 에워싸고 주먹을 휘두르며 위협했다.

당신 어디에 사는지 우리가 다 알아! 끝까지 쫓아가서 찾아낼 거라고!

팬데믹과 정치 갈등이 격화한 상황을 보니 이러한 태도는 내가 나고 자란 고향 땅이자 지금도 살고 있는 남부 지역에 특히 집중된 것 같다. 이 글을 쓰는 지금, 내 고향인 미시시피주는 치명적인 바이러스에 대한 백신 접종률이 거의 최하위 수준이다. 현재 살고 있는 테네시의 주변 풍경을 둘러보면, 곳곳에 반대자들이 보인다. 이들은 내가 10년간 일했던 앨라배마주의 사람들과, 수련의 생활을 했던 노스캐롤라이나주의 사람들과, 내 작은 고향 마을인 미시시피주 컬럼비아의 사람들과 무척 닮았다. 백인, 남부 주민, 기독교인. 인구통계학적 관점에서 보면 나와 매우 흡사한 사람들이다. 내가 어릴 때 뒤뜰에서 같이 놀고, 초등학생 때 같이 학교 수업을 듣고, 중학생 때 같이 춤추었던 그런 사람들이 대부분이다. 펄강Pearl River이 범람할 때마다 유서 깊은 구도심을 지키기 위해 우리 가족들과 함께 모래주머니를 쌓았던 사람들, 우리 할머니가 편찮으실 때 음식을 만들어다 준 사람들, 우리 부모님의 장례식장에 와주었던 사람들, 우리 가족이 기쁠 때나 슬플 때나 변함없이 사랑을 보내주었던 사람들. 그리고 그때나 지금이나 우리 가족이 사랑해 마지않는 사람들.

나는 루이지애나 경계에서 30킬로미터 남짓 떨어진 미시시피의 한 동네에서 나고 자랐다. 메인 스트리트에 있는 네모반듯하고 큼직한 흰 집, 언제나 불이 밝혀진 따뜻한 집에서 오랫동안 어머니, 아버지, 누나 둘과 함께 지냈다. 이 글을 쓰는 현재, 그 집엔 큰누나가 동물 몇 마리와 함께 살고 있다. 웰론스가의 가족 구성원이 50년 넘게 그 집에 살고 있는 것이다. 마지막으로 집에 들렀던 건 몇 년 전 장례식 때였는데, 그때 친구들은 그 집을 가족 박물관이라고 불렀다.

"가이드 투어는?"

한 친구가 물었다.

"기프트숍은 어디에 있고?"

조만간 집을 내놓기 전에 청소하고 정리해야 하는데, 마치 제3의 부모를 떠나보내는 것 같은 기분이다. 우리 가족의 역사와 모든 추억이 그 집 안에 살아 있기 때문이다. 혹시 둘째 누나가 고등학교 연극 때 입었던 무대 의상을 보고 싶은 사람이 있다면, 여전히 집에 보관돼 있다. 손바느질로 만든 형형색색의 나비 의상을 어머니는 비닐에 잘 쌓아 정돈된 다락방에 걸어두었고, 옷걸이에 더듬이 머리띠까지 둘러놓았다. 내가 중학생 때 매년 과학박람회마다 열정을 불태우면서 어떤 상을 받았는지 궁금한 사람이 있을까? 그때 받아온 리본들은 내가 자랐던 방 벽에서 불멸의 삶을 얻었다. 그리고 바로 그 방에서 우리 아버지가 마지막으로 병원에 갈 때까지 생의 마지막 몇 주를 보냈다. 그리고 20년 뒤, 바로 그 방에서 우리 어머니가 식구들에게 둘러싸여 돌아가셨다. 그렇다. 내가 어릴 때 살았던 방에서 우리 부모님 두 분이 돌아가셨다. 그러니 내가 그 집을 놓아줄 날이 다가올 때 상담 치료 횟수를 세 배로 늘려야 한다고 하더라도 이해해주시길. 쉽지 않은 일이 될 것이다.

내가 중학생이 될 무렵에 누나 둘 다 집을 떠난 탓에 나는 처음에는 셋 중 막내로, 그 다음엔 둘 중 막내로, 그러다 마지막엔 외아들로 살았다. 우리는 저마다의 방법으로 최선을 다해 서로 사랑하는 가족이었다. 수백 명이 다니는 교회가 근처에 있었지만, 우리 가족은 총 신도가 열여섯 명밖에 되지 않는 성공회 교회에 다녔다. (이 교회에 어린이는 나와 다른 아이 둘뿐이어서 우리는 어른들과 함께 주일학교 수업을 들었고, 우리는 초등학교 6학년 때 '종말론'이라는 단어를 알게 되었다.) 우리 가족은 가능하면 휴가를 함께 보냈고, 저녁이면 식탁에 둘러앉아 함께 밥을 먹었다. 그 당시에는 자세히 몰랐지만 결함과 문제로 가득 찬 나날을 보냈다. 그 무렵 우리는 차고에서 누나들의 홈커밍homecoming(미국 고등학교의 연례행사로, 풋볼 경기, 댄스파티, 퍼레이드 등의 행사를 진행한다 – 옮긴이 주) 퍼레이드 수레를 꾸몄고, 누나의 남자 친구가 오토바이를 타고 등장하는 날도 있었다. 그렇게 우리는 인생이 연약하다는 걸 알 만큼, 그리고 계속해서 나아갈 수 있을 만큼의 비극을 견디며 지냈다.

그때의 모습도 나였고, 지금의 모습도 나다. 그러나 지금의 나는 다른 사람이기도 하다. 미시시피의 작은 마을과 내슈빌 밴더빌트대학교의 세계적인 의료 센터라는 두 개의 세계에 발을 걸치고 서 있다. 학계에 있으면서 나는 인생 전반에 걸쳐 과학적, 문화적, 종교적으로 진화했다는 사실을 피할 수 없다. 그리고 이는 분명 나만의 이야기가 아니다. 의학계에 있든 없든 오늘날 이 세상에 사는 많은 사람의 이야기다. 저마다의 가족, 출신, 인생 경험으로 형성된 우리는 미신을 타파하고 신앙으로 증거를 받아들이며 이제 우리 사회를 개혁할 수 있는 위치에 서 있다.

바이러스가 확산하면서 잘못된 정보와 사이비 과학으로 향했어야 할 불신이 그 대신 의사, 간호사, 생명을 살리는 의학 연구자들을 정면으로 겨냥했다. 그리고 그 분노의 대부분은 내가 가장 잘 아는 세상에서 비롯되었다. 노스캐롤라이나 태생의 위대한 미국 작가 토머스 울프Thomas Wolfe의 대표작으로 꼽히는 소설『그대 다시는 고향에 가지 못하리You Can't Go Home Again』는 이웃들을 분노하게 만드는 방식으로 고향을 묘사하는 소설가의 이야기를 들려준다. 그래서 그런 제목이 붙은 것이다. 그러나 이 제목은 과거에서는 피난처를 찾을 수 없다는 의미를 담고 있기도 하다. "그대 돌아가지 못하리……. 영원할 줄 알았지만 늘 변화하고 있는 것들의 낡은 제도와 시스템으로. 시간과 기억의 도피처로. 그대 돌아가지 못하리."

시간과 기억의 도피처로 돌아가는 도전이 있었다면 그건 바로 과학이다. 과학은 자신의 일정을 따르며 변덕스러운 선거, 뉴스, 문화 성향, 역사에 남을 부담 등에 개의치 않는다. 유효한 연구에서 엄격한 방식으로 결과와 합병증 모두를 관찰하려면, 특정 개입에 대한 최상의 증거를 결정하거나 이를 반증할 수 있도록 반드시 시간이 지나야 한다. 현재 우리는 정보가 전달되는 것과 같은 방식으로 나오는 대답에 익숙해져 있다. 24시간 솟구치는 짧은 코멘트 속에 담긴 이야기는 정보의 진위 여부 또는 사회에 미치는 실제 가치보다는 클릭 횟수로 세상을 지배한다. 물론 즉각적인 결과와 부실한 연구가 거짓되거나 유해한 사항을 권장하는 연구는 아닐지라도 결코 합리적인 연구 수행 방식이 아니다.

현재는 사실이 아닌 것으로 밝혀진, 아동 예방접종과 자폐증의 연관성에 대한 초기 연구를 들여다볼 가치가 있다. 1998년, 세계적으로 저명한 의학 저널인 『랜싯*The Lancet*』에 발표된 소규모 연구 결과에 따르면, 12명의 환자 중 8명의 환자에게서 아동기 예방접종과 자폐증 사이에 예기치 않은 연관성이 밝혀졌다. 어떤 인과관계도 입증되지 않았고, 이 논문 또한 관찰 연구에 불과했다. 이 소규모 연구의 결과는 홍역, 볼거리, 풍진을 비롯해 이전 사회에 큰 영향을 미쳤던 아동 질병을 기능적으로 근절시킨 예방접종 프로그램을 틀어지게 만들었다. 당연하게 예방접종을 하던 소아청소년과 의사들은 이제 보호자의 강한 반발을 들어야 했다. 현재와 비교했을 때 가장 큰 아이러니는, 당시에는 정치 성향이 더 진

보적인 부모들의 반발이 거셌다는 사실이다. 그렇다. 예방접종을 망설였던 상황은, 하이퍼미디어의 희생양이 되었던 당시 중도좌파의 젊은 부모들, 자녀가 자폐증에 걸린 원인을 찾고 싶은 부모들, 수년간 반복적으로 울려 퍼진 신화 때문이었다. 그로부터 12년이 흐른 뒤, 논문의 저자가 데이터를 조작했다는 사실이 밝혀졌다. 연구는 완전히 꾸며낸 것이었고, 논문 전체가 하나의 거짓말이었다.『랜싯』은 해당 논문을 철회한다고 발표했지만, 이미 피해는 발생한 뒤였다. 그리고 오늘날 우리가 그 피해를 고스란히 떠안고 있다.

어쩌면 나도 토머스 울프의 소설 속 주인공처럼 다시는 고향에 갈 수 없을지도 모른다. 그러나 나는 결코 고향을 떠난 적이 없다. 큰 은혜와 행운, 좋은 부모님과 친구들 덕분에 나는 (내가 나고 자란 동네까지 차로 금방이지만 전혀 다른 세상인) 바로 이곳 남부에서 이 책에 기록한 환자들과 함께 지금까지의 여정을 이어오는 영광을 누려왔다. 언젠가는 이 팬데믹도 기억 저편에 남게 될 것이다. 그러나 그 잔류효과의 영향은 우리 안에 남아서 특히 우리와 다른 사람이라고 생각하는 이들을 비난하게 될 것이다. 우리 자신을 위해서라도 우리는 이러한 문화적 간극까지도 지난 추억으로 만들어야 한다. 분노를 잊음으로써. 각자의 고향이 어디든 우리는 서로 다르기보다 비슷한 점이 더 많은 존재라는 사실을 기억함으로써. 우리의 기원은 매우 유사하다는 사실, 우리의 삶이 이토록 멀어진 건 약간의 밀리미터와 궤적 때문이라는 사실을 기억함으로써. 용서가 인간관계에서 중요하다는 사실을 우리는 반드시 기억해야 한다. 이 책에 등장한 아이들과 그들의 부모가 보여준 은혜와 회복력이 우리 안에도 존재한다. 내가 이 책을 쓰기로 마음먹은 큰 이유이기도 하다. 두 손을 넓게 벌려 서로에게 다가가고, 우리 삶과 기쁨과 고통에 관한 깊은 이야기를 공유하는 것이야말로 우리 모두가 인간이라는 사실을, 어느 누구도 열등하거나 소외되거나 이방인으로 태어나지 않았다는 사실을, 똑같은 인간으로 존재한다는 본질을 마주하며 살아간다는 사실을 되새기는 가장 좋은 방법이기 때문이다. 각자의 이야기를 전하고, 분열을 넘어 소통하며 서로 대화하는 것이 우리의 구원이 될 수도 있다. 이 가족의 이야기 그리고 그들과 같은 다른 사람들의 이야기가 서로의 치유를 돕는 데 중요한 역할을 하리라고 나는 믿는다.

그날 저녁, 우리 집에서 열렸던 저널 클럽이 끝나갈 무렵, 우리는 일회용 접시를 쓰레기통에 넣고, 당직 중인 레지던트들에게 가져다줄 음식을 챙겼다. 모임에 참여했던 레지던트들은 한 사람만 빼고 모두 자기 이야기를 공유했다. 나는 토론을 약간 주도하긴 했으나, 대부분의 시간은 가만히 앉아 이들이 하는 이야기에 귀를 기울였다. 한 레지던트가 나이 든 여성 환자의 이야기를 꺼냈다. '다부지고 강인'했다는 환자는 응급실에 내원했다가 입원하면서 레지던트와 가까워졌다고 했다. 환자는 악성 뇌종양을 진단받고 절제술을 받았지만, 결국 세상을 떠났고, 환자의 때 이른 죽음에 레지던트는 극심한 슬픔에 빠졌다.

"그렇게 다부진 분이었는데……. 저희가 어떻게 했으면 그 환자를 살릴 수 있었을까요?"

그녀가 물었다.

"어째서 아직도 치료법이 없는 걸까요?"

마지막으로 얘기한 레지던트는 아무것도 적어놓은 게 없지만, 자기 이야기를 들려줘도 되겠냐며 겸연쩍게 물었다. 그는 거의 목숨만 붙어 있는 상태로 응급실에 내원했던 20대 중반 청년의 이야기를 하기 시작했다. 뇌간으로 혈액을 공급하는 주요 동맥인 뇌기저동맥이 응고되어 있었다. 레지던트의 눈앞에서 청년은 끔찍한 뇌졸중을 잇달아 일으켰다. 이런 상황이면 사람들은 보통 회복하지 못한다. 대부분은 주변을 의식하면서도 움직이거나 의사소통을 할 수도 없는 상태로 갇혀 있게 된다. 당시 ('파열' 챕터에서 언급했던 것과 같은) 혈관 내 치료법에 관심을 갖기 시작했던 이 레지던트는 환자를 신속하게 혈관 조영실로 데리고 갈 수 있었고, 담당 의사와 함께 곧바로 환자의 혈관을 열었다.

"정말 기적이었어요."

레지던트의 목소리가 아주 살짝 떨렸다.

"수술이 끝난 뒤에, 환자가 깨어났어요."

그는 잠시 멈추었다가 다시 이어 얘기했다.

"완전히 회복된 상태로요."

그는 마치 우리 뒤에서 또 다른 현실이 펼쳐지고 있기라도 하는 듯 우리가 앉아 있는 곳 너머를 바라봤다.

"이제 확실히 알았어요. 이게 바로 제가 하고 싶은 일이었다는 걸."

이야기를 마친 레지던트는 자리에 앉았고, 우리의 모임은 그렇게 끝났다.

내가 분명하게 알고 있는 한 가지는, 이 젊은 의사들이 자신의 이야기를 서로에게 털어놔야 한다는 것이었다. 이들이 매일 하는 일이 얼마나 중요한지 자각하고, 매일 밤 퇴근할 때 느꼈던 감정을 돌아봐야 한다는 것이었다. 쉬운 대답은 없다. 그러나 레지던트들은 이들이 치료했던 환자들에 대해 큰 공감과 깊은 존경을 담아 얘기했다. 이들은 환자의 침대를 밀고 다시 수술실로 돌아가면서 혹은 수술 뒤 중환자실에서 깨어나는 환자를 지켜보면서 미지의 상황에 직면했던 자신의 용기를 기억해냈다. 한 사람이 홀로 감당하기에는 너무 큰 일과 씨름할 때 이와 같은 집단적 기억은 우리 모두에게 헤아릴 수 없는 만큼 도움이 되는 것 같았다.

신경외과에서 우리는 환자들과 함께 걸으며 그 과정에서 그들로부터 심오한 교훈들을 얻는다. 그러나 우리가 연약한 존재라는 깨달음, 우리 인생이 한순간에 바뀔 수도 있다는 깨달음은 어떤 길을 걷고 있든 간에 우리 모두에게 변함없는 사실이다. 지구 상에서 우리가 맺은 단 하나의 계약이 있다면, 그건 우리와 우리가 사랑하는 사람들이 고통과 고난에 면역이 되지 않는다는 사실이다. 우리가 지닌 회복력과 은혜와 치유에 대한 놀라운 능력을 발휘할 때 우리는 비로소 이러한 두려움으로부터 구원을 얻을 수 있다. 멀리서 증거를 찾을 것도 없이 이 책에서 언급한 아이들의 경우만 보더라도 알 수 있다.

내가 그들의 이야기에 일부가 되어 영광이며, 나를 단단히 붙들어주며 귀중한 관점을 제공해주는 레지던트들, 동료 의사들을 비롯해 신경외과 안팎의 많은 직원에게 감사드린다. 놀라운 아이들과 이들 부모의 삶의 일부를 전달할 기회를 얻게 된 것을, 그리고 우리 모두가 인생에서 어떻게 치유받고 또 치유하는지에 관해 전달할 기회를 얻게 된 것을 축복으로 생각한다.

감사의 말

감사해야 할 분이 얼마나 많은지 이 장을 이 책에서 가장 길게 쓰고 싶을 정도입니다. 이 세상에서 52년이라는 세월을 살았고 그중에 절반을 의료계, 신경외과, 소아신경외과 세계에서 보낸 지금, 그동안 도움과 영향력을 베풀어준 분들이 너무나 많습니다. 제가 본의 아니게 이 목록에서 빠뜨린 분이 있다면, 부디 용서해주시기 바랍니다.

가장 먼저, 삶의 여정에 저를 받아들여준 아이들과 부모님들에게 감사드립니다. 여러분은 제가 이 책을 쓸 수 있도록 처음부터 지지해주었고, 그건 제게 매우 중요했습니다. 여러분과 자녀를 돌볼 수 있어서 영광이었고, 여러분이 치유되어가는 과정에서 저 또한 여러 면에서 치유되었습니다. 이 책이 제 마음을 여러분 모두에게 잘 전달해주길 진심으로 바랍니다. 여러분이 제게 표현해주었던 것만큼이나 저 역시 여러분에게 감사합니다.

중학생 시절부터 내 삶의 일부가 되어주었고, 25년이 넘는 세월 동안 세상에서 가장 멋진 배우자가 되어준 멀리사에게 감사합니다. 당신은 세상이 내게 준 가장 큰 보물이고, 그런 당신을 마음 깊이 사랑합니다. 이른 아침과 주말마다 글 쓰는 아버지를, (때때로) 초를 한 번에 몽땅 태운다며 잔소리하는 아버지를 견뎌준

잭과 페어. 둘 다 아주 많이 사랑한다. 우리 삶에 너희가 함께한다는 사실이 얼마나 감사한지 모른단다. 이제는 제발 방 청소도 하고 개밥을 잘 챙겨주길 바란다.

수술을 받고 회복 중이었던 2017년, 가을 내내 강제로 침상 안정을 취하고 있을 때 제게 '병원에서 있었던 이야기를 글로 써보라고' 권유하며 언젠가 작가가 될 수 있을 거라며 내게 처음으로 믿음을 보여준 사람은 우리 누나 사라 레어드 코체Sarah Laird Kochey 였습니다. 누나가 내 인생에 얼마나 크고 강한 영향력을 주었는지 모릅니다. 고맙습니다. 집필 초기에 매우 중요한 조언과 훌륭한 편집 능력을 발휘해준 트리시 홀Trish Hall에게 그리고 버몬트로 가는 비행기에서 코피를 줄줄 쏟아댄, 저서 한 권 없는 소아신경외과 의사에게 기회를 준 〈뉴욕타임스〉의 경이로운 편집자 피터 카타파노Peter Catapano에게 감사합니다.

그 이후, 애비타스 크리에이티브 매니지먼트Aevitas Creative Management의 데이비드 그랜저David Granger 씨가 에이전트가 되어주었습니다. 아, 그랜저 씨가 얼마나 멋진 인생을 살았는지 그의 이야기도 언젠가 꼭 책으로 나와야 합니다. 그는 처음에 제게 소아신경외과 의사의 길을 걷게 된 내용에 대해 그저 '붓 가는 대로' 5,000단어 정도의 글을 써보라고 요청했습니다. 시간이 흐르면서 그 글은 공식적인 출간 기획서의 서문으로 다듬어졌고, 궁극적으로는 이 책의 서문이 되었습니다. 카페인과 수면 부족의 결과물이라고 할 수 있는 초안에는 구두점, 대문자 사용, 올바른

철자법도 없습니다. 제임스 조이스를 꿈꾸었던 포부의 발끝에도 못 따라가는 그 글은 보호된 하드 드라이브 속 나만 아는 곳에 안전하게 꼭꼭 숨겨두었습니다.

그때 마크 워렌Mark Warren과 펭귄랜덤하우스Penguin Random House가 등장했습니다. 초기에 사라 누나와 마크를 연결해준 낸시 조 아이코이Nancy Jo Iacoi에게 무한한 감사를 드립니다. 제 편집자가 되어준 마크에게 감사한 마음을 충분히 표현할 길이 없습니다. 2019년까지 내 이름으로 출판된 비과학 분야 도서는 한 권도 없었고, 그런 내게 마크와 함께한 작업은 글쓰기 및 편집의 마스터클래스 그 자체였습니다. 이 책을 만들어가는 내내 마크는 인내심과 재능을 갖춘 훌륭한 스승이었습니다. 단순한 서사만이 아니라 내가 만났던 아이들과 가족들이 받아 마땅한 말들을 내 안에서 끌어내준 그의 능력에 깊이 감사합니다. 이 과정을 거치면서 내가 더 나은 작가가 되었을 뿐만 아니라 내 경험이 인생에 어떻게 적용되었는지 그 의미를 톺아보는 능력도 매우 깊어졌습니다. 고마워요, 마크. 펭귄랜덤하우스의 모든 팀원에게 감사를 전합니다. 출판을 담당해준 앤디 워드Andy Ward와 톰 페리Tom Perry, 편집을 도와준 샤이엔 스키트Chayenne Skeete, 아름다운 표지 디자인을 맡아준 레이첼 아케Rachel Ake 그리고 마케팅을 담당해준 아옐릿 듀랜트Ayelet Durantt, 바버라 필론Barbara Fillon, 에마니 글리Emani Glee와 멋진 아이디어로 이 책의 홍보에 매진해준 런던 킹London King, 한 문장 한 문장 꼼꼼히 살펴준 마크 버키Mark Birkey에게 감사합니다.

특별히 고마움을 전할 친구들이 있습니다. 원고 전체를 읽어주고, 펭귄랜덤하우스에 원고를 보내기 전에 글을 더욱 단단히 엮을 수 있도록 도와준 아바야 쿨카르니Abhaya Kulkarni, 출판계의 영향력과 통찰력을 발휘해준 존 미챔Jon Meacham, 창의력이 우리 삶에 미치는 엄청난 중요성을 일깨워준 브래드Brad 그리고 킴벌리 윌리엄스 페이즐리Kimberly Williams Paisley, 아침 산책을 늘 함께해준 리드 오마리Reed Omary, 점심을 함께하며 우리 가족의 지난 이야기를 들려준 칼 터너 주니어Cal Turner, Jr., 차분한 말로 나를 진정시켜준 제이미 카인Jamie Kyne, 변호사를 추천해주며 열정적으로 나서준 제리 마틴Jerry Martin 그리고 변호사로서 능력을 발휘해준 존 보이그John Voigt와 킴 셰플러Kim Schefler, 집필 마지막 단계에 귀한 조언을 건네준 캐서린 셀처Catherine Seltzer와 아만다 리틀Amanda Little, 굉장한 악마의 지원자devil's advocacy(본래 제안을 반대함으로써 제안의 약점을 보완하고 수정하여 최종 대안을 도출할 수 있도록 돕는 역할을 한다-옮긴이 주)로 활약해준 앨런 실스Allen Sills, 듀크에서 인턴 생활을 하던 초창기에 미시시피 출신의 새내기를 일찌감치 받아들여준 애쉬 샤Ash Shah, 오랫동안 저를 변함없이 지지해준 뛰어난 외과의사이자 학과장이자 내 친구 리드 톰슨에게 감사합니다.

프롤로그에서 언급한 분들 외에도 1980년대 후반에 미시시피 대학교에 계셨던 영문학과 교수님 세 분께 꼭 감사를 전해야 합니다. 처음엔 영문학도로서 나중에는 의료계에 몸담은 제 인생을 지지해준 분들입니다. 현재 럿거스대학교에서 교수로 재직 중인 크리스 피터Chris Fitter, 미시시피대학교의 명예교수인 콜비 쿨먼Colby Kullman과 그레고리 쉬르머Gregory Schirmer는 제 인생에 (순서대로) 셰익스피어를, 스위프트를, 조이스와 예이츠를 연결해주었습니다. 평생의 선물을 주신 이분들에게 영원히 감사할 것입니다. 피터 박사님, 박사님 말씀이 옳았습니다. 셰익스피어의 인용문은 심지어 수술실에도 적용할 만한 게 있습니다. 어쩌면 특히 수술실에 적당한 문장들인지도 모르겠습니다. 20년이 넘도록 그리고 지금까지 저와 함께 일하는 레지던트와 동료들에게 감사합니다. 제가 쌓아온 경력은 여러분과 함께한 덕분에 더욱 값진 의미를 얻었습니다. 여러분 없는 신경외과의 삶을 상상할 수도 없습니다. 제가 수련의로서 몸담았던 미시시피대학교 의료 센터와 듀크대학교 의료 센터의 외과 의사, 교수님을 비롯한 모든 의료인에게(특히 미시시피대학교 의료 센터의 학과장 앤디 페런트Andy Parent와 듀크의 앨런 프리드먼Allan Friedman에게), 그 여정을 함께했던 동기 및 레지던트들에게, 매 단계에서 '버킷 라인'이 되어 저를 이끌어준 많은 분들에게 감사합니다.

펠로십 시절의 멘토이자 UAB의 시니어 파트너이면서 친구이기도 한 제리 오크스의 영향이 없었더라면 결코 지금의 제 자리까지 오지 못했을 겁니다. 감사합니다. 『그레이 해부학』과 『네터 해부학』을 합쳐놓은 셰인 텁스, 함께한 일한 세월과 평생의 우정에 감사합니다. 의욕이 넘치는 외과 의사였던 제 초창기 시절을 견뎌주고 오래토록 친구로 남아준 UAB의 다른 파트너들(폴 그랩 Paul Grabb, 제프 블런트Jeff Blount, 레슬리 아카포-사치비Leslie Akapo-Satchivi, 커티스 로젤Curtis Rozzelle, 짐 존스턴Jim Johnston)에게도 감사합니다.

현재 밴더빌트 소아신경외과에서 저와 함께 일하고 있는 파트너들(롭 나프텔Rob Naftel, 크리스 본필드Chris Bonfield, 마이클 드완Michael Dewan)에게 이 책을 쓸 수 있도록 처음부터 응원해주셔서 감사합니다. 여러분의 우정, 아낌없이 건네준 현명한 조언에도 감사합니다. 그리고 소아신경외과 부서에서 함께 일하며 구축해온 비전을 공유해주셔서 감사합니다. 여러분은 모두 타고난 재능을 갖춘 외과 의사이며, 아주 훌륭한 인간입니다. 그런 여러분의 영향력을 제게 나누어주셔서 마음 깊이 감사합니다.

UAB 신경외과의 다른 교수진 및 직원(특히 에이미 핀치Amy Finch 와 나딘 브래들리Nadine Bradley) 그리고 밴더빌트의 교수진 및 직원(팸 레인Pam Lane과 비즈니스 담당자 콜먼 해리스Coleman Harris) 여러분이 지난 수년간 제게 베풀어준 도움의 손길과 동료애에 감사합니다. 행정 업무를 도맡아준 윙맨(그녀가 맡아준 역할의 중요성을 더 잘 설명하는 단어를 찾지 못하겠습니다), 데비 앤드류스Debi Andrews는 제가 관여한 거의 모든 일에 절대적으로 중요한 역할을 해주었습니다. 당신은 최고의 조력자입니다. 진심으로 감사합니다.

오랜 세월 동안 제게 영향을 주고 저를 응원해준 수많은 상사를 만나는 행운을 누렸습니다. 앞서 언급했던 분들 외에 특히 짐 마커트Jim Markert, (돌아가신) 루크 그레고리Luke Gregory, 메그 러시

Meg Rush, 존 브록John Brock, 제프 어퍼먼Jeff Upperman 그리고 VUMC 외과학 학과장 세스 카프Seth Karp에게 감사합니다. (세스는 회의를 마칠 때면 단 한 번의 예외 없이 **집필은 잘 되어가나?**라고 물어봐주었습니다.) 맨 처음부터 제 글쓰기를 지지해준 VUMC 병원장 제프 발서에게 특별히 감사드립니다.

스크럽 간호사, 순환 간호사, 마취과 팀원, 외래 직원, 중환자실 팀원, 병동 간호사 여러분 모두에게 감사합니다. 여러분이 없었더라면 모든 게 불가능했다는 걸 알아주시길 바랍니다. 데비 카시오폴로Debbie Carciopolo, 마틴 키커스Martin Kircus, 마리아 설리번Maria Sullivan, 다이애나 펜Diana Penn, 카일라 그로스Kayla Gross, 멀리사 고든Melissa Gordon, 존 크래프트Jon Kraft, 제이슨 린슬리Jason Linsley, 타샤 루이스Tasha Lewis, 로라 뉴섬Laura Newsom에게 특히 감사합니다. 또 수술실에서 내가 부탁한 것 대신 내게 필요한 기구를 건네주는 닉 메토이어Nick Metoyer에게 특별히 감사합니다.

이 책에 언급한 아이들과 함께한 여정의 대부분을 같이 걸어와준 놀라운 간호사 헤일리 밴스의 변함없는 우정과 노고에 감사를 전합니다. 환자의 가족들에게 헌신하는 마음이며 진료할 때 발생하는 숱한 감정의 변화를 다루는 그녀의 능력은 윌리엄 오슬러William Osler(캐나다 태생의 영국 의학자로, 수많은 업적을 남긴 인물이다-옮긴이 주)를 떠올리게 할 만큼 깊고 놀랍습니다. 임상 결과 연구자이자 오랜 친구인 세비스 섀넌Chevis Shannon은 역학 문제를 거시적으로 바라보는 능력에 엄청난 영향을 주었고, 그 덕분에 공식적인 연구를 통해 중년에 전염병학 학위를 취득하게 되었습니다. 두 사람에게 이 모든 일과 그 이상의 것들에 대해 깊이 감사합니다.

소아신경외과 분야에는 같은 병원에서 일한 동료들 외에도 제게 영향을 준 친구들과 동료들이 수없이 많습니다. 앞서 언급하지 않은 이들 중에 가장 먼저 존 케슬John Kestle, 제이 리바-캠브린Jay Riva-Cambrin, 데이브 림브릭Dave Limbrick, 빌 화이트헤드Bill Whitehead에게 감사합니다. 이들은 수두증 임상 연구 네트워크를 형성하던 시절의 동료들로, 우리 분야에 매우 중요한 연구 결과와 영향을 주었습니다. 미국 소아신경외과학회의 많은 동료에게 진심으로 감사합니다. 이 책의 상당 부분은 여러분이 어린이들을 위해 하는 일을 기리는 것임을 알아주길 바랍니다. 『신경외과 저널』의 편집장을 역임한 (돌아가신) 존 제인 시니어John Jane, Sr.와 짐 루트카Jim Rutka에게 감사합니다. 두 분은 의학서 집필과 편집에 관해 많은 것을 가르쳐주었습니다(특히 짐은 전통의 틀을 벗어났던 초반의 제 글에 열정과 관용을 베풀어주었습니다). 베니 이스칸다르Benny Iskandar, 맷 스미스Matt Smyth, 마크 크리거Mark Krieger에게 감사합니다. 여러분은 신경외과 업무와 제 인생에 여러분이 생각하는 것보다 훨씬 더 큰 영향을 미칩니다. 존 마틴Jon Martin, 수전 더럼Susan Durham, 에드 스미스Ed Smith에게 감사합니다. 말만 들으면 끔찍할 것 같은 그 경주를 언젠가 함께할 날이 반드시 올 것입니다.

편집 막바지에 (인터넷을 피해) 숲속 오두막을 사용하게 해준 엘리자베스 에이커스Elizabeth Akers, 클라크 에이커스Clark Akers와 카터 브라젤Carter Brazzell, 글린 브라젤Glynn Brazzell에게 감사를 전합니다. 헤러웨이 브라더스Haraway Brothers의 일원이자 내 사촌인 찰리Charlie, 윌Will, 리Lee에게 감사합니다. 글을 쓰는 동안 이들은 음악으로 제게 큰 기쁨과 영감을 주었습니다. 이들의 곡인 〈부활의 노래Song of Resurrection〉는 죽기 전에 한 번쯤은 반드시 들어봐야 할 노래라고 생각합니다. 내 평생의 친구이자 우리 집안 이야기의 파수꾼이면서 작은아버지 케너드Kennard의 아들로서 그의 여정을 걸어온 사촌 브래드 웰론스Brad Wellons에게 감사합니다. 내 창의적인 면을 자극해준 처제 줄리아 마이릭Julia Myrick과 그녀의 남편 댄Dan에게, 앨런 머피Allen Murphy, 앤드류 폭스워스Andrew Foxworth, 올리 렌처Ollie Rencher, 윌리엄 헨더슨William Henderson, 조안나 스토리Joanna Storey에게 감사합니다. 내슈빌에 우리를 지지하고 응원하는 친구들이 많다는 건 큰 행운입니다. 키스 미챔Keith Meacham, 그레이 새서Gray Sasser, 캐서린 새서Kathryn Sasser, 반다나 그리고 릭 에이브람스Vandana and Rick Abramson, 아만다 그리고 벤 헨리Amanda and Ben Henley, 신디 마틴Cyndee Martin을 포함한 모든 친구들에게 감사합니다. 그리고 이 책을 집필하는 마지막 몇 달 동안 내 발 옆에서 잠자고, 내게 휴식이 필요할 때면 나를 데리고 산책을 나가주고, 이 일과 다른 많은 일을 하는 동안 언제나 내 곁을 지켜준 든든한 친구이자 우리 가족의 멋진 카바푸Cavapoo(카바리에 킹 찰스 스파니엘과 푸들이 섞인 강아지 - 옮긴이 주) 와트니Watney에게 고맙습니다.

감사의 말

끝이 가까워집니다. 우리 고향인 미시시피주 컬럼비아에 살면서 우리를 위해 늘 창문을 밝혀주는 큰누나 이브에게 감사합니다. 누나는 자신의 삶에서 자기만의 서사를 그려나가고 있습니다. 언젠가 그녀의 이야기를 듣게 될 날이 올 거라고 확신합니다.

아버지가 돌아가시고 20년이 흐른 뒤, 2016년에 돌아가신 소중한 우리 어머니 린 웰론스Lyn Wellons 여사님. 어머니의 복잡한 삶을, 어머니가 제게 끼친 지대한 영향을, 특히 사랑을 비롯한 영적인 모든 것들을 이제야 이해하기 시작했습니다. 그 감사함을 어떤 말로 다 표현할 수 있을지 모르겠습니다. 그 말을 곧 찾게 되길 기원합니다.

마지막으로 우리 아버지 존 웰론스에게 감사 인사를 전합니다. 오래전 아버지가 정해주었던 이 길을 걸어오면서 세월이 흐를수록 아버지가 무척 그리웠습니다. 그러나 이제는 어떤 식으로든 아버지가 저와 함께하고 있었다는 걸 압니다. 이 책의 대부분은 수년간 환자들을 만나오면서 아버지가 제 인생 초반에 얼마나 큰 영향을 미쳤는지 깨닫게 된 이야기이며, 아버지를 떠나보낸 뒤에 지금까지 살아온 제 삶에 있던 아버지를 다시 찾게 된 이야기입니다. 기쁨에서 슬픔으로 그리고 다시 기쁨으로. 이처럼 돌고 도는 섭리를 모든 사람이 발견하길 희망합니다.